dr. ulrich
strunz

77 tipps für ein gesundes herz

Wichtiger Hinweis

Die Ratschläge in diesem Buch sind vom Autor und Verlag sorgfältig erwogen und geprüft. Sie bieten jedoch keinen Ersatz für kompetenten medizinischen Rat. Jede Leserin und jeder Leser ist für sein eigenes Handeln selbst verantwortlich. Alle Angaben in diesem Buch erfolgen daher ohne jegliche Gewährleistung oder Garantie seitens des Verlages oder Autors. Eine Haftung des Autors bzw. des Verlages und seiner Beauftragten für Personen-, Sach- und Vermögensschäden ist ausgeschlossen.

Bildnachweis

Buch-Werkstatt GmbH, Bad Aibling: 15, 18, 20, 47, 54, 92, 106, 112, 116, 119 (MEV);
IFA-Bilderteam, Taufkirchen: 14, 128; **jump, Hamburg:** 17, 30, 36, 77, 80, 84, 123;
Mauritius, Mittenwald: 9, 23, 31, 50, 100, 144; **Stockfood, München:** 6 (2), 26, 32, 41, 44, 60, 61, 63, 65, 66, 70, 83, 86, 89, 90, 91, 95, 105, 107, 108, 118, 121, 130, 133, 134, 135, 136, 139, 141, 142, 143, 147, 153;
Zefa, Düsseldorf: 4 (4), 7, 14, 28, 35, 42, 49, 64, 73, 79, 104, 127, 148, 149, 150

Dank

In erster Line gilt mein herzlicher Dank Marion Grillparzer für Ihre ausdauernde und unermüdliche HIlfe und Martina Kittler für die Erstellung der wunderbaren Rezepte. Ebenfalls bedanken möchte ich mich für die tatkräftige Unterstützung bei Holle Bartosch, Nina Basocvic, Katrin Burger und Dr. Stephan Sepp.

Impressum

Originalausgabe

Der Wilhelm Heyne Verlag ist ein Verlag der Verlagsgruppe Random House GmbH
www.heyne.de

Redaktion: Christian Wolf
Bildredaktion: Gabriele Feld
Layout: Katharina Schweissguth, München
Coverdesign und Artwork: Martina Eisele, Grafik-Design, München
unter Verwendung eines Fotos von L. Lenz/jump
Satz und Lithos: Buch-Werkstatt GmbH, Bad Aibling
Druck und Verarbeitung: OAN, Zwenkau

Printed in Germany

Gedruckt auf chlor- und säurefreiem Papier

ISBN-10: 3-453-87884-1
ISBN-13: 978-3-453-87884-6

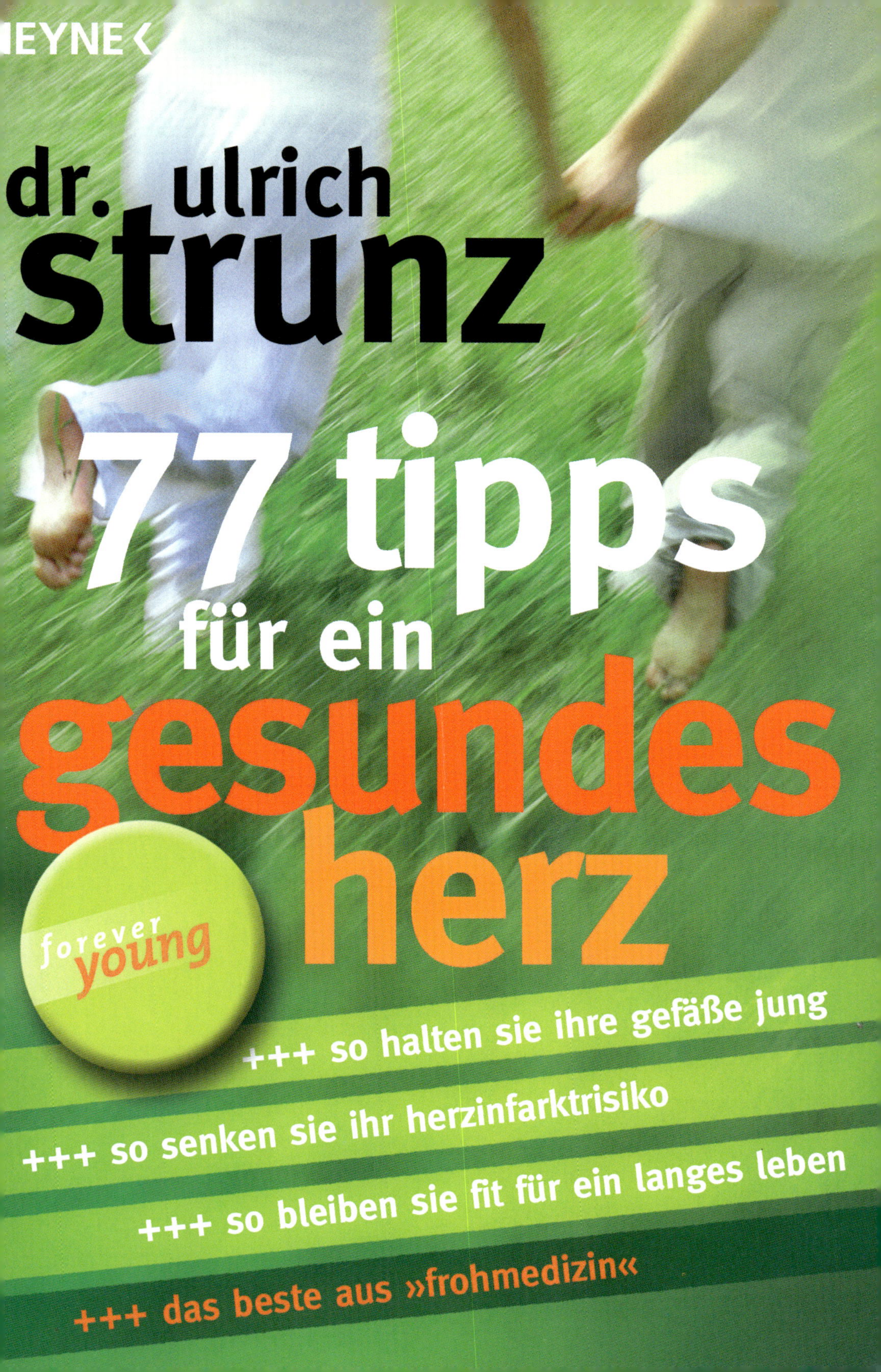

HEYNE

dr. ulrich
strunz

77 tipps für ein gesundes herz

forever young

+++ so halten sie ihre gefäße jung

+++ so senken sie ihr herzinfarktrisiko

+++ so bleiben sie fit für ein langes leben

+++ das beste aus »frohmedizin«

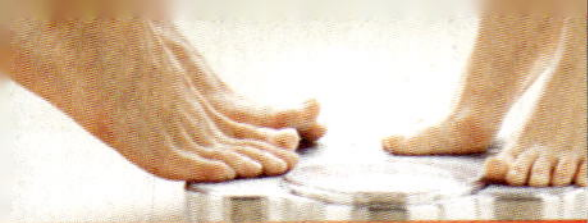
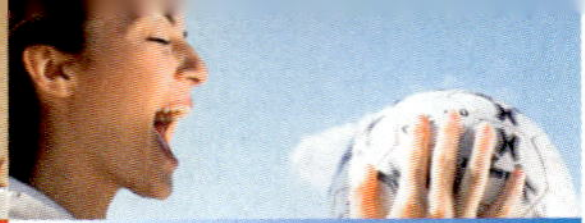
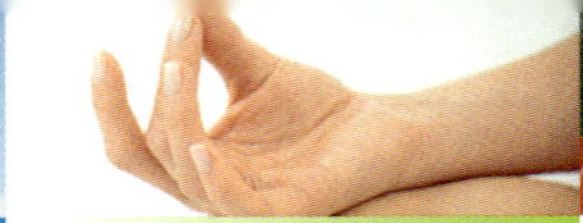
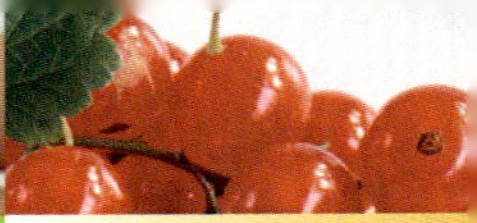

tipp 1–25

teil 1 das herz – und was es alles riskiert

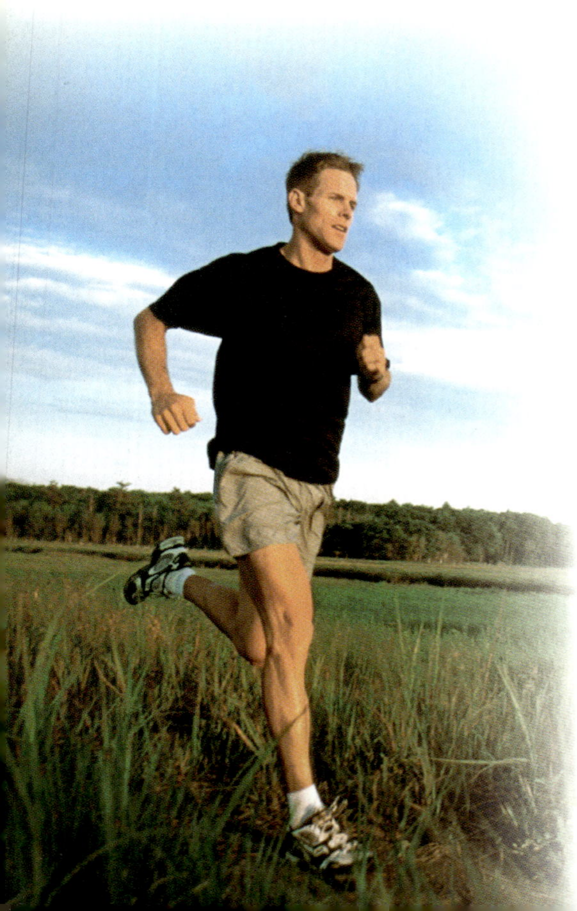

inhalt

teil 2
mammutjäger und olympische athleten – herzlich gute vorbilder

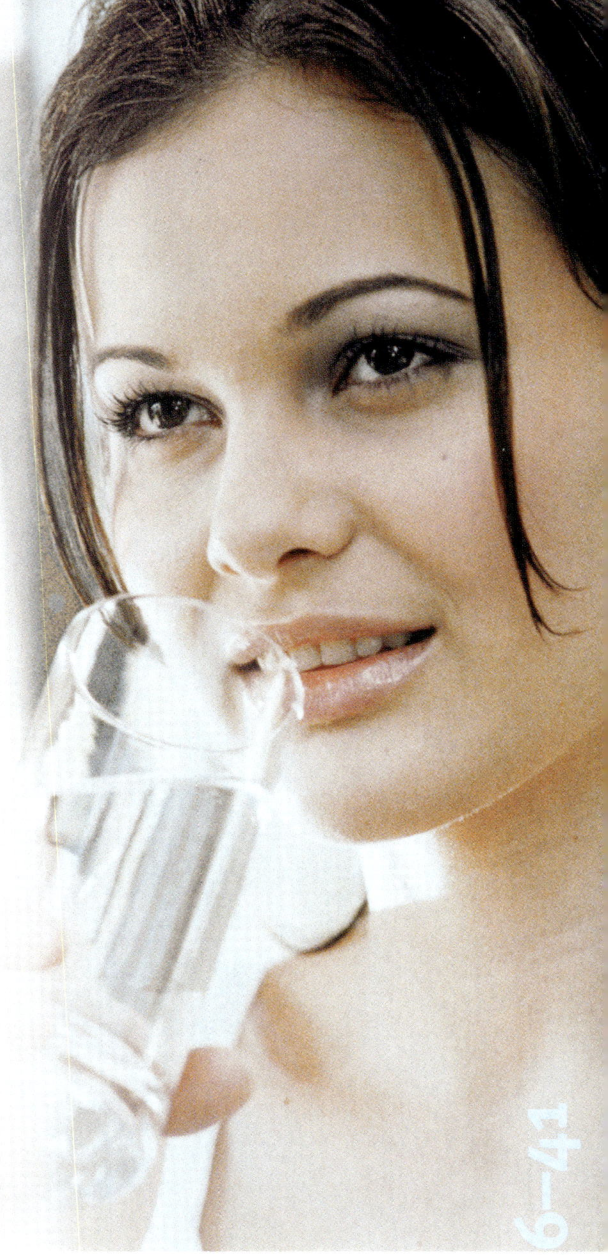

tipp 26–41

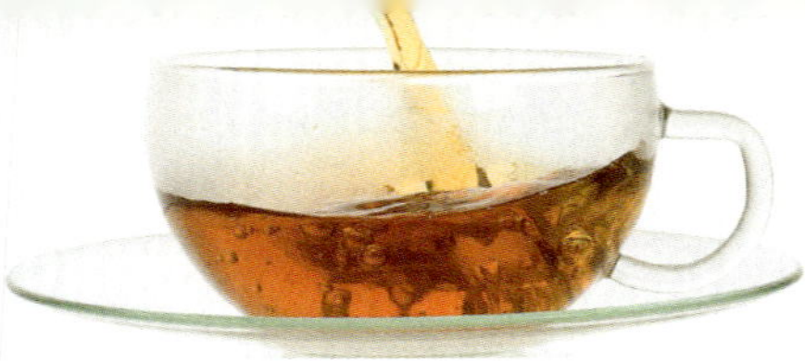

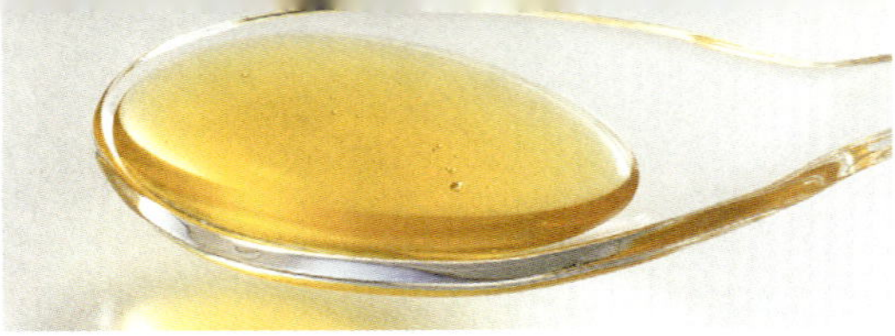

tipp 42–77

teil 3
herzmedizin für jeden tag

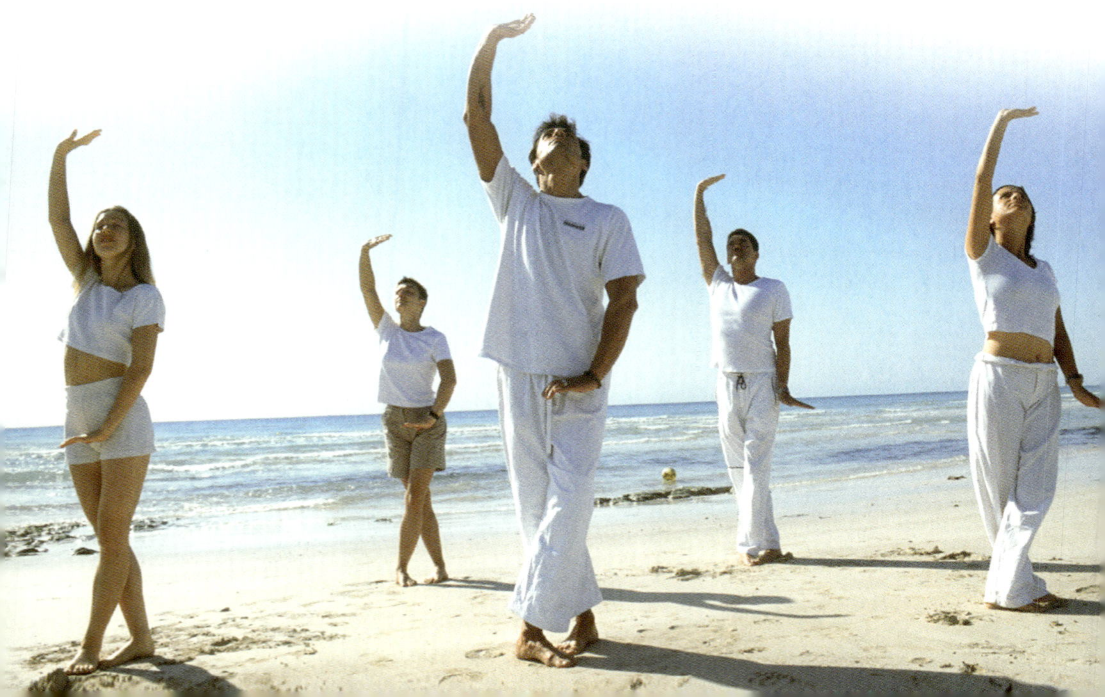

inhalt

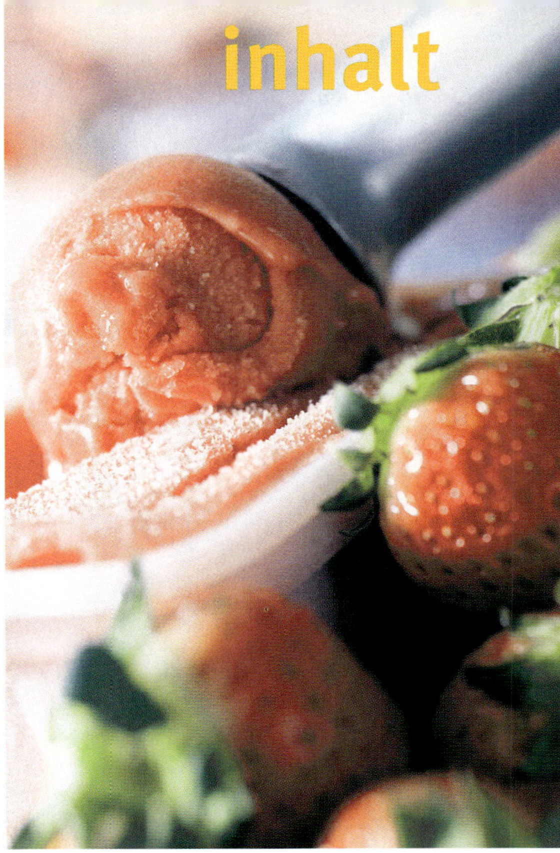

diese rezepte mag das herz

rezepte

Vorwort

»Der gesamte Planet wird von einer Epidemie großen Ausmaßes erschüttert, die weit tödlicher ist als die Pest im Mittelalter«, sagte Jean-Pierre Bassand, Präsident der europäischen Kardiologenvereinigung, auf der ESC-Jahrestagung im August 2004.

Er spricht vom Herz, ja, auch von Ihrem Herz. Während Infektionen auf dem Rückzug sind, sterben immer mehr Menschen an Herz- und Kreislauferkrankungen, schon heute die häufigste Todesursache.

Darum habe ich für Sie gesammelt, aus meinen sämtlichen Büchern und aus aktuellen Veröffentlichungen: alles über das Herz. Das liegt nun vor Ihnen, in komprimierter Form. Und ich hoffe, wirklich ich hoffe, dass es bei Ihnen Klick macht. Sie das komprimierte Wissen verankern – und es Ihr Unterbewusstsein erreicht. Damit aus oberflächlichem Wissen ein tiefes, ein inneres Wollen wird.

Haben Sie schon mal danke gesagt? Zu Ihrem Herz? Das da in Ihnen schlägt ohne Unterbrechung, ohne Essenspause, ohne Schlafpause, Tag und Nacht arbeitet und rackert. Nur für Sie! Da ist etwas in Ihrer Brust, das ganz für Sie da ist. Und Sie merken es gar nicht. Das ideale Organ. Sagen Sie mal danke. Und beginnen Sie heute, mit ein bisschen Respekt auf dieses Wunderorgan zu blicken. Ihm ein bisschen was zurückzugeben. Ihm ein bisschen zu helfen bei der Rackerarbeit. Kümmern Sie sich mal um Ihr Herz. Es hat es verdient. Wie? Wie Sie Ihrem Herzen etwas Gutes tun können?

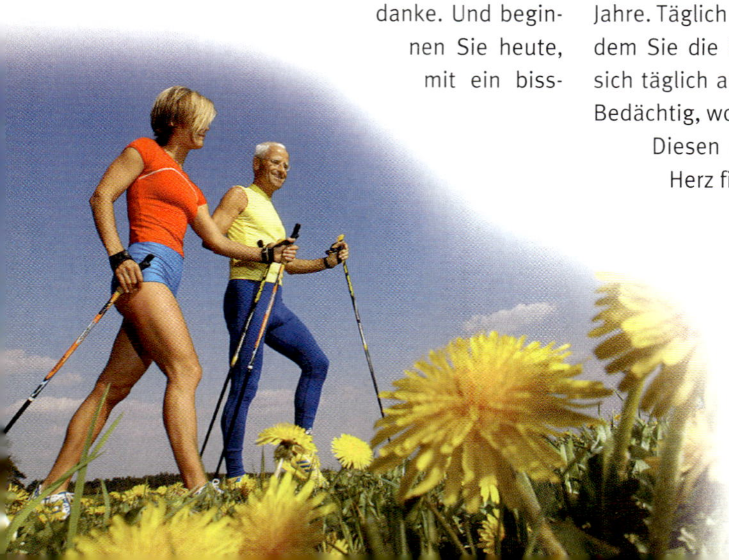

Blizz-Tipp 1: Kennen Sie Ulrich Inderbinen? Ein Schweizer Bergführer aus Zermatt. 103 Jahre alt. Ein unglaublich lustiger Mensch. Und außergewöhnlich. Er besaß niemals ein Auto, hatte kein Fahrrad, kein Telefon. Der hat mit 80 Skifahren gelernt und ist mit 98 aufs Matterhorn gestiegen. Der muss das Geheimnis der Herzgesundheit kennen. Wenn nicht der, wer dann?

Arbeit, hat er gesagt. 70 Jahre lang arbeiten, nur zehn Tage mal krankgeschrieben. Ja ... aber was für Arbeit?

Luis Trenker hätte bei dieser Frage laut lachend gesagt: Auf die Berg müsst's, Bubn!

Nehmen Sie sich den 103-jährigen Ulrich Interbinen zu Herzen. Gehen Sie auf die »Berge«. Das geht auch im Tal. Täglich. 70 Jahre. Täglich ein bisschen. Ganz einfach, indem Sie die Beine bewegen, strengen Sie sich täglich an – ein bisschen. 30 Minuten. Bedächtig, wohl überlegt ...

Diesen und 76 weitere Tipps für Ihr Herz finden Sie in diesem Büchlein.

Ich wünsche Ihnen von Herzen
viel Spaß

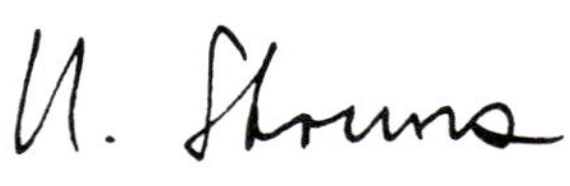

Lernen Sie Ihren Lebensmotor kennen

Wenn Sie wissen, was Ihr Herz alles für Sie tut, dann tun Sie auch etwas für Ihr Herz. Und es schlägt für ein langes Leben.

Ballen Sie die Faust. Dann wissen Sie, wie groß Ihr Herz ist. Ihr Lebensmotor wiegt 300 Gramm und bringt eine Leistung von 2 628 000 Kilojoule im Laufe von 75 Jahren. Das entspricht dem Energiegehalt von 1460 Litern Bier. Jeden Tag pumpt es 7000 Liter Blut in den Kreislauf, indem es sich zusammenzieht und erschlafft. Es nimmt das aus der Lunge kommende sauerstoffreiche Arterienblut auf, schickt es zu den 70 Billionen Körperzellen. Die holen sich Nährstoffe und Sauerstoff heraus, geben Kohlendioxid und Stoffwechselprodukte ab. Und das Herz transportiert das Venenblut wieder zur Lunge, die es mit Sauerstoff füllt. Das Herz schlägt etwa drei Milliarden Mal im Leben. Setzt es aus, hört man binnen 60 Sekunden auf zu atmen. Ihr Herz vollbringt Höchstleistung. Es leistet so viel wie 60 Automotoren. Und: Es lebt eine kleine Ewigkeit, warum nicht 120 Jahre, wenn Sie es warten.

DAS LOHNT ZU WISSEN

Ein Netz von Gefäßen versorgt das Herz mit Nährstoffen und Blut. Weil sie wie ein Kranz das Herz umschließen, werden sie Herzkranzgefäße oder Koronararterien genannt. Den Rhythmus des Herzens gibt der stecknadelkopfgroße Sinusknoten vor; er schickt in Ruhe 60 bis 80 elektrische Impulse, die sich über das Herz ausbreiten, es kontrahieren lassen. Jeder Impuls löst einen Schlag, jeder Schlag eine Druckwelle aus, die Sie als Puls ablesen, am Handgelenk oder am Hals. Dieser Puls ist so etwas wie ein Maßstab für die Lebenslänge Ihres Motors. Ein niedriger Ruhepuls (60 Schläge oder weniger) heißt: längeres Leben. Ein hoher Ruhepuls (80 oder mehr Schläge) heißt: kürzeres Leben.

... und wie sehen Ihre Blutgefäße aus?

Das Blutgefäßnetz Ihres Körpers misst 1500 Kilometer. Es sorgt dafür, dass jede Zelle mit Nährstoffen versorgt und entmüllt wird. Eine Ode an »Rohrfrei«

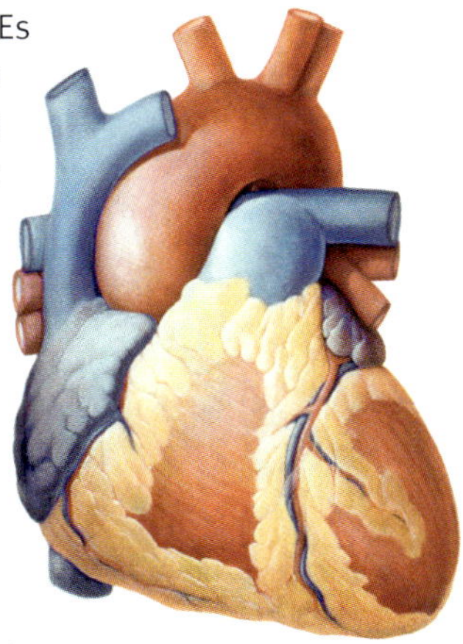

Zum Herz gehört der Blutkreislauf. Und die beiden arbeiten zusammen. Erst schickt das Herz das Blut in die große Körperschlagader, die verzweigt sich überallhin, von der Stirn bis zum Zeh, in immer feinere Gefäße und Äste. Diese münden in den Arteriolen. Die versorgen über fünf Milliarden Kapillargefäße, die

AM PULS DER ZEIT

Böse Fakten

Jedes Jahr erleiden in Deutschland 500 000 Menschen einen Herzinfarkt. 150 000 sterben. Jeder zweite Todesfall in Deutschland geht auf das Konto eines Herz-Kreislauf-Leidens.

so dünn sind wie Haare, Vorort Muskeln und Organe. Die Arteriolen können sich weit machen, damit die Muskelzelle in Aktion über die Haargefäße mehr Sauerstoff, mehr Nährstoffe bekommt. Und sie können sich eng machen, wenn die Muskelzelle sich ausruht. Und die Kapillaren (übrigens 100 000 Kilometer lang, wenn man sie aneinander reiht) nehmen auch gleich den Stoffwechselmüll aus der Zelle mit und schicken ihn zu den Entgiftungsorganen, die Leber, die Nieren.

Nur wie sieht so ein Blutgefäß aus? Nun, eine Vorstellung von Blutgefäßen hat jeder. Ich auch. Aus meinem Anatomieatlas. Ein hellroter, zarter Muskelschlauch, hoch elastisch, und in der Mitte ist – nichts. Da muss schließlich das Blut fließen. So sieht jedenfalls die Theorie aus. Tatsächlich aber finden wir bei jeder Operation, bei jedem Unfallopfer völlig andere Blutgefäße. Die sehen immer verschieden aus: Im Inneren der Adern ist etwas, eine hellgelbe Masse, die das Innere praktisch ausfüllt. Sie kennen diese Masse. Den Feind Nummer 1 – Ihren Feind. Fängt mit F an und hat vier Buchstaben. FETT. Ärzte sagen: Arteriosklerose. Verkalkte Arterien. Nur: So kann Ihr Herz nicht arbeiten. Es braucht freie Bahn.

Von der Arteriosklerose zum Infarkt

So entsteht Arteriosklerose: Die wunderschönen glatten Wände der Blutgefäße werden gereizt – durch Stresshormone, LDL-Cholesterin, freie Radikale, neuerdings sind auch Bakterien in Verdacht. Die Gefäße entzünden sich. Weiße Blutkörperchen rücken an, um die Entzündung zu bekämpfen. Sie bleiben haften, sterben ab. Dort lagert sich dann Fett ein, von freien Radikalen ranzig oxidiertes Cholesterin. Im Laufe der Jahre wächst das Ganze an, lagert Kalk ein. Es bilden sich Plaques. Das Gefäß wird enger und enger. Das heißt dann Arteriosklerose. Löst sich so ein Plaque ab, kann dieser Klumpen Herzkranzgefäße verstopfen. Das drosselt die Blut- und Sauerstoffzufuhr zum Herz. Gewebe stirbt ab. Infarkt.

Das Herz wird versorgt über die rechte und linke Koronararterie, die beide aus der Hauptschlagader kommen. Sitzt der Verschluss in der linken Herzkranzarterie (sie teilt sich in zwei Äste auf), kommt es zu einem Vorderwandinfarkt, in der rechten zu einem Hinterwandinfarkt.

Verstopft ein Hauptast der Herzkranzgefäße, stirbt man sofort. Je kleiner der Gefäßast, der betroffen ist, desto größer die Überlebenschance. Abgestorbenes Muskelgewebe wird durch Narbengewebe ersetzt.

Am Puls der Zeit

Angina pectoris

Ein Herzinfarkt kommt selten aus heiterem Himmel. In jedem zweiten Fall kündigt er sich an. Und das tut verdammt weh. Herzschmerzen, die Monate vorher schon eintreten können, nennt der Arzt Angina pectoris, »Enge der Brust«. Ein höllischer Brustschmerz, der zeigt: Das Herz bekommt keine Luft. Herzkranzgefäße sind schon zu 70 Prozent verstopft. Der Schmerz kommt, wenn man sich anstrengt. Und geht in der Regel wieder, wenn man aufhört, sich anzustrengen. Oder ein Nitropräparat nimmt. Mancher kann seine Angina pectoris mit Diät, Medikamenten in den Griff bekommen, ohne unters Messer zu müssen. Doch wenn die Beschwerden heftiger werden, häufiger auftreten, nicht erst bei der fünften Stufe, sondern bei der zweiten, dann heißt es: Schnell ins Krankenhaus. Herzkatheter. **(Siehe Seite 21).**

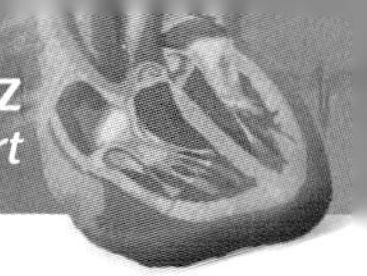

herztest Wie steht es um Ihren Lebensmotor?

Muten Sie Ihrem Herz ein bisschen zu viel zu, oder sorgen Sie dafür, dass es lange, glücklich vor sich hinschnurrend, für Sie schlagen wird?

1 War Ihr Blutdruck in den vergangenen zwei Jahren erhöht (über 140/85 mmHg)?
Ja 2

2 Kennen Sie Ihren Cholesterinspiegel? Wenn ja, ist Ihr LDL höher als 180 mg/dl? Oder Ihr HDL kleiner als 30 mg/dl?
Ja 2

3 Liegt Ihr Harnsäurespiegel höher als 5,9 mg/dl?
Ja 2

4 Rauchen Sie?
Weniger als 30 Zigaretten pro Tag 1
Mehr als 30 Zigaretten pro Tag 2

5 Errechnen Sie Ihren Bodymass-Index. BMI = Körpergewicht in kg : Körpergröße in m^2.
Liegt er über 25, aber unter 30? 1
Über 30? 2

6 Wie hoch ist Ihr Ruhepuls?
80 bis 90 1
Über 90 2

7 Arbeiten Sie vorwiegend im Sitzen, und machen Sie wenig Ausdauersport (Ultra-Leichtlauf, Walken, Schwimmen, Rad fahren)?
Ja 2

8 Sind Ihre Blutzuckerwerte erhöht? Nüchtern höher als 100 mg/dl?
Ja 1

9 Essen Sie wenig Obst und Gemüse und trinken selten Tee?
Ja 2

10 Nehmen Sie die Pille, rauchen gleichzeitig, haben einen erhöhten Blutdruck und sind zwischen 30 und 40? 1
Älter als 40? 2

11 Arbeiten Sie oft angespannt, unter Zeitdruck?
Ja 1

12 Hatten Verwandte bereits vor dem Alter von 65 einen Herzinfarkt oder Schlaganfall?
Ja 1

13 Achten Sie auf Ihre Herzschutzvitamine Folsäure, Vitamin B6, B12, Vitamin C, E, Karotine und auf Magnesium?
Nein 2

14 Essen Sie mindestens zweimal die Woche Seefisch?
Nein 2

Und noch zwei

Spüren Sie öfter ein kurzes Stechen in der Herzgegend?
❍ Ja ❍ Nein

Kommen Sie schnell außer Puste?
❍ Ja ❍ Nein

AUSWERTUNG

Mehr als 7 Punkte: Hochrisiko! Ihr Herz ist starken Belastungen ausgesetzt. Nehmen Sie ab, fangen Sie an zu laufen, und rauchen Sie weniger. Haben Sie die letzten beiden Fragen mit Ja beantwortet, dann gehen Sie bitte so bald wie möglich zum Arzt.

3 bis 6 Punkte: Leichtes Risiko! Ihr Herz-Kreislauf-Risiko ist leicht erhöht. Behalten Sie die kritischen Faktoren im Auge. Falls Sie eine der letzten beiden Fragen mit Ja beantwortet haben, sollte Ihr Arzt einen Herz-check machen.

0 bis 2 Punkte: Niedriges Risiko! Ihr Herz ist in einem Topzustand und wird ewig für Sie schlagen – Glückwunsch.

3. tipp

Gehen Sie zum Herz-Check-up

Wie fit sind Sie – und Ihr Herz? Bevor Sie in die Laufschuhe steigen, sollten Sie Ihren Motor einem TÜV unterziehen ...

Jogger fiel tot um!«, steht ab und zu in der Zeitung. Ich ahne, was das für ein Mensch war: superehrgeizig – im Job und im Wald. Hat nach vielen Jahren Sesselhocken beschlossen: *»Ich muss was für die Fitness tun.«* Keuchend mit hochrotem Kopf frisst er Kilometer um Kilometer, läuft direkt ins Grab. Sind Sie Sportmuffel und älter als 35, dann lassen Sie sich besser erst einmal auf Sporttauglichkeit untersuchen. Wenn Sie chronisch krank sind, müssen Sie das auf alle Fälle tun. Risikopatienten, also Übergewichtige, Raucher oder Diabetiker, oder Menschen, die Herzkranke oder Schlaganfallopfer in der Familie haben, sollten jährlich Herz und Gefäße auf Gesundheit abklopfen lassen. Das tut der Arzt mit Worten: mit der Anamnese. Denn so findet er heraus, ob Sie beruflich unter Stress stehen, der Opa Ihnen Risikogene vererbt hat, Sie Asthma oder eine andere Krankheit haben, die Ihrem Herz nicht gut tut, Sie rauchen oder Medikamente nehmen. Dass sollten Sie ihm alles erzählen. Und dann hört er Ihr Herzlein natürlich ab. (Übrigens: Ein guter Arzt arbeitet auch mit seinen Händen. Rührt Ihr Arzt Sie nicht an, dann sollten Sie ihn wechseln.)

Praxis-Tipp

Der Deutsche Sportbund nennt Ihnen Untersuchungszentren, die sportmedizinische Gesundheitschecks günstig anbieten (im Internet: www.osp-koeln.de). Geben Sie in Ihre Suchmaschine im Internet ein: »Sportmedizinische Leistungsdiagnostik« oder »sportmedizinische Tests«. Ein niedergelassener Sportmediziner rechnet meist mehr als den einfachen Gebührensatz ab. Ein guter Check-up kostet 250 bis 500 Euro. Abhängig von der Untersuchung können Sie sich auch individuelle Trainingspläne erstellen lassen.

Ist gar nicht so teuer

Ein Check-up beinhaltet Belastungs-EKG, Blutbild, Ultraschall des Herzens und eine sportorthopädische Untersuchung. Dieses Paket kostet beim Zentrum für Sportmedizin in Berlin beispielsweise 83 Euro. Lassen Sie zusätzlich noch den Laktatwert im Blut, den Sauerstoffverbrauch, die Muskelfunktion und die Kraft testen, kostet das in Berlin 85 Euro extra.

Lauter Herzfitnesstests

Das Belastungs-EKG

Ein EKG zeigt die elektrischen Aktivitäten Ihres Herzens. Das kann der Arzt in Ruhe machen, wenn Sie liegen – oder, besser, bei Belastung. Das Belastungs-EKG zeigt, wie fit Ihr Herz ist. Für ein Belastungs-EKG steigen Sie auf ein Fahrradergometer. Während Sie in die Pedale treten, sind Sie an ein EKG angeschlossen und tragen eine Blutdruckmanschette. Messelektroden sind mit einem Aufzeichnungsgerät verbunden, das die elektrischen Reize ableitet, die Ihr Herz pausenlos schlagen lassen. Das Gerät zeichnet eine Zickzackkurve, je nachdem, wie sich die Elektroimpulse in Ihrem Herz ausbreiten. Die Belastung wird langsam gesteigert, Ihr Puls steigt, das Herz verbraucht mehr Sauerstoff. Falls eine Herzarterie verengt ist, gelangt irgendwann nicht mehr genug Sauerstoff zum Herz. Und das erkennt man auf der EKG-Kurve.

Die Doppler-Sonografie

Der Arzt untersucht mit einem Ultraschallkopf Ihre Gefäße. Auf Richtung und Geschwindigkeit des Blutflusses. So stellt er Verengungen (verkalkte Adern) fest. Schmerzlos, ohne Nebenwirkungen, schnell und kostengünstig.

Der Laktattest

Sie laufen auf dem Laufband oder strampeln auf dem Fahrrad. Dabei werden Sie zunehmend belastet. Je mehr Sie sich anstrengen, desto schneller schlägt Ihr Herz, desto höher ist Ihr Puls. Alle drei Minuten entnimmt Ihnen der Arzt ein Tröpfchen Blut aus Ohrläppchen oder Fingerkuppe und misst den Laktat-, also Milchsäurespiegel. Er notiert sich beides – Laktatspiegel und Puls. So kann er ablesen, bei welchem Puls Ihr Laktatwert zu hoch ist. Sie Ihr positives Training in ein Gesundheitsrisiko verwandeln. Mehr zu diesem Thema auf Seite 80f.

Die Muskelfunktionsdiagnostik

Der sportmedizinisch ausgebildete Arzt testet einzelne Muskeln auf Kraft und auf Dehnfähigkeit – und spürt muskuläre Dysbalancen auf, also zu schwache und verkürzte Muskeln. Muss man das wissen? Natürlich. Dies ist Grundlage für einen individuellen Trainingsplan mit Kräftigungs- und Dehnübungen. Diesen Test führt auch jedes gute Fitnessstudio durch.

Die Spiroergometrie

Der Arzt bestimmt die maximale Sauerstoffaufnahme, Ihre Ausdauer und testet, wie ökonomisch Ihre Fettverbrennungsmaschine und Ihr Herz-Kreislauf-System arbeiten. Sie tragen auf dem Fahrradergometer eine Atemmaske, und aus eingeatmetem Sauerstoff und ausgeatmetem Kohlenstoff kann der Arzt errechnen, wie viele Kalorien Sie verbraucht, wie viel Fett Sie tatsächlich verbrannt haben.

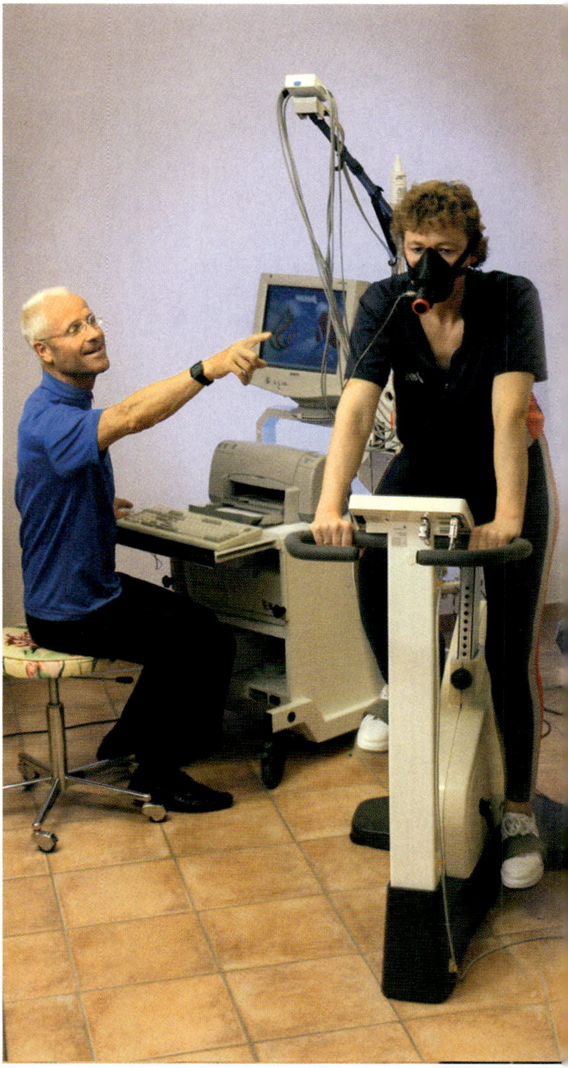

Gesunde Gefäße

schützen vor Herzinfarkt und Schlaganfall. Die folgenden Werte sollten Sie kennen und bei Ihrem Gesundheitscheck abfragen lassen:

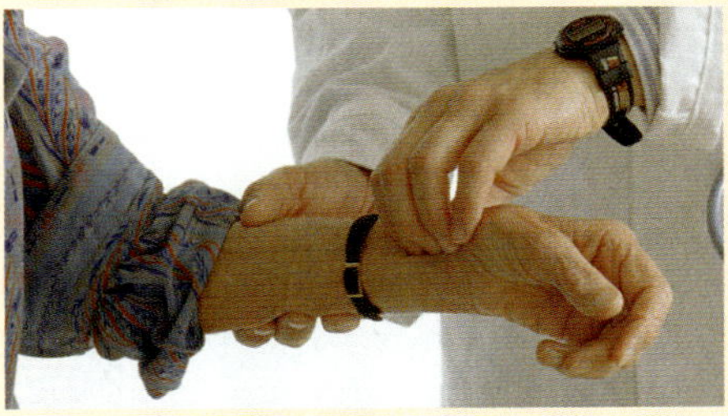

- **Blutdruck**
  Ihr Wert: ________________
  (sollte sein: < 120/80 mmHg)

- **Körperfett**
  Ihr Wert: ________________
  (sollte sein: < 20 Prozent)

- **Sonstige Risikofaktoren**
  – Rauchen Sie?
  ❍ Ja ❍ Nein
  – Gab es in Ihrer Familie Fälle von Herzinfarkt?
  ❍ Ja ❍ Nein
  – Treiben Sie Ausdauersport, täglich 30 Minuten?
  ❍ Ja ❍ Nein
  – Ist Ihr BMI (siehe Seite 11) größer als 25?
  ❍ Ja ❍ Nein

Und das erzählt das Blut:

- **high-sensitivity C-reaktives Protein (hs-CRP)**
  Ihr Wert: ________________
  (sollte sein < 1 mg/dl)

- **Blutzucker, nüchtern**
  Ihr Wert: ________________
  (sollte sein: < 100 mg/dl)

- **Blutzuckergedächtnis, HbA_{1c}-Wert**
  Ihr Wert: ________________
  (sollte sein: < 6 Prozent)

- **Cholesterin (gesamt, HDL und LDL) Quotient Gesamt-/HDL-Cholesterin**
  Ihr Wert: ________________
  (sollte sein: < 5)

- **Blutfette, Triglyzeride**
  Ihr Wert: ________________
  (sollte sein: < 100 mg/dl)

- **Homozystein**
  Ihr Wert: ________________
  (sollte sein: < 10mg/dl, besser < 5)

- **Lipoprotein a**
  Ihr Wert ________________
  (sollte sein: < 30 mg/dl)

- **Stress, Kortisolspiegel morgens**
  Ihr Wert: ________________
  (sollte sein < 150 ng/ml)

Mehr über diese Werte erfahren Sie später in diesem Büchlein.

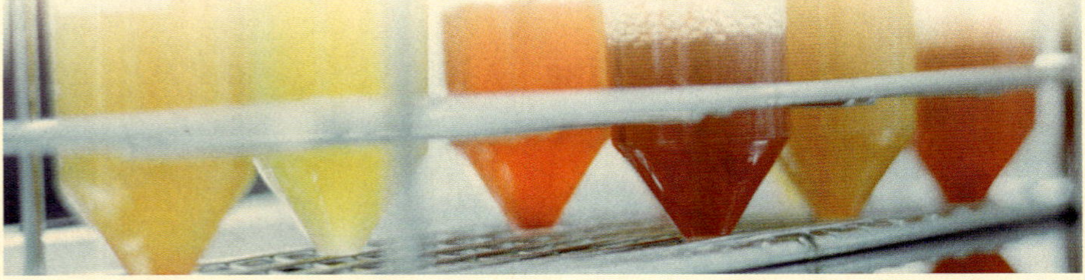

Virtuelle Endoskopie – die Hightechreise durch den Körper

Genial. Aber leider noch Vorsorgemedizin für die Reichen. Bequem, schnell, schmerzlos, risikoarm, sicher – und teuer. Nur in wenigen exklusiven Arztpraxen oder in Unikliniken stehen ultraschnelle Computertomografen (UCT) oder spezielle Kernspintomografen (MRT). Sie legen sich in die Röhre, und der Arzt macht eine virtuelle Reise durch Ihren Körper, guckt sich all die Organe und Gefäße von allen denkbaren Perspektiven von innen an – ohne auch nur mit dem kleinsten Gerät in den Körper zu gehen. Die virtuelle Endoskopie braucht kein Endoskop, kein Instrument im Körper. Der Computer macht unzählige zweidimensionale Querschnittsbilder, und der Computer rechnet und bastelt einen Videofilm daraus. So machen Sie eine virtuelle Reise, durch Ihre Bronchien vorbei am millimetergroßen Lungentumor, sehen die kalkigen Gebirge in den Herzkranzgefäßen, umschiffen die Polypen im Darm, treffen auf das Magengeschwür, werfen einen Blick auf die mit Steinen verstopften Gallengänge, gucken in die Nebenhöhlen ...

- Reiche Raucher können so alle sechs Monate eine virtuelle Reise durch ihre Bronchien machen und feststellen, ob sich schon was tut. Früh entdeckt, ist Lungenkrebs heilbar.
- Reiche Raucher und Menschen mit einem hohen Cholesterinspiegel können sich regelmäßig in den UCT legen und schauen, ob es nicht Zeit für einen Bypass wäre.
- Wer genug Geld hat und sich vor der normalen Darmspiegelung fürchtet, legt sich halt in den UCT. Hat nur einen Nachteil: Im Video kann man keinen echten Polypen entfernen. Um diese Vorstufen von Darmkrebs loszuwerden, muss man dann doch zur konventionellen Koloskopie. (Und glauben Sie mir: So schlimm ist diese Untersuchung auch nicht.)

Wissen Sie, was ich mir wünsche? Dass es in jedem Dorf so einen Apparat gibt. Und jeder darf sich, wann immer er will, reinlegen und eine Reise durch sein Körperinneres machen. Einzige Bedingung: Er muss mit dem Laufen oder Walken anfangen – oder einen anderen Ausdauersport machen. Das mit dem Rauchen und dem falschen Essen regelt sich dann sowieso von selbst. Und dann kann er viele

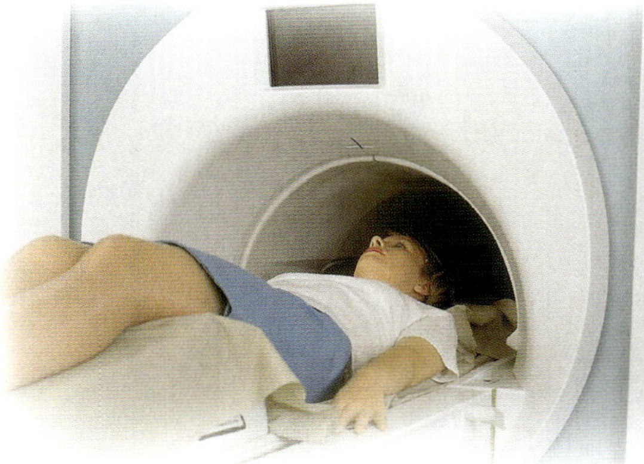

virtuelle Reisen machen, 120 Jahre lang, durch einen wunderbaren, gesunden Körper.

Übrigens: Haben Sie's gemerkt? In dem vorletzten Sätzchen (und dem Satz davor) erklärt sich die ganze Welt der Gesundheit.

Hatte ich einen Herzinfarkt?

Es wird seit Jahren behauptet, ich hätte einen Herzinfarkt gehabt. Mittlerweile erzählt man sich schon detailgenau von meinen angeblichen zwei Bypassoperationen. Drum hab ich mich im März 2004 mal in den UTC der Diagnoseklinik München gelegt. Das Ergebnis: Mein Herz ist pumperlgsund. Dr. Stein von der Diagnoseklinik sagt: »Herzinfarkt? Nicht möglich. Dafür gibt es keinerlei Hinweis. Weder in der computertomografischen Untersuchung noch im klassischen Elektrokardiogramm.« Ist das nicht wunderbar beruhigend?

4.tipp

Werden Sie wieder normal

Ihr Herz schmerzt, Sie fühlen sich erschöpft, müde, ausgelaugt. Dann erstellt Ihr Arzt ein Blutbild. Alles »normal« sagt er, und Sie glauben es. Wie kommt er darauf?

Die Normalwerte werden aus dem Mittelwert von einer Million Blutwerte errechnet. Und woher kommen diese Blutwerte? Von Kranken.

Und genau damit beschäftige ich mich seit 20 Jahren. Langsam dämmert mir, dass dies meine tägliche und nächtliche Hauptleistung ist. Und nicht das Laufen ...

Am Puls der Zeit

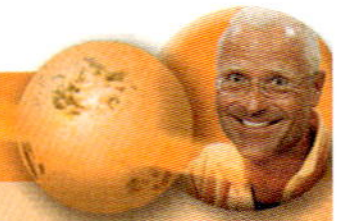

Ein Wort der Warnung: Erst Drohwerte, dann Frohwerte

Frohwerte, im Wesentlichen die 47 essenziellen Stoffe plus Hormone, das ist das sonnenbeschienene Hochplateau des Lebens. Da atmet man tief und lebensfroh und freut sich einfach. Um dorthin zu kommen, muss man aber erst den mühsamen Aufstieg durch die Drohwerte bewältigen, Werte, die das Leben schwer machen, den Menschen krank machen, die erst beseitigt werden müssen. Das bedeutet: Zu jeder Blutbestimmung gehören erst die Drohwerte, Cholesterin, Homozystein, CRP, Blutzucker & Co. Die verschwinden durch den Forever-Young-Lifestyle: bewegen, gut essen, sich entspannen. Und dann stürzt man sich auf die Frohwerte. Und auch hier muss man nicht alle messen. Das Wichtige, das, was man messen muss, findet der Arzt im Gespräch heraus. Und manchmal muss er nachmessen – weil er im Blut auf etwas gestoßen ist.

Setzen Sie für sich andere Maßstäbe. Messen Sie sich am Gesunden. Messe ich nicht nur seit 20 Jahren bei meinen Patienten. Probiere ich auch selbst an mir aus. Ich weiß, bei welchem Folsäurespiegel das Homozystein wirklich unter 5 sinkt. Was wir im Blut messen, gilt. Das sagt die Framingham-Studie beim Magnesium, und das sagen meine tausenden Messungen bei Zink & Co. Sie haben immer zusammengepasst, der Blutwert und das Krankheitsgefühl der Menschen. Das nennt man Bio-Assay.

Hierzulande wird den Menschen ins Blut geguckt – und Gesunde zu Kranken erklärt und Kranke zu Gesunden. Die Normwerte für Cholesterin werden immer weiter herabgesetzt, damit ja recht viel Menschen mehr Tabletten schlucken. Die Normwerte für Eiweiß werden herabgesetzt, damit ja viele Menschen denken: alles normal. Ich bin gesund. Und langsam immer kränker werden.

Der Wissenschaftsautor Jörg Blech bringt es auf den Punkt: *»Beim Cholesterin hat ein privater Interessenverbund von 13 Professoren vor einigen Jahren in Deutschland eigenmächtig einen Grenzwert durchgesetzt, der die Mehrheit der Bevölkerung über Nacht zu Risikopatienten erklärte. Eine wissenschaftlich schlüssige Begründung für den absurd strengen Wert gibt es nicht, was ja auch viele Ärzte kritisieren.«*

Die Normwerte für Zucker werden heraufgesetzt, damit ja recht viele Menschen sich mit ihrem hohen Blutzuckerspiegel ganz normal fühlen und bald an Diabetes erkranken. Was meinen Sie, wie bald das Säcklein der Gesundheitsindustrie klingelt?

All das sind kleine Kinderlein der alten Medizin, der Drohmedizin. Frohmedizin gebiert andere Ideen. Fröhliche eben.

Was ist für mich normal?

Jeder Mensch ist erst einmal gesund, wach, fit, fröhlich – bevor ihn die Zeitschriftenlektüre zum eingebildeten Kranken macht. Und die Fähigkeit, wach, fit, fröhlich, gesund – also normal – zu sein, das kann man im Blut messen. Normal ist das Blut eines Biobauernkindes, das mit den Gänsen über den Hof tollt. Normal beispielsweise sieht das Blut eines Boris Becker, eines Oliver Kahn in seinen besten Jahren aus, dann, wenn er spielend Höchstleistungen bringt: Eiweiß hoch, Zucker niedrig, Vitamine, Spurenelemente, Mineralien, Leistungshormone hoch. Das ist gesund. Das ist normal. Und das soll und kann jeder haben. Und genau das ist Frohmedizin.

Erst dann beginnt Frohmedizin

Forever-Young-Leser wissen: »Eiweiß normal« ist 6,6 bis 8,7. Nur: bei 6,6 ist das Leben nicht normal. Sondern man ist müde. Erst bei 7,8 wacht man auf. Der Mensch und sein Immunsystem. Oder: »Magnesium normal« ist 0,70 bis 1,10. In der berühmten Framingham-Studie wurde eine lineare Beziehung von Magnesium 0,70 bis 0,90 entdeckt. Je höher der Magnesiumspiegel, desto weniger Herztote. Und was sagen die Forscher: Man müsste (= Konjunktiv, wie in der Politik) mal höhere Magnesiumwerte untersuchen. Toll. Gibt's nämlich nicht. Die Menschen haben nicht mal den Mittelwert von 0,90. Da versteht man plötzlich unsere kranke Medizin. Frohmedizin beginnt bei 1,00. Da nämlich hat meine Migräne aufgehört. Und bei 1,04 mein Tinnitus. Da kriegt man keinen Herzinfarkt.

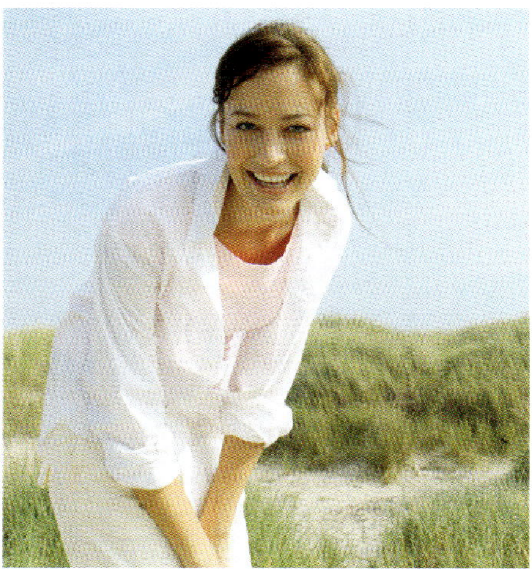

DAS REZEPT

Messen und auffüllen

Frohmedizin ist Wissenschaft. Beruht also auf Messungen. Sätze wie »Bei ausgewogener Ernährung haben Sie von allen Stoffen genug im Körper« sind Glaube. Aberglaube. Magische Mittelaltermedizin. Hat nix mit normal zu tun, hat nix mit Frohmedizin zu tun. Für die Frohmedizin brauchen Sie unbedingt Ihren Freund, den Arzt. Er nimmt Ihnen Blut ab und misst nach, was fehlt. In der Regel kümmert sich Ihr Hausarzt allerdings eher um die Drohwerte. Die sind auch wichtig und müssen unbedingt – durch Bewegung und Ernährung – in Ordnung gebracht werden. Die Frohwerte gehen weiter. Die führen Sie über die Krankheitsmedizin hinaus in ein gesundes und glückliches Leben. Darum messe ich diese Blutwerte bei meinen Patienten, bei Sportlern, bei mir, bei meiner Frau und meinen Kindern. Fehlen Eiweiß, Vitamine und Mineralien, fülle ich die leeren Speicher gezielt auf.

Tun Sie's ab heute auch: Messen lassen und die leeren Tanks regelmäßig auffüllen. So, und nur so, wird das Leben leicht – und Sie schlank, fit, dynamisch, glücklich und endlich wieder jung und gesund.

5.tipp

Glauben Sie nicht an jede Pille

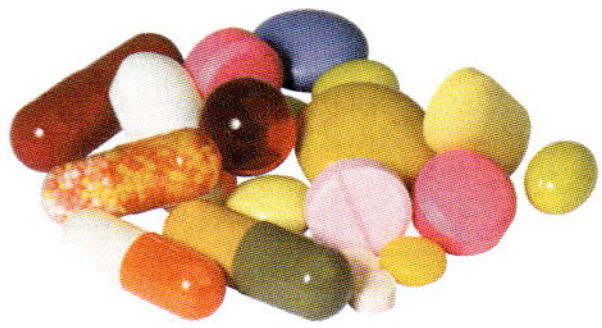

Pillen schlucken – und schon ist das Herz gesund? Nein, ist nicht so. Lesen Sie lieber erst einmal das Kleingedruckte.

Wer kriegt den Nobelpreis? Nicht der Arzt, der verhindert, dass Tausende von Menschen einen Herzinfarkt bekommen, kriegt einen Nobelpreis. Sondern der, der die meisten Herzen transplantiert. Der Flickschuster. Die Medizin beschäftigt sich mit Reparatur. Mit Hightechreparatur, die viel, viel Geld bringt. Sie beschäftigt sich nicht mit Gesundheit, sondern mit Krankheit. Und sie gibt einfache Antworten. Die Antwort auf Kopfweh ist Aspirin. Die Antwort auf Stress ist Valium. Die Antwort auf einen hohen Cholesterinspiegel ist Lipobay. Die Antwort auf hohen Blutdruck sind Betablocker. Die Antwort auf Diabetes ist Insulinspritze.

Wie Prof. Walter M. Borz so schön schreibt in »Wir alle können länger leben«: *»Schlaflosigkeit, Diabetes, Arthritis und viele Kreislaufprobleme einschließlich Bluthochdruck und einem hohen Cholesterinspiegel sind geradezu Goldgruben für die größten Hausierer auf dem Gebiet der Medizin, die Pharmafirmen.«*

Am Puls der Zeit

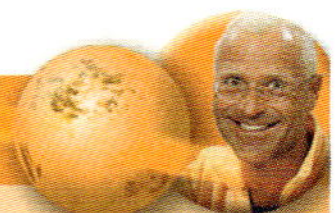

Lauter bittere Pillen

Allen Roses, Vizepräsident eines führenden Pharmaunternehmens, sagte kürzlich der britischen Zeitung Independent: »Die große Mehrheit der Medikamente – mehr als 90 Prozent – sind nur bei 30 bis 50 Prozent der Leute wirksam.« Denn die Pharmafirmen entwickeln halt Medikamente, die bei möglichst vielen Menschen wirken sollen. Tun sie aber nicht. Ein Medikament, passend für alle? Gibt's nicht! Genauso wenig, wie es einen Schuh für alle gibt. Der Mensch ist halt sehr, sehr individuell. Das, was Roses sagt, ist alarmierend. In meinen Worten: Es schlucken sieben von zehn Menschen Medikamente, die zwar keine Wirkung haben – aber Nebenwirkungen. Lieber Leser, wenn ich solche Fakten lese, muss ich laufen. Sofort. Und ziemlich lange. Sonst würde ich wohl auch ein Magengeschwür bekommen oder einen Ärgerinfarkt.

Das lohnt zu wissen

Wenn Sie so weitermachen, dann haben Sie in den nächsten drei Jahren Ihren ersten Infarkt, sagt der Arzt. Klar: Der Patient erschrickt. Bis der Doktor seinen Rezeptblock zückt und die beruhigende Pille verschreibt. Damit geht der Patient nach Hause – und wenn er Glück hat, hilft's. Viel Glück. Hab gerade eine Werbeseite für ein bekanntes Medikament in der Hand: Ein Lipidsenker (6 Milliarden Jahresumsatz) senkt das Herzinfarktrisiko um 36 Prozent. Klingt gut, gell? Einfach eine Pille schlucken – und schon hat man ein viel, viel kleineres Risiko, morgen tot umzufallen. Nun guck ich mir mal das Kleingedruckte, die zugehörige Ascot-Studie an, und da finde ich folgenden Sachverhalt: 5000 Teilnehmer nehmen 3,3 Jahre lang den Cholesterinsenker. Nur 100 bekommen einen Infarkt. In der anderen Gruppe nehmen 5000 Teilnehmer ein Plazebo. Davon bekommen 154 Menschen einen Infarkt. Das ist wirklich um 36 Prozent mehr. Aber was heißt das denn noch: 5000 Menschen nehmen eine Pille, damit 1,1 Prozent (54 Menschen) etwas davon haben.

Der Chef dieser Firma, die diese Cholesterinsenkerpille herstellt, ist übrigens Läufer. Er braucht seine Pille nicht. Der kriegt keinen Infarkt. Die neue Medizin, die Frohmedizin sieht anders aus. Wenn ich dann noch lese, dass US-Forscher in der Blaubeere einen Inhaltsstoff gefunden haben, der genauso wirkt wie ein Cholesterinsenker, dann verstehen Sie vielleicht, was Frohmedizin für mich wirklich heißt.

Und noch 'ne Pille ... Nach einem Herzinfarkt beträgt das Risiko, innerhalb von zwei Jahren zu sterben, bei Patienten im Alter unter 70 Jahren mit Betablockertherapie elf Prozent und ohne Betablockertherapie 19 Prozent. Übersetzt heißt das: 13 von 14 Patienten profitieren nicht von der Therapie. Aber fast alle werden sagen: *»Die Nebenwirkungen des Medikaments schränken mich ein.«*

Und weil der Patient lieber eine Pille nimmt, als einen Apfel zu essen und die Laufschuhe zu schnüren, kamen Forscher auf die Idee der Poly-Pille. Eine einzige Pille gegen die häufigste Todesursache: gegen Herzerkrankungen. Mit sechs verschiedenen niedrig dosierten Wirkstoffen, die jeder ab 55 täglich einnehmen soll, weil sich damit das Herzinfarkt- und Schlaganfallrisiko bis zu 88 Prozent senken ließe. In der Pille stecken Aspirin (beugt Gerinnseln vor), ACE-Hemmer, Thiazid, ACE-Hemmer, Betablocker (alle drei senken Blutdruck), Statin (gegen hohen Cholesterinspiegel), Folsäure (baut gefäßgefährliches Homozystein ab). All diese Wirkstoffe nehmen Herzinfarktkandidaten als einzelne Pillen. Welch kluge Idee, sie in eine Hülle zu packen – und der Hälfte der Bevölkerung als Prophylaxe zu verordnen. Welch gigantischer Geldmarkt – leider mal wieder auf Kosten des Patienten.

Was taugt die Poly-Pille?

Meine ehrliche Meinung? Nichts.

- Aspirin muss man nur einmal am Tag einnehmen, einen ACE-Hemmer zweimal. Wie passt das in eine Pille?
- Die Dosis der Blutdruckmedikamente kann nicht individuell an die Tagesschwankungen angepasst werden. Ist der Blutdruck morgens niedrig, kann man die Pille unmöglich nehmen und sollte sie vielleicht lieber mittags nehmen – aber eigentlich würde dann die halbe Pille langen.
- Warum soll man sechs Wirkstoffe nehmen, wenn man keinen hohen Cholesterinspiegel oder hohen Blutdruck hat?
- Hat die Pille Nebenwirkungen, dann weiß man nicht, von welchem der sechs Wirkstoffe sie kommen.
- Warum soll ein gesunder 55-jähriger eine Pille schlucken, wenn sein Risiko, in den nächsten fünf Jahren einen Herzinfarkt zu bekommen, bei 1 : 1000 liegt?
- Warum soll man einen Gesunden überhaupt mit einer Pille »krank« stempeln?
- Warum soll man eine Pille nehmen, wenn man sein Risiko ohne Nebenwirkungen, fast kostenlos senken kann – einfach indem man läuft.

Praxis-Tipp

Laufen ist die Poly-Pille. Täglich 30 Minuten senken wissenschaftlich nachgewiesen zu hohen Cholesterinspiegel, normalisieren Bluthochdruck, halten das Blut flüssig. Und Läufer essen instinktiv anders. Mehr Gemüse, voller Folsäure – und die entschärft das Homozystein.

Diese Medikamente sollten Sie kennen

Nur nicht aufregen, dieser kleine Sprachführer bringt Sie sicher durch die Sprechstunden.

ACE-Hemmer

➤ Präparat, das über den Hormonhaushalt den Blutdruck senkt und so Arteriosklerose vorbeugt.

Alphablocker

➤ Verhindern die Wirkung von Adrenalin an den Blutgefäßen. Die Gefäße weiten sich, und das Herz muss nicht mehr gegen den hohen Widerstand anpumpen. Das Herz wird entlastet, der Blutdruck sinkt.

Azetylsalizylsäure

➤ Kennen Sie unter Aspirin. Setzt die Klebrigkeit von Blutplättchen herab und verhindert so die Bildung von Gerinnseln und Adernverschlüssen.

Betablocker

➤ Unterbrechen Nerven- und Hormonimpulse, die das Herz antreiben und den Blutdruck erhöhen. Dadurch wird der Muskel entlastet.

Digitalis

➤ Regulierende Pflanzensubstanz vom Roten oder Gelben Fingerhut, die ein geschwächtes Herz antreibt und ein zu schnell schlagendes verlangsamt.

Diuretika

➤ Harntreibende Medikamente, die überflüssiges Gewebswasser aus dem Körper schaffen. Auf diese Weise wird der Blutdruck gesenkt und das Herz entlastet.

Kalziumantagonisten

➤ Unterdrücken die übermäßige Zufuhr des Herzantreibers Kalzium und schonen so den Pumpmuskel. Außerdem erweitern sie die Blutgefäße und senken dadurch den Blutdruck.

Nitrate

➤ Erweitern eingeengte Herzkranzgefäße, verbessern dadurch die Durchblutung des Herzmuskels und nehmen den Patienten bei einem akuten Anfall den Druckschmerz in der Brust.

Statine

➤ Blockieren die Bildung von Cholesterin in der Leber, indem sie ein dafür notwendiges Enzym in seiner Wirkung hemmen. Werden auch unter dem Begriff CSH-Hemmer zusammengefaßt.

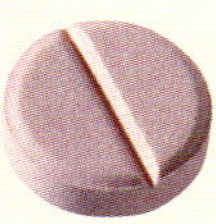
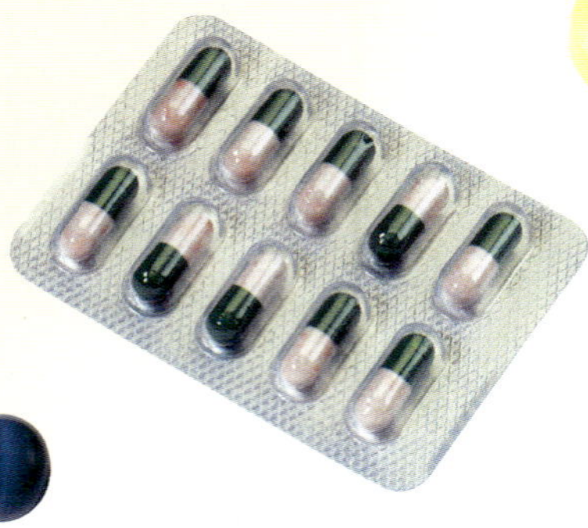
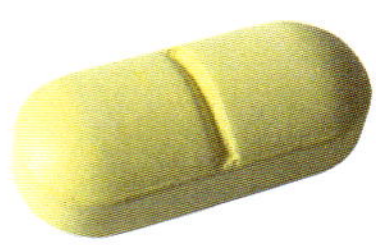
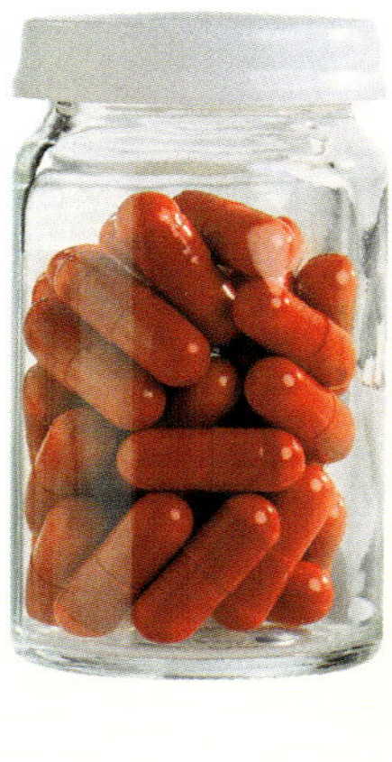
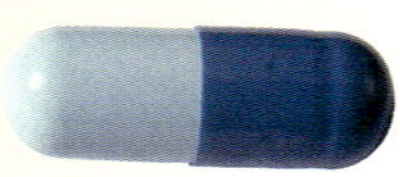
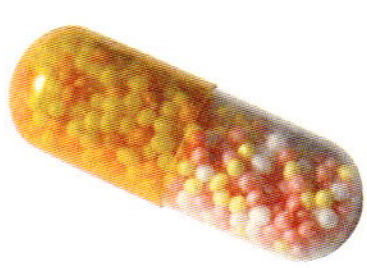

Gehen Sie einfach kein Risiko ein

Herzinfarkt ist in 90 Prozent hausgemacht. Sie wollen, dass Ihr Herz länger für Sie schlägt?

Die neue internationale »Interheart-Studie« mit 30 000 Menschen aus aller Welt ergab: Anhand von neun Faktoren lässt sich das Herzinfarktrisiko zu 90 Prozent vorhersagen. Die wichtigsten Faktoren laut dieser Studie sind: Zigaretten und schlechte Blutfettwerte. (Wissen Sie, dass schon ein bis fünf Zigaretten pro Tag das Herzinfarktrisiko um 35 Prozent steigern?) Gefolgt von hohem Blutdruck, Diabetes, Bauchfett, Stress, zu wenig Obst und Gemüse, zu wenig Bewegung und zu viel Alkohol. Ein wenig Alkohol senkt hingegen das Risiko leicht. So die Studie. Solche Aussagen mag ich nur mit OP-Handschuhen anfassen. »Leicht«. Diese Zahl wüsste ich gerne. Wenn ich nämlich in meiner Praxis höre: *Herr Doktor, ich trinke keinen Alkohol.* Dreimal nachgefragt, höre ich immer noch: *Jawoll, keinen!* Die Ehefrau sagt dann: *Ja, stimmt. Er trinkt halt Bier zum Essen und abends eine Flasche Rotwein, aber keinen Alkohol.* Und aus solchen Aussagen machen »Wissenschaftler« Studien?

Sie wollen was für Ihr Herz tun? Es vor einem Infarkt bewahren, es noch ein bisschen länger für Sie schlagen lassen? Dann tun Sie ihm doch einfach ein paar kleine Gefallen.

Die Reihenfolge der Risikofaktoren haben Sie schon anders gelesen? Am schlimmsten wäre Cholesterin hoch, dann Bluthochdruck und Rauchen – und der Rest fällt unter »ferner liefen«. Stimmt. Am gefährlichsten ist die Kombination Cholesterin hoch, Blutdruck hoch, Zigarettenkonsum hoch. Aber: Wie kommen denn der Blutdruck und der Cholesterinspiegel hoch, warum entsteht denn Arteriosklerose? Ganz einfach: Weil man sich falsch ernährt. Sich nicht bewegt. Stress hat. Und gaaanz, gaaanz selten, weil die Gene schlecht sind. Der Herzinfarkt ist zu 90 Prozent hausgemacht. Nur kommt auf die Hitliste der Risikofaktoren auf Platz eins und zwei und drei natürlich das, wogegen es Pillen gibt. Na so ein Zufall! Pillen, die der Mensch ganz bequem schlucken kann. Im Sessel, zum Eisbein.

Das alles mag Ihr Herz überhaupt nicht leiden:

1. Übergewicht
2. Bewegungsmangel
3. Rauchen
4. Diabetes
5. Homozystein
6. Stress/AGEs
7. Bluthochdruck
8. Blutfette: LDL-Cholesterin, Triglyzeride
9. Lipoprotein (a)
10. C-Reaktives Protein
11. Erhöhten Harnsäurespiegel
12. Zu wenig Gemüse

Das potenzierte Risiko

Messen Sie mal alle Ihre Risikofaktoren fürs Herz. Wenn Sie nur einen haben – kein Problem. Die Oma einer Freundin rauchte noch mit 98.

Die Risiken addieren sich nicht, sondern potenzieren sich. Das sieht dann folgendermaßen aus: Ein hoher LDL-Spiegel verdreifacht das Risiko, einen Herzinfarkt zu erleiden. Wer zusätzlich raucht, hat ein fünffaches Risiko. Gesellt sich ein niedriger HDL-Wert dazu, hat man das 14fache Risiko. Plus Bluthochdruck: Das Risiko ist 22-Mal so groß. Wenn man nun noch Homozystein hoch dazunimmt, Übergewicht oder gar Diabetes, dann liegt dieses Herz mit Sicherheit bald ganz ruhig auf dem Seziertisch des Pathologen.

Das macht klar, wie lächerlich eine solche Cholesterinsenkpille im Sinne von Herzschutz ist.

Was das Arteriosklerose-risiko erhöht

Die Zuckerkrankheit (Diabetes mellitus), geht meist mit hohem Blutdruck und erhöhten Blutfettwerten einher. Diabetes greift Nerven an, auch die, die den Angina-pectoris-Schmerz signalisieren. Diabetiker neigen zu stummen Herzinfarkten, da sie den Schmerz nicht spüren.

Bluthochdruck erhöht die Gefahr von Arteriosklerose. Er belastet die Arterien, so dass die Gefäßwände schneller verhärten und verkalken. Rauchen fördert einen hohen Blutdruck, Nikotin stellt die Gefäße eng.

CRP, C-reaktives Protein, ist ein Entzündungsparameter. Zeigt deutlich: In den Adern stimmt was nicht. Erhöhtes CRP signalisiert: Herz in Gefahr! Das Risiko, in den nächsten sechs Jahren einen Herzinfarkt zu bekommen, ist dreifach erhöht.

Erhöhte Neutralfette (Triglyzeride) und ein erhöhter Cholesterin-Spiegel: Zu viel LDL-Cholesterin schädigt die Gefäßwände. HDL-Cholesterin hingegen wirkt gefäßschützend, da es Cholesterin aus den Zellen in die Leber transportiert. Ein zu niedriger HDL-Wert wirkt sich ungünstig aus.

Blutgerinnungsfaktor Fibrinogen. Ist er erhöht, fördert dies die Verklumpung des Blutes und damit auch das Risiko für Gefäßablagerungen.

Ein hoher Homozysteinspiegel begünstigt die Verklumpung, denn dieser Eiweißbaustein zerstört die Gefäßinnenhaut und treibt das Zusammenballen der Blutplättchen (Thrombozyten) voran.

Die Harnsäurespiegel im Serum sind bei Männern im mittleren Alter ein Risikofaktor, an einer kardiovaskulären Erkrankung zu sterben. Das fanden kürzlich Finnen heraus (Archives of Internal Medicine 164, 2004, 1546). Sie untersuchten zwölf Jahre 1423 Männer mittleren Alters. Das Ergebnis: Harnsäurespiegel, die im oberen Drittel der Werte zwischen 5,9 und 9,6 mg/dl liegen, erhöhten das Risiko, an einem Herzinfarkt zu sterben, erheblich, nämlich um das 2,5fache.

Am Puls der Zeit

Welche Rolle spielen die Gene beim Herzinfarktrisiko?

Die Eltern kann man sich nicht aussuchen. Die hat man. Taucht Herzinfarkt in der Familie auf, ist das ein Risikofaktor fürs eigene Herz. Augen zu und durch? Das wäre genau die falsche Haltung. Gegen diesen Risikofaktor können Sie nix tun, also schaffen Sie die anderen ab. Einen Risikofaktor kann (manchmal muss) sich jeder leisten. Wichtig: Lassen Sie dann ab 20 jedes Jahr den Blutdruck checken, die Blutfettwerte, Homozystein und C-Reaktives Protein.

Zigarettenkonsum erhöht nicht nur den Blutdruck, er lässt auch das gefäßschädigende LDL-Cholesterin und den Gerinnungsfaktor Fibrinogen steigen.

Auch übermäßiger Alkoholkonsum und Stress tragen zur Arteriosklerose bei. Stress erhöht den Blutdruck, die Fettwerte, den Zuckerspiegel und die Konzentrationen einzelner Gerinnungsfaktoren.

Mangelnde Bewegung und Übergewicht sind der Gefäßgesundheit ebenfalls nicht zuträglich, denn sie werden oft von erhöhten Cholesterin- und Blutfettwerten begleitet. Dabei ist die eher weibliche Fettverteilung mit Betonung der Hüften und Oberschenkel weniger gefährlich als das typisch männliche Bauchfett.

Menopause: Östrogen schützt die Gefäße. Darum sind Frauen bis zu den Wechseljahren durch einen hohen Östrogenspiegel gegen Arteriosklerose gefeit. Östrogen beeinflusst vor allem den Fettstoffwechsel positiv. Deshalb tritt bei Frauen die koronare Herzkrankheit im Durchschnitt mindestens zehn Jahre später auf als bei Männern. Doch sie haben deutlich geringere Überlebenschancen.

Raucherinnen müssen ihre Abhängigkeit häufiger mit einem Infarkt bezahlen als männliche Tabakkonsumenten.

DAS REZEPT

Entscheiden Sie sich

Ein Risiko dürfen Sie haben. Damit können Sie leben. Nur: Entscheiden Sie sich. Meine älteste Seminarteilnehmerin ist 84 Jahre alt, hat einen sehr hohen Lipoprotein-(a)-Wert. Das ist schlecht. Einfach schlecht. Aber sie läuft täglich, isst Obst und Fisch, raucht nicht, hat viele Freunde. Das ist gut, mehrfach gut. Und drum wird sie jeden Tag jünger.

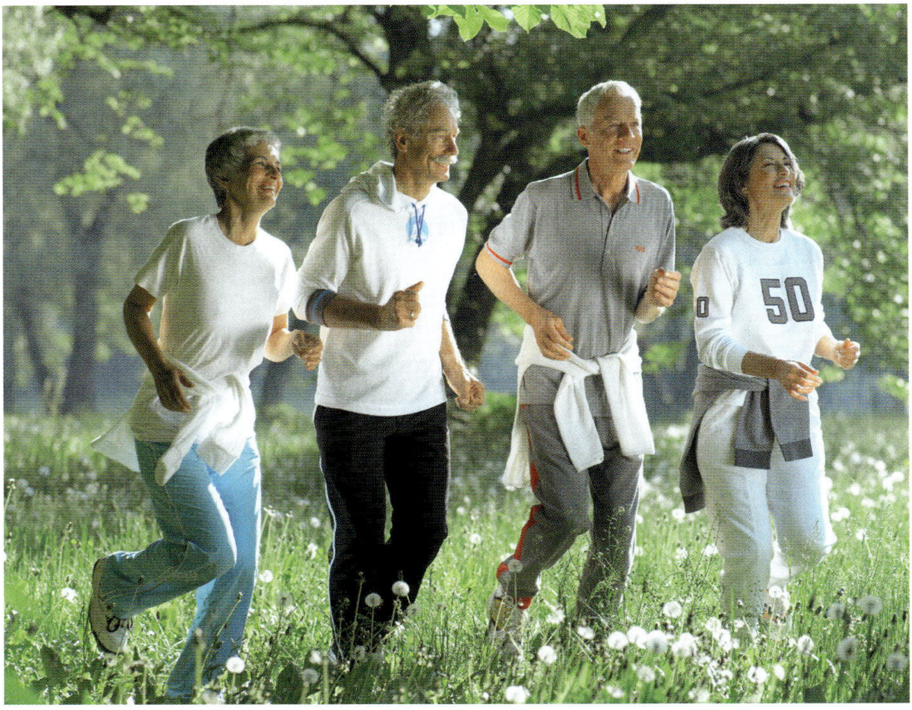

Know-how: Das kranke Herz

Was das Herz so alles aus dem Takt bringt – von Rhythmusstörungen bis Muskelerkrankungen.

Herzrhythmusstörungen

Das Herz schlägt unregelmäßig, stolpert, stockt, kommt aus dem Takt. Es rast dann (über 120/min) oder schlägt zu langsam (unter 50/min). Gefahr: Herzinfarkt. Deshalb bitte frühzeitig behandeln lassen.

Herzjagen

Das Herz jagt, der Kopf dröhnt, einem wird schwindelig. Das sind Zeichen für ein gutartiges Herzjagen. Gutartig, weil nicht lebensgefährlich. Aber trotzdem schränkt es den Alltag ein. In den meisten Fällen haben Menschen mit Herzjagen eine zusätzliche Verbindung, die elektrische Reize weiterleitet. Die sitzt zwischen Vorhöfen und Kammern. Es kommt dann zu einer kreisenden Erregung, unaufhörlich. Das gutartige Herzrasen ist heilbar.

Das Stolperherz

Das Herz stolpert durch Herzschläge der Vorhöfe oder Kammern, die aus der Reihe tanzen – der Arzt sagt: Extrasystolen. Die Ursache ist oft unbekannt. Hat man weiter keine Beschwerden, braucht dieser »Unfug der Natur«, wie es ein berühmter Kardiologe nannte, nicht behandelt zu werden.

Vorhofflimmern

Die häufigste Herzrhythmusstörung. Laut »Framingham Heart Study« trifft es 26 Prozent aller Männer und 23 Prozent aller Frauen, die im Alter von 40 noch keines hatten. Die Reizleitung, die das Herz »zündet«, ist gestört. Genauer: der Weg der Erregung von Sinusknoten zu den Vorhöfen und über den AV-Knoten zu den Herzkammern. Das Herz kann den ungeordneten elektrischen Signalen aus den Vorhöfen nicht mehr folgen, kommt aus dem Takt, pumpt unregelmäßig. Gut, dass der AV-Knoten zwischen Vorhof und Herzkammern vermittelt und so das Reizbombardement aus Sinusknoten und Vorhöfen abschwächt. Er gibt nur hin und wieder, stolpernd, unregelmäßig einen Impuls an die Kammern weiter. Folge: Das Herz ist leistungsschwach, stottert wie ein falsch gezündeter Motor. Es verbraucht mehr Sauerstoff bei verminderter Durchblutung. Zudem besteht die Gefahr, dass sich im linken Vorhof Blutgerinnsel bilden können, weil dort das Blut nicht strömt, sondern sich staut oder langsam dahinschwimmt. Herzklappenfehler, gestörte Herzdurchblutung, Entzündungen können das Flimmern auslösen. Ebenso eine Überfunktion der Schilddrüse, chronische Bronchitis oder eine Allgemeininfektion. Ein erstes Symptom: Atemnot, unter normalerweise geringer Belastung. Vorhofflimmern muss aber nicht immer behandelt werden. Je nachdem, wie stark sich der Patient belästigt fühlt und ob ein Schaden für seine Gesundheit besteht.

»Plötzlicher Herztod« oder »Sekundenherztod«

So nennt man den Herzstillstand, der innerhalb weniger Minuten zum Tod führt. In Deutschland sterben jährlich ca. 100 000 Menschen daran. Diese Herzrhythmusstörung (Kammerflattern oder -flimmern) entsteht in den Hauptkammern des Herzens, meist in der linken Kammer. Völlig chaotische elektrische Impulse bringen den Herzmuskel aus dem Takt und lassen ihn unkoordiniert zucken. Das Herz rast mit 250–300 Schlägen pro Minute. Es kann rasch in ein Kammerflimmern mit über 300 Schlägen pro Minute übergehen. Die Pumpleistung des Herzens ist gestört, der Blutdruck fällt drastisch ab. Kammerflimmern und -flattern kann ohne Warnsignale plötzlich einsetzen und ist nur durch ärztliches Eingreifen zu stoppen.

Mögliche Ursachen: Infarkt, Herzschwäche, Herzmuskelerkrankung.

Herzinsuffizienz

Oder Herzleistungsschwäche: Das Herz kann seine Pumpleistung nicht an Ruhe oder Belastung anpassen. Atemnot, schnelle Ermüdung sind die Folge. Ist die rechte Herzkammer geschwächt, kann sich Blut im Kreislauf stauen, Wasser in den Beinen oder in der Bauchhöhle ansammeln (Ödeme, Ascites). Folgen einer Linksherzschwäche: Blut staut sich im Lungenkreislauf. Das löst Reizhusten, Atemnot und Blaufärbung der Lippen aus. Später kann Flüssigkeit aus den Blutgefäßen in die Lungenbläschen austreten (Lungenödem). Chronisch, stabil.

Koronare Herzkrankheit (KHK)

Fettablagerungen, Kalk und abgestorbene Immunzellen machen die Herzkranzgefäße eng und lösen die KHK aus. Besonders gefährlich sind fetthaltige Ablagerungen, weil sie instabil sind – Fettplaques. Ihre dünnen Membranen reißen leicht auf, ein Blutklumpen bildet sich, kann die Gefäße verstopfen. Ohne Vorwarnung. Wer über Jahre nichts für sein Herz tut und seine Gefäße enger und enger werden lässt, merkt irgendwann, dass der Herzmuskel nicht genügend durchblutet ist. Und zwar, wenn beim Treppensteigen plötzlich das Herz schmerzt oder unter leichter Anstrengung die Luft wegbleibt. Die Symptome nennt man *Angina pectoris*. Das Herz sendet SOS: »Hilfe, zu wenig Sauerstoff!« Sind Gefäße kaum noch durchlässig, kann das Herz bereits ohne Anstrengung in Sauerstoffnot geraten. Entsteht dann ein Thrombus oder löst sich eine Kalkablagerung, die nicht durch das Gefäß passen und den Durchgang verstopfen, kollabiert das Herz: Herzinfarkt. Wer eine KHK hat, der leidet häufig auch unter Rhythmusstörungen und einer Herzinsuffizienz. Bluthochdruck, Rauchen, hohe Blutfette, Zuckerkrankheit und Übergewicht ebnen den Weg zur KHK.

Angina pectoris

Heftige Schmerzen in der linken Brustseite, die anfallartig auftreten. Der Schmerz zieht in den linken Arm, den Hals oder den Oberbauch. Meist durch Anstrengungen ausgelöst. Angina pectoris kann aber auch in Ruhe auftreten. Ursache ist meist eine KHK.

Herzinfarkt

Das Damoklesschwert Herzinfarkt schwebt über jenen, die unter einer koronaren Herzkrankheit leiden. Der Infarkt ist Folge von Engstellen in den Herzkranzgefäßen. Meist wird er durch Blutgerinnsel verursacht, die einen akuten Sauerstoffmangel im Bereich der Herzkranzgefäße nach sich ziehen. Die Bereiche des Herzens, die nicht mehr durchblutet werden, sterben ab.

Herzmuskelerkrankungen

Darunter versteht man Entzündungen oder Veränderungen des Herzmuskels. Eine Herzmuskelentzündung wird oft mit einer leichten Grippe verwechselt. Werden die Beschwerden nicht richtig diagnostiziert, kann sich die Krankheit unbemerkt verschlimmern und zu Veränderungen des Herzmuskels führen.

8 tipp

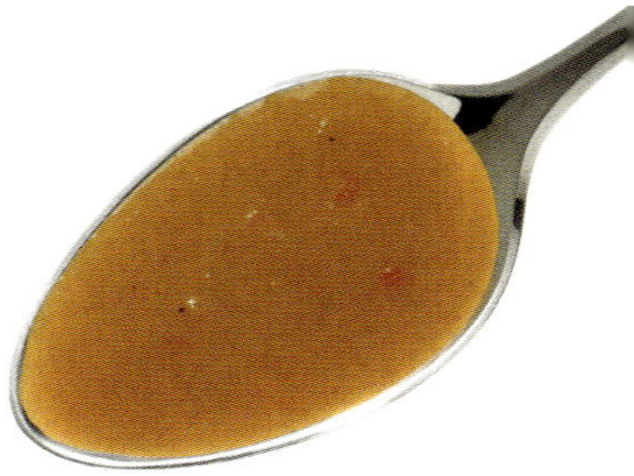

Die drei herzlichsten Worte: Nehmen Sie ab

Auch ein bisschen dick mag das Herz nicht. Darum sollten Sie, wenn Sie Übergewicht haben, Ballast abwerfen.

Taufa'ahau Tupou IV., der König von Tonga, herrschte mit seinen 200 Kilo über sein Reich östlich der Fidschiinseln im südlichen Pazifik. Man nannte ihn den dicken König – und lächelte hierzulande gerne über seine Fülle. Nun hat es sich ausgelächelt. Der Monarch verlor 70 Kilo. 280 Butterpäckchen. Er sagt, er fühle sich jetzt *»leicht wie ein Vogel und schlafe sehr gut«*. Topou will seinem Volk ein Vorbild sein und eine Kampagne gegen das in seinem Reich weit verbreitete Übergewicht starten.

Übergewicht ist der Anfang vielen Übels. Erst sieht es nur nicht schön aus, wenn sich die 20 Milliarden Fettzellen aufblähen. Dann macht es krank. Auf das Konto der überflüssigen Pfunde gehen verkalkte Gefäße, Arteriosklerose genannt. Die Folge: Herzinfarkt und Schlaganfall.

Am Puls der Zeit

Übergewicht kostet Lebensjahre

Seit 55 Jahren läuft in Massachusetts (USA) eine Studie mit 3457 Teilnehmern. Nun wurden Ergebnisse veröffentlicht, die mich erschrecken: Wer mit 40 nur ein bisschen zu dick ist, stirbt um drei Jahre früher. Wer viel zu dick ist, lebt sieben Jahre weniger, und wer dann noch raucht, verschenkt 13 Jahre seines Lebens. Und woran stirbt man? Meist am Herzinfarkt. Schon leichtes Übergewicht (BMI 28) verdoppelt die Gefahr, einen Herzinfarkt zu erleiden.

Übergewichtige haben häufig eine linksventrikuläre Hypertrophie und eine Herzinsuffizienz. Die »Framingham Heart Study« (5881 Personen, mittleren Alters, 54 Prozent Frauen) zeigt: Schon ein leichtes Übergewicht (BMI 25 bis 29,9) erhöht das Infarktrisiko bei Frauen um 68 Prozent, bei Männern um 17 Prozent (meine Herren: es steigt ab BMI 30 auf 80 Prozent!). Mit jedem Kilo mehr muss das Herz mehr arbeiten. Das kostet Lebenskraft.

Marlon Brando wog mit 78 satte 140 Kilo. Darum hatte er 2003 seinen Herzinfarkt.

Das lohnt zu wissen

- Mit jedem Pfund weniger verjüngen Sie das gesamte Gefäßsystem. Wer zehn Kilo abnimmt, schenkt sich drei Lebensjahre. Der Blutdruck sinkt um 15 mmHg, die Blutfette um 35 Prozent. Und gutes HDL-Cholesterin steigt um 15 Prozent an.
- Würden die übergewichtigen Deutschen zehn Kilo abnehmen, gäbe es nur halb so viele Diabetiker, ein Drittel weniger Hypertoniker und ein Drittel weniger Menschen mit Fettstoffwechselstörungen.
- Abnehmen senkt laut aktueller Studien auch Entzündungsstoffe (CRP, siehe Seite 16) im Blut – um 50 Prozent – und damit das Herzinfarktrisiko.
- Eine japanische Studie zeigt: Wer abnimmt, der hat weniger schädliche Andockstoffe namens sICAM-1 und sE-Selectin in den Zellen der Gefäße und im Blut, die Arteriosklerose fördern.
- Wer kalorienarm, aber nährstoffreich isst, wird gesund alt. Mäuseversuche

zeigen: Kalorienarm gefütterte Nager haben 20 Prozent weniger Genschäden an Herzzellen als Altersgenossen, die normal ernährt wurden. Die Forscher gehen davon aus, dass auch ältere Menschen noch ihr Herz verjüngen können, wenn sie weniger (Zucker, tierische Fette) essen.

DAS REZEPT

1 Gehen Sie jeden Tag zweimal 30–60 Minuten walken oder laufen beim individuellen Puls (siehe Seite 80).
2 Trinken Sie täglich drei Liter Wasser.
3 Besorgen Sie sich ein gutes Eiweißkonzentrat. Und mixen Sie sich alle vier Stunden einen Schlankshake.
4 Kochen Sie sich einen großen Pott von der Power Soup. Pürieren, immer dabeihaben. Oder essen Sie einfach Obst.
Und in zehn Tagen ist Ihnen um einige Kilo leichter ums Herz.

Die Power Soup

Zutaten für 6–8 Portionen:

- 2 weiße Zwiebeln
- 2 cm frischer Ingwer
- 2 Knoblauchzehen
- 1 kg reife Tomaten
- 1 lange rote Peperoni
- 4 EL Olivenöl
- Meersalz
- 1 TL zerstoßene Koriandersamen
- 2 l Gemüsebrühe
- 500 g junger Wirsing
- je 1 rote und gelbe Paprikaschote
- 1 Stange Lauch (etwa 300 g)
- 250 g Staudensellerie
- schwarzer Pfeffer aus der Mühle
- 1/2 unbehandelte Zitrone
- 1 Bund Petersilie
- 1 Bund Schnittlauch
- 1 EL Leinöl

1 Zwiebeln, Ingwer und Knoblauch schälen und würfeln. Die Tomaten waschen, würfeln. Die Peperoni putzen, waschen, längs aufschneiden und entkernen.
2 Olivenöl in einem Topf erhitzen. Zwiebeln, Ingwer und Knoblauch darin andünsten. Mit Salz und Koriander würzen. Mit Brühe auffüllen. Einmal aufkochen lassen. Tomaten und Peperoni dazugeben und etwa 30 Minuten leise kochen lassen.
3 Wirsing, Paprika, Lauch und Sellerie putzen und klein schneiden.
4 Tomatensud mit Passierstab des Handrührers durch ein feines Sieb in einen Topf streichen.
5 Tomatenfond erneut aufkochen lassen. Wirsing, Paprika, Lauch und Sellerie dazugeben und darin bei schwacher Hitze etwa 10 Minuten ohne Deckel garen. Mit Salz und Pfeffer würzen, Zitronensaft und die abgeriebene Schale der Zitrone dazugeben, etwa 5 Minuten ziehen lassen.
6 Gemüsesuppe mit dem Pürierstab oder im Mixer glatt pürieren, Leinöl darunter rühren. Kalt oder warm mit frischen Kräutern genießen.

PRAXIS-TIPP

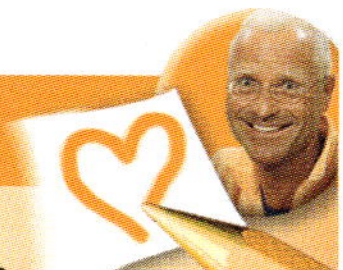

Wer beim Abnehmen hungert, der drosselt seinen gesamten Energieverbrauch. Nach der Diät kommt es dann zum berüchtigten Jo-Jo-Effekt, weil der Körper sich an die Notsituation angepasst hat und weniger Kalorien verbrennt. Deshalb gilt: Wer abnehmen will, braucht nicht weniger, sondern mehr. Mehr Eiweiß, mehr Vitalstoffe, mehr lebenswichtige Fettsäuren. Lesen Sie »Die Diät« (Heyne Verlag), und wetten, dass Sie schon beim Blättern abnehmen – ohne dass der Magen knurrt.

9 tipp

Glauben Sie nicht: Sport sei Mord

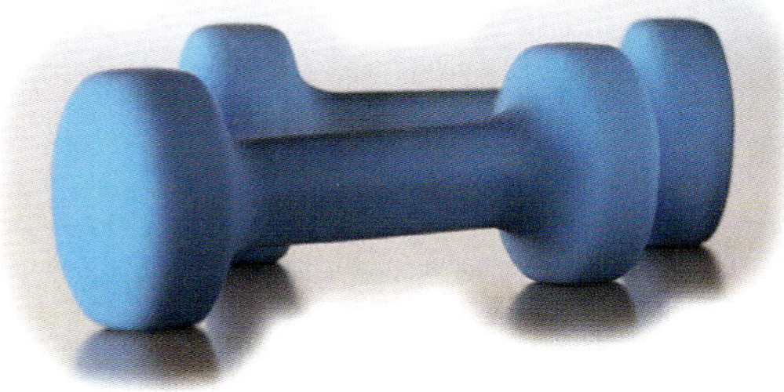

Ganz selten fällt einer im Wald beim Joggen tot um. Millionen Menschen laufen aber dem Herzinfarkt davon.

Das Herz des englischen Schriftstellers Douglas Adams (»Per Anhalter durch die Galaxis«) setzte auf dem Hometrainer aus. Er war 49 Jahre jung, humorvoll, schlank, sportlich. Der berühmte Marathonläufer James Fixx starb beim Joggen. Er ignorierte seine schwere Gefäßerkrankung. Der ungarische Fußball-Nationalspieler Miklos Feher brach bei einem Ligaspiel in Portugal ganz plötzlich zusammen und starb dann an einem Herzinfarkt. Mit 24. Sogar die Fernsehübertragung eines Fußballspiels kann tödlich sein. In England, während der Übertragung der WM 98, verzeichnete man um 25 Prozent mehr Herzinfarkte. Sport ist Mord? Nonsens. Statistisch stirbt man beim Sport so häufig wie auf der Fahrt zum Arzt. Wir haben jährlich vier bis zehn plötzliche Herztode pro eine Million Sporttreibender. Aber 183 000 Herzinfarkttote.

Ihr Herz ist ein Muskel, und ein Muskel bleibt jung und fit, wenn man ihn trainiert. Übrigens gilt: Faul und dünn ist schlechter als fit und dick. Übergewichtige, die körperlich aktiv sind, haben ein niedrigeres Herz-Kreislauf-Risiko als schlanke, die körperlich inaktiv sind.

Am Puls der Zeit

Das liest der Herzchirurg im Langzeithoroskop

Jedes Jahr erleiden in Deutschland 500 000 Menschen einen Herzinfarkt. 183 000 sterben. Müsste eigentlich schon genügen. Aber die Zahlen werden künftig drastisch steigen. Das Robert-Koch-Institut schätzt: Bis ins Jahr 2050 steigt die Zahl der Herzinfarkte bei den Männern um 64,4 Prozent, bei Frauen sogar um 75,3 Prozent. Und das trotz rückläufiger Bevölkerungsentwicklung. Um dieser Horrorbilanz vorzubeugen, werden in Deutschland jedes Jahr 73 000 Bypässe gelegt. Die Pharmaindustrie macht mit Cholesterinsenkern einige Milliarden Umsatz im Jahr. Könnte man sich alles sparen. Durch regelmäßige Bewegung. Die kann das Risiko, eine koronare Herzkrankheit zu erleiden, um 90 Prozent senken. Und sie reduziert das Risiko eines plötzlichen Herztodes um 60 Prozent.

Das lohnt zu wissen

- Der Herzinfarkt ist zu 90 Prozent selbst gemacht. Bewegungsmangel gehört zu den schwerwiegendsten Risikofaktoren.
- Bewegung senkt Stresshormone und die Blutfette (LDL-Cholesterin, Triglyzeride) und verhindert, dass sich Ablagerungen an den Gefäßwänden bilden. Verstopfte Adern sind die Vorboten eines Infarkts.
- Bewegung senkt den Blutdruck – einen Infarktrisikofaktor. Schöner Nebeneffekt: Ein niedriger Ruhepuls erspart dem Herz zehn Millionen Schläge im Jahr. Das verlängert seine Lebensdauer um ein Drittel.
- Regelmäßiges Training vergrößert das Herz, macht es kräftiger. Die Herzwände sind dicker und leistungsfähiger, die Herzhöhlen nehmen an Volumen zu.

Sportler können sich ihre Bypässe selber »basteln«. Bewegung macht die Gefäße weiter. Und das Herz baut sich kleine Umgehungsadern um Verengungen.

Ausdauertraining hilft sogar Patienten mit einer leichten chronischen Herzschwäche. Früher sagte man solchen Patienten: »Schonen Sie sich.« Heute weiß man dagegen: Nichtstun macht sie nur noch kränker.

Forscher der John-Hopkins-Universität in Baltimore fanden heraus, dass sich das Risiko einer Herz-Kreislauf-Erkrankung bei Frauen am besten durch die Messung ihrer Fitness bestimmen lässt.

Stress schadet dem Gefäßsystem, das weiß jeder. Aber wer sich fit hält, der kann die negativen Folgen von Stress anscheinend auffangen. Studien zeigen: Sportliche Frauen haben unter Stress einen niedrigeren Blutdruck als Frauen, die sich wenig bewegen.

DAS REZEPT

So machen Sie Ihr Herz fit

- **Mit der Sportart Ihrer Wahl.** Egal, ob Sie laufen, walken, nordic walken, inline-skaten, schwimmen, Rad fahren oder auf dem Minitrampolin hüpfen – all das stärkt Ihr Herz und beugt dem Infarkt vor. Hauptsache, Sie haben Spaß. Das ist wichtig, denn sonst bleiben Sie nicht dran.
- **Mit ein bisschen Disziplin ...** Sie müssen regelmäßig trainieren, mindestens fünfmal die Woche, jeweils 20 Minuten Minimum. Am besten zur gleichen Tageszeit. Als Einsteiger sollten Sie vier Wochen lang täglich ran. Zur Belohnung erleben Sie am Ende ein kleines Wunder: Aus dem Muss wird Lust. Die Bewegung wird zur Sucht – zu einer gesunden, versteht sich.
- **... und angemessener Dosierung.** Wer Jahrzehnte keinen Sport getrieben hat, kann nicht in zwei Monaten alles wettmachen. Das Allerschlimmste wäre, mit fitten Kumpels laufen zu gehen. Nach 40 Minuten platt mit hochrotem Kopf nach Hause zu kommen. Völlig überfordert, ohne Glücksgefühl. Das macht man dreimal und sagt sich: *Warum schinde ich mich? Mir geht es doch nur schlechter.*

Wichtig ist, anfangs das Training langsam, locker und lächelnd anzugehen ...

- **... mit dem richtigen Puls.** Den sollten Sie während des Trainings immer im Auge behalten: den Trainingspuls. Ihr Herz darf auf keinen Fall zu hoch schlagen. Nur dann wird es jünger, werden seine Herzkranzgefäße dicker, züchtet es sich mehr kleine Blutgefäße. Lesen Sie auf Seite 80f., wie Sie Ihren optimalen Herzpuls finden.

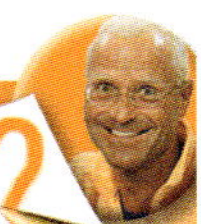

PRAXIS-TIPP

- Angst vor plötzlichem Herztod? Die statistisch höchste Gefahr haben die über 40-jährigen männlichen Sporteinsteiger mit mindestens zwei Risikofaktoren: Rauchen, Bluthochdruck, erhöhte Entzündungswerte, Cholesterinwerte oder Zuckerkrankheit. Das Herzinfarktrisiko kann man mit einem Gesundheitscheck ausschließen – und mit Sport in der richtigen Dosierung drastisch senken.
- Joachim Siegel, Paderborn, schrieb mir: »21,75 km in 2:05 Std., durchschnittliche Herzfrequenz 143, 1970 kcal verbrannt. Anfang März hatte ich einen Herzinfarkt (mit Anfang 40) und habe nie Sport getrieben. Ich laufe jetzt die 23. Woche. Als ich angefangen habe, hatte ich ein Startgewicht von 115,9 kg. Sechs Monate später sind es um die 99 kg. Fühle mich kräftig, fit und sauwohl.«

Schenken Sie Ihrem Herz 2500 kcal – indem Sie sie verbrauchen!

Durch Training kümmern Sie sich nicht nur um Ihren Bizeps, um Ihren Waschbrettbauch, um straffe Problemzonen – Sie kümmern sich vor allem um Ihren Lebensmotor. Durch Ausdauertraining.

Das Herz will Ausdauertraining

Ausdauertraining heißt so, weil Sie ausdauernd, nämlich mindestens 20 Minuten, mindestens ein Drittel Ihrer Muskulatur einsetzen. Sie trainieren bei 60 bis 70 Prozent der maximalen Herzfrequenz. Ausdauersportarten: Laufen, Walken, Nordic Walken, Radfahren, Schwimmen, Rudern, Skilanglaufen, Aquajogging, Inline-Skating, Trampolinspringen.

Das gewinnt das trainierte Herz

Das trainierte Herz ist größer und kräftiger. Es arbeitet ökonomischer. Es kann pro Minute mit weniger Schlägen die gleiche Menge Blut in den Kreislauf schicken. Und bei Belastung eine höhere Leistung bringen. Während der Besitzer des untrainierten Herzens auf der zehnten Stufe keucht, ist der mit dem trainierten Herzen im vierten Stock. Ein trainiertes Herz hat mehr Kapillaren (kleinste Verästelungen von Arterien), die das umliegende Gewebe mit Sauerstoff versorgen.

Am Puls der Zeit

Beweg dich, steht in den Genen

Jahrmillionen war der Mensch täglich zehn bis zwölf Stunden in Bewegung. Heute grade mal 20 bis 30 Minuten. Im Schnitt läuft ein Erwachsener einen Kilometer am Tag. Kinder laufen ganz natürlich zwölf. Solange man sie nicht still setzt.

Wie viel Training braucht der Lebensmuskel?

Um etwa 1000 Kalorien sollten Sie den Normalverbrauch pro Woche erhöhen – mehr Treppen steigen, häufiger die Füße benutzen oder das Rad statt das Auto, auch mal gärtnern. 2500 weitere Kalorien sollten einem gezielten Ausdauertraining zum Opfer fallen. Und 3000 bringen noch mehr.

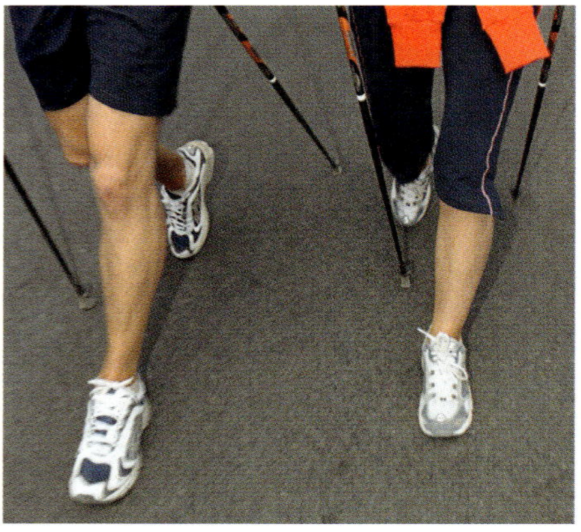

Der untrainierte Herzmuskel ...

hat ein um 70 Prozent erhöhtes Risiko, einen Infarkt zu erleiden.

Der nach Infarkt trainierte Herzmuskel ...

senkt den möglichen Verdienst eines Bestattungsunternehmers um 27 bis 89 Prozent (je nach Studie). Ich glaube immer an die besseren.

Senken Sie den Ruhepuls

Je niedriger der Ruhepuls, der Puls, den Sie auf dem Sofa haben – desto länger schlägt Ihr Herz.

Klopf, klopf, klopf. Pausenlos schlägt Ihr Herz für Sie, Tag und Nacht, ein Leben lang. Zeit, dass Sie ihm die Arbeit erleichtern – indem Sie etwas tun. Wenn Sie nichts tun, es schonen, dann machen Sie ihrem Herz nämlich die Arbeit schwer. Paradox, was? Aber wahr. Das Herz von Jan Ulrich schlägt 36-mal in Ruhe. Ihres? Gleich mal testen. Ruhig hinsetzen, Mittelfinger an die Halsschlagader, 15 Sekunden auf den Sekundenzeiger gucken, Puls zählen. Mal vier nehmen. Na, 80-, 90-mal? Sie haben etwa drei Milliarden Schläge auf Ihrem Herzlebenskonto. Die sind mit einem höheren Ruhepuls eben schneller verbraucht. Das Herz eines Bewegungsmuffels muss pro Tag in Ruhe etwa 30 000-mal mehr schlagen als das Herz eines Menschen, der Ausdauersport betreibt. Und das Fatalste: Wenn Sie das Herz auch noch belasten – Sie wissen schon, die Stufen hoch, dem Bus hinterher –, dann schlägt es um noch einige Takte höher als das trainierte Herz.

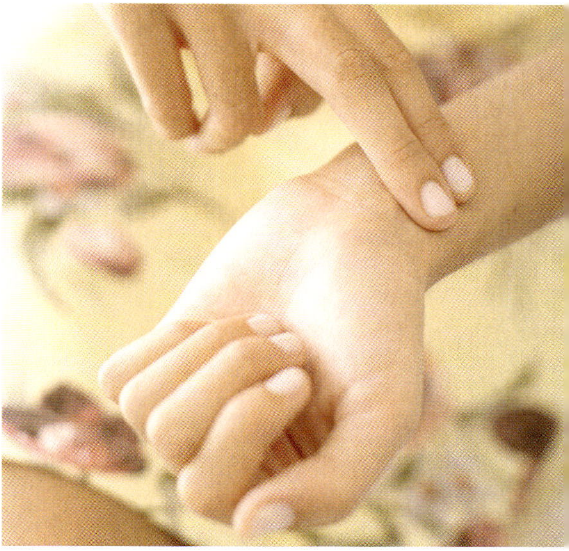

Und wie senkt man seinen Ruhepuls? Durch Ausdauertraining, Entspannen, Alkohol in Maßen.

Am Puls der Zeit

Tiefer Ruhepuls = niedriges Infarktrisiko

Der Puls ist ein Marker der sympathischen Aktivität. Ist also ein Stressindikator, ein Indikator für Dauerstress. Schon ein mäßig beschleunigter Puls ist ein Risikofaktor für plötzlichen Herztod und Infarkt. Französische Forscher fanden heraus: Schon vier Schläge mehr erhöhen das Herzinfarktrisiko. Einen höheren Ruhepuls haben Menschen, die viel Alkohol trinken. Weil Alkohol für den Körper ein Stressor ist. Nicht, wie viele meinen, ein Beruhigungsmittel.

Das lohnt zu wissen

- Bewegen Sie sich täglich. 30 Minuten. Dann haben Sie Ihren Ruhepuls in sechs Wochen um einige Schläge gesenkt.
- Lernen Sie sich entspannen. Wer die Alphawellen im Gehirn lockt und tagträumt, der vermindert seinen Ruhepuls dauerhaft. Warum nicht gleich beim Laufen meditieren? Mache ich jeden Sonntag.
- Trinken Sie weniger Alkohol. Ja, auch Alkopops. Ein Glas Wein am Tag ist für den, der es liebt, aber okay.

12. tipp

Runter mit dem Blutdruck

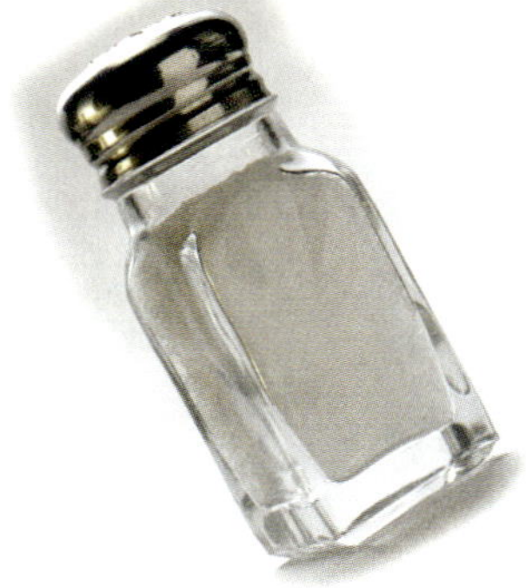

Bannen Sie das Herzrisiko Nr. 1. Geht ganz einfach. Abnehmen, Bewegung, Meditation und Magnesium verweisen den Blutdruck in seine Schranken.

Drohmedizin verschreibt bei Bluthochdruck Betablocker. Wie sie TV-Moderator Thomas Koschwitz gekriegt hat. Der hat gesagt: *»Dieses Medikament machte mich impotent, man kriegt keinen hoch und hat auch keine Lust mehr. Darüber redet keiner, ich weiß. Habe ich damals auch nicht. Ich wollte nur wieder raus aus dieser Chemiefalle. Ich nahm 25 Kilo ab, prüfte regelmäßig den Blutdruck, joggte …«* Nur hörte Koschwitz, glaube ich, irgendwann zu prüfen auf …

Zwölf Millionen Deutsche düsen ganz links auf der Autobahn zum Herzinfarkt. Sie haben einen zu hohen Blutdruck. Man spürt ihn nicht. Darum haben sechs Millionen Deutsche keine Ahnung davon, dass sie diese Zeitbombe im Körper tragen. Bluthochdruck ist der Risikofaktor Nr. 1 für das Herz. Und wenn Sie ihn senken, gewinnen Sie jede Menge Lebenszeit.

Hab doch nur »100 plus Lebensalter«, denken Sie? Wenn Sie dreißig sind, ist das schon zu viel. Die Uni Oxford wertete Daten aus 61 Studien aus und analysierte damit die Befunde von einer Million Patienten. Schon ein »normaler« Blutdruck bedeutet Gefahr, erhöht das Risiko von Schäden an Gefäßen. Senkt man einen normalen Blutdruck, sinkt das Schlaganfallrisiko um 40 Prozent. Ähnliches gilt für das Herz. Klingelt es bei Ihnen? Normal? Was ist normal? Der Durchschnitt der Bevölkerung, die zum Arzt geht? Oder die, die nicht zum Arzt müssen?

Der normale Blutdruck liegt bei bis 140/80 mmHg. Blutdruck unter »normal« wäre der gesunde 120/70 oder vielleicht noch, wie ich habe, 100/60 (aber das ist nicht immer so angenehm). Blutdruck unter normal ist das Geheimnis der Hundertjährigen.

Am Puls der Zeit

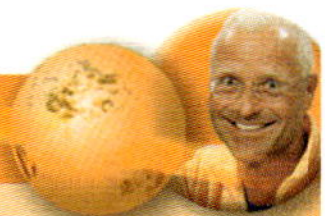

Die Sache mit dem Salz

Jahrelang hat man uns das Salz in der Suppe vermiest. Vorsicht Bluthochdruck!, schrieben die Gedanken in feuerroten Buchstaben auf den Salzstreuer. Die Intersalt-Studie zeigt, dass das Salz (Natriumchlorid) der Nahrung praktisch keinen Einfluss auf Blutdruck und Herzinfarkt hat. Und ich messe das täglich in meiner Praxis: Viele Patienten sind ständig müde und haben viel zu wenig Natrium im Blut schwimmen. Und ein Blick nach Asien zeigt: Nordchinesen streuen viel mehr Salz auf ihr Essen als »Westler«, während ihr Blutdruck niedriger ist. Was das Kreislaufsystem wirklich unter Druck setzt, sind zu viele Pfunde. Übergewicht ist der Risikofaktor Nummer 1 für hohen Blutdruck – Hypertonie.

Das lohnt zu wissen

Was wird da eigentlich gemessen, wenn Ihnen der Arzt die Manschette anlegt? Der höhere Wert, der systolische Blutdruck, misst, mit welcher Kraft der sich zusammenziehende Herzmuskel das Blut in die große Körperschlagader (Aorta) presst. Die ist elastisch (im Normalfall), weitet sich und presst das Blut kontinuierlich zum Kopf und zu den Füßen. Der niedrigere Wert, der zweite, heißt der diastolische. Er wird gemessen, kurz bevor sich das Herz wieder zusammenzieht.

Der Blutdruck schwankt. Brüllt der Chef, steigt der Blutdruck. Halten Sie eine Rede, treibt ihn die Aufregung um 20–30 mm Hg nach oben. Sorgen, Freude, Erregung lassen den Blutdruck ansteigen. Völlig ungefährlich – solange er nicht oben bleibt.

Wissenschaftler der John Hopkins Universität in Baltimore im US-Staat Maryland durchforsteten die englischsprachige Literatur (»Meta-Analyse«) und bestätigten erstmals die dosisabhängige Wirkung von oral aufgenommenem Magnesium. Untersucht wurden Mengen zwischen 486 und 927 Milligramm am Tag. Pro zehn Millimol, was 243 Milligramm Magnesium entspricht, sank der systolische Blutdruck um durchschnittlich 4,3 mmHg und der diastolische Blutdruck um 2,3 mmHg.

Sind Sie häufig müde? Und essen Sie viele verarbeitete Lebensmittel? Dann haben Sie zu wenig Kalium. Zu viel Salz aus Fertigprodukten, Brot, Wurst und Käse wird ausgeschieden. Dann nehmen die Nieren aber Kalium gleich mit. Folge: Müdigkeit, Bluthochdruck und Herzrhythmusstörungen. Kann man ändern: Essen Sie einfach mehr Obst und Gemüse. Weniger verarbeitete Lebensmittel, und die Kalium-Natrium-Balance stimmt wieder. Der Steinzeitmensch hat fünfmal so viel Kalium wie Natrium aufgenommen.

DAS REZEPT

Blutdruck runter – ohne Nebenwirkungen

Ernsthafte Sorgen macht sich der Kardiologe schon bei 140/90 mmHg, zückt den Rezeptblock und verschreibt ein blutdrucksenkendes Medikament. Bevor Sie das schlucken, sollten Sie aber erst einmal Folgendes probieren:

- Abnehmen. Pro Kilo Fett weniger sinkt der Blutdruck um 2 mmHg.
- Meditieren. Studien zeigen, wer täglich diesen Termin mit sich selbst einhält, senkt seinen Blutdruck um 12 mmHg.
- Bewegen. 30 Minuten Ausdauertraining pro Tag senken den Blutdruck genauso effektiv wie ein Medikament.
- Magnesium. Eine neue Studie zeigt: Wer nur 240 Milligramm Magnesium aufnimmt, schickt den systolischen Blutdruck um etwa 4,3 mmHg in den Keller.
- Kalium senkt den Blutdruck, wirkt entspannend. Menschen mit niedrigem Kaliumspiegel haben ein um das 1,5fache erhöhtes Infarktrisiko. Sie brauchen täglich zwei bis vier Gramm. Siehe auch Praxis-Tipp.

Aha. Nun rechnen Sie mal. Wo wäre Ihr Blutdruck denn in drei Monaten? Ganz ohne Medikamente? Ganz ohne Nebenwirkungen?

Praxis-Tipp

- **Sind Sie Bluthochdruckkandidat, dann besorgen Sie sich ein einfaches Gerät, das am Handgelenk angebracht wird. Beobachten Sie Ihren Blutdruck morgens und abends. Messen Sie ihn im Sitzen und in Ruhe. Beobachten Sie, wie er sich durch die kleinen auf diesen Seiten beschriebenen Lifestyleänderungen normalisiert.**
- **Sie haben hohen Blutdruck und wollen Ihr Infarktrisiko genau wissen? Dann lassen Sie sich von Ihrem Arzt eine 24-Stunden-Blutdruckmessung verordnen. Viel besser als die Gelegenheitsmessungen in der Praxis, so die neue Hypertonie-Studie (OvA).**

13. tipp

Machen Sie sich einen 24-Stunden-Rundumschutz

Herzinfarkt hat seine Lieblingszeit. Er schlägt am Morgen zu. Zwischen 6 Uhr und 11 Uhr. Was tun?

Aufwachen. Der Kopf schmerzt. Das Schlafzimmer dreht sich. Die Beine finden keinen Halt auf dem Boden. Kein Kater? Dann ist es hoher Blutdruck. Das Medikament hat versagt. Nehmen Sie Tabletten gegen Ihren Bluthochdruck? Okay. Aber kennen Sie die Gefahr des morgendlichen Bluthochdrucks, Sie gläubiger Tablettenschlucker?

40 Prozent aller Herzinfarkte ereignen sich in den frühen Morgenstunden. Zwischen 6 und 11. Warum ist das so? Morgens hat man einen höheren Kortisolspiegel. Das Stresshormon weckt einen – auch wenn es makaber klingt: manchen zum letzten Mal. Der Grund: Die Blutdrucktabletten wirken morgens nicht mehr.

Am Puls der Zeit

Der 24-Stunden-Rundumschutz

Es wird geforscht am verbesserten 24-Stunden-Rundumschutz. An Tabletten, die man einmal am Tag nimmt und die rund um die Uhr den Blutdruck senken. Hundertprozentig. Damit es nicht morgens zum gefährlichen Hochdruck kommt, weil die Wirkung der Pille nachlässt. Einen sicheren 24-Stunden-Schutz soll beispielsweise ein neuer Angiotensin-II-Antagonist, Telmisartan, bieten. Da laufen weltweit Studien. Es dauert nur noch ein paar Jahre, bis die Ergebnisse vorliegen. Darauf würde ich nicht warten.

Drei von vier haben Morgenhochdruck

60 000 Patienten ließen sich in 3000 Praxen in Deutschland morgens zwischen 8 und 10 Uhr den Blutdruck messen. 41 Prozent von ihnen litten morgens unter Schwindel, Benommenheit, Kopfschmerzen. Und weiter fand die Aktion »Morgenhochdruck« heraus: Nur bei 26 Prozent der Patienten ist der Blutdruck morgens normal – auch wenn sie mit Antihypertensiva (Mittel gegen Bluthochdruck) behandelt werden. Die Wirkung lässt nach 12 bis 16 Stunden nach. Und morgens ist der alte Bluthochdruck wieder da. Lebensgefährlich. Wie ist das bei Ihnen? Schützt Sie Ihre Pille 24 Stunden rund um die Uhr?

Das lohnt zu wissen

Welche Therapiemöglichkeiten gibt es? Fest steht: Hohen Blutdruck müssen Sie normalisieren. Sie müssen also erst einmal Ihre Medikamente nehmen. Regelmäßig, immer zur gleichen Zeit. Bis Sie abgenommen haben, bis Sie sich Ihren 24-Stunden-Rundumschutz durch Laufen selber machen. Welche Medikamente werden eingesetzt? Einige Präparate enthalten auch Kombinationen dieser Stoffe:

- **Harntreibende Medikamente (Diuretika):** befreien den Körper von überschüssigen Salzen und zu viel Flüssigkeit. Dadurch wird das Blutvolumen verringert, der Gefäßwiderstand fällt. Es gibt Thiazide, Schleifen-Diuretika und kaliumsparende Diuretika, jedes wirkt auf einen anderen Bereich der Nieren. Manchmal werden Kombi-

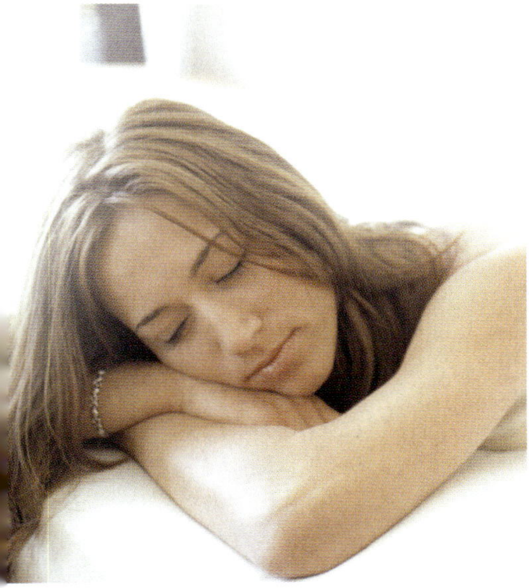

nationspräparate verschrieben. Da diese Medikamente dem Körper Mineralstoffe entziehen, muss man diese dringend wieder zuführen, vor allem das Kalium.

- **Betablocker:** belegen den Betarezeptor am Herz, verhindern, dass die Stresshormone Adrenalin und Noradrenalin ihre anregende Wirkung entfalten können. Das Herz schlägt langsamer, wird entlastet. Verbessern Symptome und vermindern das Todesrisiko bei Herzinsuffizienz.
- **Alphablocker:** hemmen bestimmte Rezeptoren in den Gefäßwänden. Dadurch entspannen sich die Gefäße, und der Blutdruck fällt.
- **Kalziumblocker:** senken die Spannung in den Gefäßwänden. Dadurch fällt der Blutdruck, das Herz muss sich weniger anstrengen. Außerdem wirken sie leicht entspannend auf Herzmuskelzellen und senken so den Sauerstoffbedarf des Herzens.
- **ACE-Hemmer und Angiotensin-II-Rezeptorantagonisten:** wirken gefäßerweiternd und damit blutdrucksenkend. Sie hemmen ein Hormon, das gefäßverengend wirkt, und entlasten so das Herz.
- **Der AT_1-Rezeptorantagonist** Olmesartan senkt den Blutdruck und schützte im Versuch die Gefäße der mit Cholesterinmast genährten Affen gleichzeitig vor Arteriosklerose.
- **Sartane:** wirken entzündungshemmend.

Die Nebenwirkungen …
passen erst einmal keinem. Ist der Blutdruck normal, fühlen sich viele weniger wohl. Eher müde und schlapp. Denn normal kennt der Körper nicht. Muss er sich erst wieder daran gewöhnen. Nach einer gewissen Zeit nehmen die Beschwerden aber deutlich ab.

DAS REZEPT

Der 24-Stunden-Rundumschutz

Machen Sie sich doch selbst den 24-Stunden-Schutz. Geht ganz einfach: Laufen Sie. Dann verlieren Sie Gewicht. Dann verschwinden die Stresshormone aus dem Blut. Dann geht der Blutdruck runter. Rund um die Uhr. Und dann können Sie auch auf Ihre Pille verzichten. Nach Absprache mit dem Arzt.

PRAXIS-TIPP

Kontrollieren Sie. Sie müssen sich selbst darum kümmern und kontrollieren, ob Ihre Tablette Sie rund um die Uhr schützt. Nicht schlucken und glauben. Kontrollieren. Morgens den Blutdruck messen. Präparat wechseln – oder abends noch eine Pille nehmen. Hier hilft der Arzt.

14 tipp

Cholesterin senken Sie am besten kilometerweise

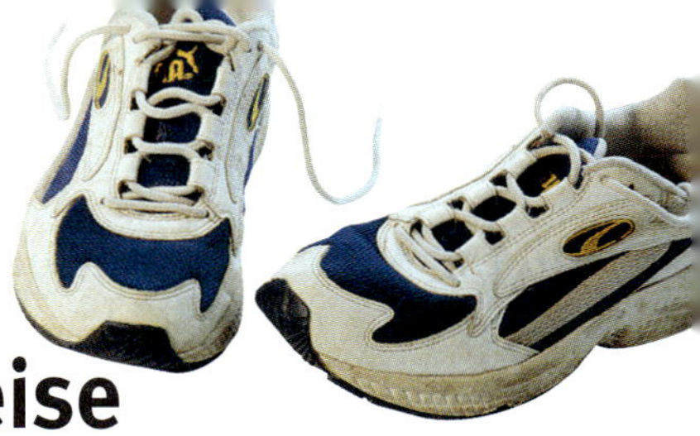

Kennen Sie Ihren Cholesterinspiegel – und sparen sich die Butter vom Brot? Da gibt es wirkungsvollere Strategien, das Herz zu schützen.

Ich weiß nicht, warum sich die Menschen überhaupt noch Gedanken über ihren Cholesterinspiegel machen. Oder Pillen schlucken. Steht doch mindestens einmal in der Woche etwas in der Zeitung, wie man ihn auf wunderbare Weise beeinflussen kann. Cholesterin kilometerweise einfach wegschaufeln. In der »Welt« stand vor einiger Zeit: *»Regelmäßiger Sport, z. B. Laufen, wird zur kardiovaskulären Prävention empfohlen. (...) mit jedem wöchentlich mehr gelaufenen Kilometer ergibt sich eine Steigerung des HDL-Wertes um 0,13 Milligramm pro Deziliter.«* Da steht also: Je länger, desto besser. Pro Kilometer 0,13 ... Das gilt auch für Ihr Herz. Je länger Ihre wöchentliche Laufstrecke ist, desto höher steigt auch Ihr HDL, Ihr gutes, Ihr herzschützendes Cholesterin. Das hat eine hübsche Studie im sonnigen Kalifornien (ja, die haben's leicht bei dem Wetter) ergeben. Der Wissenschaftler Dr. Paul T. Williams untersuchte die wöchentliche Laufstrecke von 1837 im Schnitt 40 Jahre alten Frauen. Frauen, die bis 16 Kilometer pro Woche liefen, hatten einen HDL-Spiegel von 59, Frauen, die 16 bis 32 Kilometer liefen, 62, bis 48 Kilometer 64 usw.

Am Puls der Zeit

Spiegel messen lassen

Nur jeder siebte Deutsche kennt seinen Cholesterinspiegel, und bei drei von vieren ist er zu hoch. 75 Prozent der Deutschen haben einen Gesamtcholesterinspiegel über 200. Keine Angst, Sie sind dann zwar eine potenzielle Zielgruppe für die Pharmaindustrie, aber noch nicht für den Sensenmann. Bis 240 kein Problem, wenn keine anderen Risikofaktoren vorliegen, wie Rauchen, Bluthochdruck, Übergewicht, Diabetes.
Den Wert über 240 können Sie senken: erst mal durch Bewegung und Diät. Nur wenn das nicht hilft, brauchen Sie Medikamente. Lassen Sie auf alle Fälle Ihren Cholesterinspiegel messen – und kontrollieren Sie ihn regelmäßig. Gesamtcholesterin sagt gar nichts. Lassen Sie HDL und LDL messen. Der Quotient aus LDL:HDL sollte unter vier liegen.

Darum kennen Naturvölker keinen Herzinfarkt

Die große medizinische Framingham-Studie untersuchte auch den fettigen Kleister in den Adern, das Cholesterin, und damit im Zusammenhang die Lebenserwartung von Betroffenen. Dort findet sich die Behauptung: Bei Cholesterinwerten unter 150 Milligramm pro Deziliter Blut (mg/dl) gibt es keinen Herzinfarkt, keinen Schlaganfall. Diese Beobachtung machte auch Prof. Walter Bortz. Er verbrachte mit 51 Jahren einige Zeit in der Kalahari in Südafrika, bei den Buschleuten, und brachte u. a. eine erstaunliche Zahl mit: Die Buschleute haben 77 mg/dl Cholesterin – sie kennen daher keinen Herzinfarkt. Warum? Weil sie nicht im Sessel sitzen und TV glotzen. Wenn das wahr wäre, wenn man nur das Cholesterin unter 150 drücken müsste, um sämtliche Herz-Kreislauf-Erkrankungen zu vermeiden und damit 80 Prozent der Krankenhausbetten überflüssig machen würde? Wenn dann die Leute plötzlich jung, elastisch und dynamisch durchs Leben federn würden? Wenn das wahr wäre ...?

Fakten, Fakten, Cholesterin

Cholesterin ist kein Gift. Sie brauchen es für Hormone, für Gallensäuren, für die Nerven. Darum stellt Ihr Körper auch jeden Tag selbst 500 bis 1000 Milligramm her. Und wenn Sie einmal zu viel Eier essen, dann produziert der Körper einfach weniger davon. Hat die Natur gut geregelt. Nur wenn Sie Ihre Leber dauernd mit zu viel tierischen Fetten bombardieren, kommt sie mit dem Abbau nicht mehr nach – der Cholesterinspiegel steigt.

LDL und HDL. Zwei Eiweißstoffe schleppen Cholesterin durchs Blut. LDL transportiert es in die Blutgefäße zu den Kerben an den Blutgefäßen und lagert sich dort ab, verursacht Arteriosklerose und Herzinfarkt. Ganz gemein ist LDL, wenn es oxidiert ist (durch freie Radikale, durch Umweltgifte und die geliebte Zigarette). Dann dringt es in die Zellen ein, zerstört sie, macht hässliche »Schaumzellen« daraus, die die Gefäße noch schneller zustopfen. Das verhindern Antioxidanzien (siehe Seite 98). Nun wissen Sie, warum Vitamin C Ihr Herz schützt.

LDL sollte nicht mehr als 150 mg/dl in Ihrem Blut ausmachen. Am besten: Weniger als 100 – vor allem, wenn der andere Herzfeind Lipoprotein (a) erhöht ist.

HDL-Cholesterin ist Ihr Herzensfreund. Es schützt die Blutgefäße. Es schleppt überflüssiges Cholesterin aus dem Blut, ja es löst sogar die LDL-Ablagerungen auf und sorgt dafür, dass LDL über Leber und Darm ausgeschieden werden. Und es lagert sich als Schutzschicht an die Wände der Arterien, hindert Fett am Ablagern. Frauen sollten HDL über 45mg/dl Blut haben, Männer über 35 mg/dl. Je niedriger dieser Wert, desto höher Ihr Herzinfarktrisiko.

DAS LOHNT ZU WISSEN

Mehr HDL ist die beste Herzmedizin. Und wie kommen Sie an mehr HDL? Ganz einfach: Bewegen Sie sich. Regelmäßiges Ausdauertraining lässt den HDL-Wert ansteigen. Nichts, keine Pille, keine Diät senkt den Gesamtcholesterinspiegel so wirkungsvoll wie regelmäßige Bewegung. Laufen Sie jeden Tag 30 Minuten – und Ihr gutes HDL steigt. Und Ihr böses LDL sinkt. Mess ich jeden Tag in der Praxis.

Laufend erwacht die somatische Intelligenz. Es dauert nur vier Wochen, dann sagt Ihnen Ihr Körper, was er wirklich braucht: Fisch, Gemüse, Äpfel, Olivenöl, Hafer ... Und der Cholesterinspiegel sinkt und sinkt und sinkt ... Sie brauchen das Cholesterin im Ei und in der Butter nicht mehr zu fürchten.

Ein ganz einfacher Trick, den Cholesterinspiegel zu senken: Achten Sie auf ausreichend Vitamin C. Siehe auch Seite 140f.

Neueste US-Studien zeigen: Heidelbeeren enthalten einen Stoff namens Pterostilben, der genauso wirksam ist wie ein Cholesterinsenker – ohne Nebenwirkungen.

PRAXIS-TIPP

Butter oder Margarine?
Die Cholesterinzufuhr hierzulande ist mit 700 Milligramm täglich doppelt so hoch wie empfohlen. Davon stammen aber nur neun Prozent aus Butter, 43 Prozent aus Fleisch und Wurst. Margarine ist aber keine Alternative, sie kommt aus der Fabrik und nicht aus dem Euter.

Sojaprotein senkt den Cholesterinspiegel: John Erdman von der University of Illinois empfiehlt bei hohem Cholesterinspiegel die tägliche Einnahme von 25 bis 50 Gramm Sojabohnenproteinen. Die enthalten nämlich Trypsininhibitoren, Saponine und Isoflavone und alle für den Menschen lebenswichtigen Aminosäuren. John Erdman hat 38 klinische Studien ausgewertet, und dabei kam heraus: Sojaprotein kann den LDL-Wert um acht Prozent senken und das gute HDL um mindestens 2,4 Prozent anheben. Besser als jede Pille. Erdman empfiehlt Sojaprotein in Form von Flüssigkeit, Mehl oder konzentriertem Pulver. Wissen Sie, solche Botschaften freuen mich.

Cholin (Ihnen auch bekannt als Lezithin) brauchen Sie fürs Gehirn. Dringend. Aber auch fürs Herz. Cholin senkt den LDL-Spiegel und die Blutfettwerte. US-Forscher fanden heraus: Cholinmangel führt zu Herzfunktionsstörungen, Bluthochdruck, erhöhtem Blutdruck. Cholin steckt in Form von Lezithin in Eiern, Fleisch, Fisch, Nüssen und Weizenkeimen. Sollten Sie täglich essen – Sie brauchen zwei bis vier Gramm Lezithin (100 bis 200 Milligramm Cholin).

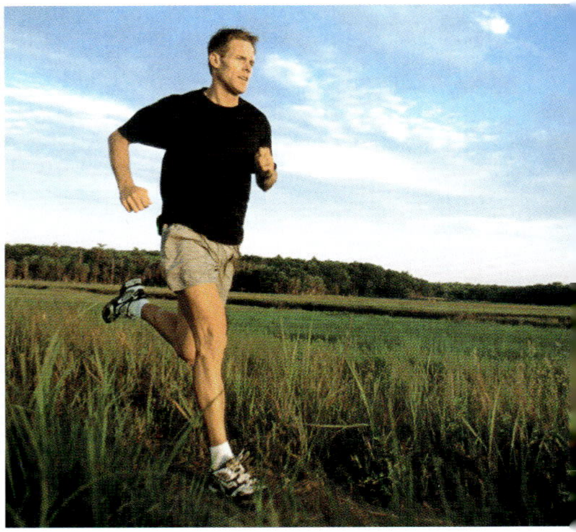

DAS REZEPT

Aus Erfahrung klug: Per pedes statt Pille

Laufend habe ich meinen eigenen Cholesterinwert von 362 mg/dl (den hab ich meiner Mama zu verdanken) in wenigen Monaten auf 109 mg/dl gebracht. Das überzeugt. Sogar mich – und meine Leser. Ein Beispiel: »Ihr Buch ›forever young – Das Erfolgsprogramm‹ hatte ich vor längerer Zeit überflogen und zur Seite gelegt; eine routinemäßige Blutkontrolle bei meinem Hausarzt ergab u. a. einen Cholesterinwert von 295, worauf er mir unbedingt ein cholesterinsenkendes Medikament verordnen wollte. Hier fiel mir die Passage ein: *›Lassen Sie vor dem Trainingsbeginn Ihre Blutfette messen und dann noch einmal nach vier Wochen. Wetten, dass danach auch Ihr Arzt zu laufen anfängt?‹* Obwohl ich eigentlich überhaupt nicht an diese These glaubte, war sie mir gerade recht, um meinen Arzt zu einem vierwöchigen Aufschub seiner Verordnung zu bewegen. Ich hatte früher regelmäßig gejoggt, ohne eine Absenkung des Cholesterinspiegels (im Durchschnitt 250 bis 260) zu bewirken. Insofern war es mir zu diesem Zeitpunkt völlig schleierhaft, wie eine solche These aufgestellt werden konnte. Dennoch machte ich den Test, lief täglich ca. 35 bis 45 Minuten (eine Methode zwischen joggen und walken wegen des Kniegelenks), und nach vier Wochen hatte ich einen Cholesterinspiegel von 183 (also eine Absenkung um ca. 38 Prozent), einen Wert, den ich vorher niemals – auch nicht annähernd – erreicht hatte. Mein Arzt war begeistert, allerdings weiß ich nicht, ob er nun auch läuft. Der wesentliche Unterschied zu meiner früher praktizierten Methode zu joggen lag in der von Ihnen beschriebenen Atemtechnik (Vermeidung der ›Sauerstoffschuld‹), die ich exakt befolgte.«

Lipoprotein (a) hoch, was nun? Ganz einfach: Eiweiß tanken

Ein weiterer Stoff, der das Herz tangiert, der die Forscher beschäftigt, ist Lipoprotein (a).

Die meisten Menschen haben von diesem Fett-Eiweiß-Stoff so bis 10 mg/dl im Blut. Das ist normal. Werte über 30 mg/dl aber erhöhen das Herzinfarktrisiko. Kann man nix tun, sagen die Kardiologen. Es gibt keine Medizin. Keine Pille, mit der sich Geld verdienen lässt. Kann man was tun, sage ich. Lysin nehmen – und L-Carnitin.

Lysin ist Baustein des Fasereiweißes Kollagen, Hauptbestandteil der Gefäßwand. Lysin sorgt in Ihrem Körper für festes Arteriengewebe. Verhindert z.B., dass Flüssigkeit aus den Adern ins Gewebe sickert. Dass sich Wasser einlagert und Sie Ödeme kriegen. Dass Sie teigig aufschwellen – z. B. morgens, unter den Augen. Hässlich, lästig – überflüssig, dank Lysin.

Und wie gefährlich leben Sie?

Wenn Sie nun noch zu den 20 Prozent der Deutschen zählen, die den tödlichen Risikofaktor Lipoprotein (a) in sich tragen – ein Fett, das zehnmal gefährlicher und aggressiver ist als Cholesterin –, dann wird für Sie Lysin zum Lebensretter. Denn Lp (a) bedeutet: oft mit 40 Jahren Schlaganfall, Herzinfarkt und frühe Demenz.

Lysin hilft Ihnen. Es umkleidet die Gefäßwand wie Teflon. Lässt das Lp(a) einfach abrutschen. Lysin reißt sogar das angelagerte Lp(a) wieder von der Gefäßwand. Macht Sie wach und reduziert oder verhindert Angina-pectoris-Anfälle. Das stellte übrigens Linus Pauling schon fest: Er gab Bypasspatienten, die bei jeder Anstrengung unter starken Schmerzen in der Brust litten, mehrmals täglich Lysin. Bis zu sechs Gramm. Binnen vier Wochen konnten die Patienten auf ihre Nitroglyzerintabletten verzichten.

In Getreide steckt wenig Lysin, der Grund, warum Sie es mit Hülsenfrüchten kombinieren sollten. Viel Lysin enthält auch Fleisch, Fisch, Milch und Käse. Wenn Sie also Ihr Herz schützen wollen, weil Sie beispielsweise unter Bluthochdruck leiden oder einen hohen Cholesterinspiegel haben, dann sollten Sie mit Ihrem Arzt sprechen, ob Lysin als Nahrungsergänzung (zwei Gramm täglich) sinnvoll für Sie wäre.

Am Puls der Zeit

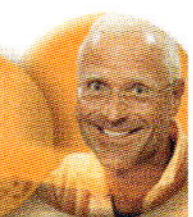

Herzschützer Carnitin

Wissen Sie, warum in Sojaeiweißpulver auch noch L-Carnitin steckt? Weil es schlank macht – und das Herz schützt. Gibt's eine neue Studie aus Italien von G. Derosa von der Universität Pavia. Bei dieser Studie wurde 94 Diabetes-Typ-2-Patienten, deren Herz ja besonders gefährdet ist, in zwei Gruppen aufgeteilt. Und einer Gruppe wurde ein Gramm L-Carnitin täglich gegeben und der anderen ein Plazebo. Nach drei und nach sechs Monaten guckten die Forscher ins Blut und stellten fest: Der Eiweißstoff L-Carnitin hatte den Lipoprotein-(a)-Spiegel deutlich gesenkt. Jetzt wissen Sie, warum Ihr täglicher Eiweißdrink Carnitin enthalten sollte. Frohmedizin.

16. tipp

Mit Vitamin C gegen das gefährliche CRP

Nobelpreisträger sind vielleicht doch klüger …

Ganz langsam beginnen wir zu begreifen, dass Prof. Dr. Pauling, der Vitamin-C-Papst, doch Recht hatte. Auch gegen Herz- und Gefäßkrankheiten propagierte er Vitamin C, einige Gramm täglich, als Wundermittel. Neue Forschungen zeigen, dass ein Entzündungsfaktor im Blut, das CRP, ein starker Risikofaktor fürs Herz, mit einem halben Gramm Vitamin C pro Tag um 24 Prozent absinkt. So eine Studie der University of California.

Übrigens: Natürlich wurde und wird Prof. Pauling heute noch verlacht. Was aber viele deutsche »Ernährungsexperten« nicht wissen: Selbst die berühmte Mayoklinik hat sich bei ihm entschuldigt.

Risiko CRP

Das hat viele Ärzte verblüfft: Der Kandidat liegt mit Herzinfarkt auf der Intensivstation, hat aber einen völlig normalen Cholesterinspiegel. Ist bei jedem zweiten Herzinfarkt der Fall. Das hört die Diätmargarine-Industrie nicht so gern: Blutfette sind eben nicht, wie lange angenommen, die Hauptverursacher des Infarkts. Ist eben nicht einfach das Cholesterin, das sich an der Gefäßwand vermehrt und vermehrt, bis das Gefäß zu ist. Heute weiß man: Nicht eine dicke Plaque ist schuld am Infarkt, sondern eine Entzündung, die in seinem Inneren schwelt. Abwehrzellen führen dazu, dass der Fettpfropfen wächst – und reißt. Dass sich ein Blutgerinnsel bildet, das zum Infarkt führt. Genauso wie den hohen Cholesterinspiegel spürt man diese Entzündung nicht. Aber man kann sie ganz einfach messen. Über CRP.

DAS LOHNT ZU WISSEN

CRP, C-reaktives Protein, ist ein Eiweiß, das Ihre Leber bildet. Ein Entzündungsparameter. Zeigt deutlich: In Ihrem Körper stimmt was nicht, zeigt: In den Adern stimmt was nicht. Viele neue Studien zeigen: Erhöhtes CRP signalisiert: Herz in Gefahr! Das Risiko, in den nächsten sechs Jahren einen Herzin-

AM PULS DER ZEIT

Forscher streiten – Sie messen

Statt in jeder Arztpraxis gleich mal den CRP-Wert bestimmen zu lassen – wie den Cholesterinwert ja auch –, streiten sich die Forscher, ob das denn nötig sei. Hat man doch im »New England Journal of Medicine« gelesen: Eine britisch-isländische Großstudie mit fast 19 000 Teilnehmern zeigt: Der CRP-Wert ist nicht ganz so aussagekräftig wie Cholesterinwert und Rauchgewohnheit. Darum will man hierzulande erst noch Studien abwarten. Eine läuft gerade an der Deutschen Sporthochschule in Köln. Mit 5000 Ford-Mitarbeitern. Denen misst man jetzt zehn Jahre lang die CRP-Werte, um dann festzustellen: Entzündung in den Adern führt zu Herzinfarkt. Warten Sie die Studien nicht ab. Lassen Sie messen. Und fürchten Sie das Ergebnis nicht, sondern sehen Sie es als Chance, schnell etwas zu tun. Ihren CRP-Spiegel kriegen Sie nämlich selbst und ohne Pillen runter.

farkt zu bekommen, ist dreifach erhöht. Denn in Ihren Gefäßen finden chronische Entzündungsprozesse statt, die dafür sorgen, dass sich der Müll an den Aderwänden ablegt, die Gefäße zuwachsen, was zu Arteriosklerose führt, zu Herzinfarkt, zu Schlaganfall. Ein hoher CRP-Wert zeigt auch: Das Risiko für Diabetes, ja sogar Alzheimer ist erhöht.

- Man kann den CRP-Wert messen, der ist aber nicht so aussagekräftig. Besser misst man den hs-CRP. hs steht für high-sensitivity. Neue Studien zeigen:
- Ein hs-CRP-Wert zwischen 1 und 3 mg/dl bedeutet mittleres Risiko.
- Schon ab 2,9 steigt das Risiko für einen Herzinfarkt stark an.
- Ein niedriges Risiko haben alle, die einen hs-CRP-Wert von weniger als 1 haben.

DAS REZEPT

So kriegen Sie Ihr CRP runter

Nehmen Sie ab

Die Fettzelle ist nicht untätig und hängt da einfach faul herum. Nein, sie produziert Botenstoffe, die Entzündungen in den Adern anfachen. Übergewicht erhöht die Wahrscheinlichkeit, einen hohen CRP zu haben, bei Männern auf das Doppelte, bei Frauen auf das Sechsfache. Oder anders: Wenn Sie 15 Prozent abnehmen, senken Sie Ihren CRP-Spiegel um 32 Prozent. Schafft keine Pille.

Gehen Sie laufen

Die Pharmaindustrie bastelt natürlich an einem Medikament, das die Entzündung mindert und auf diesem Weg die Arteriosklerose verhindert. Noch 'ne Herzschutzpille mehr. Würde mich lieber an den Rat von US-Forschern halten. Die stellten fest, dass man durch regelmäßigen Ausdauersport auch

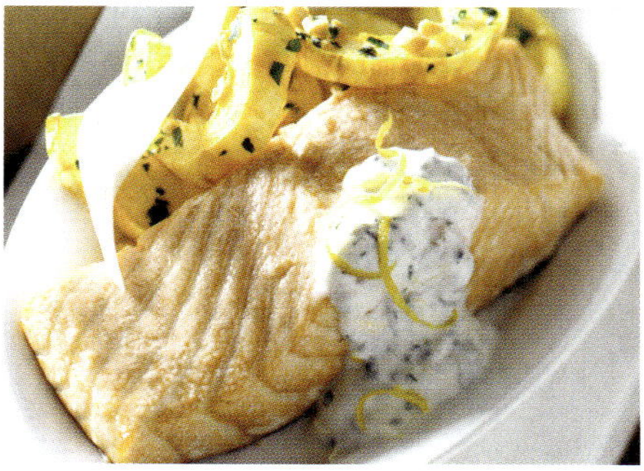

das C-reaktive Protein runterkriegt, seine Entzündungen loswird. Ich sag nur: Laufen Sie. Täglich. 30 Minuten.

Essen Sie Fisch mit Gemüse und Olivenöl

Studien zeigen: Personen, die die Mittelmeer-Diät einhalten, haben weniger Entzündungs- und Gerinnungsmarker im Blut. Der CRP-Wert ist niedriger. Die Mittelmeer-Diät hat einen antiinflammatorischen Effekt. Schlemmen wie die Kreter früher – viel Gemüse, Obst, Fisch, Olivenöl und wenig rotes Fleisch –, und man wird seine Entzündung los. Stirbt nicht an Herzinfarkt.

Achten Sie auf das, was Nobelpreisträger sagen …

… sie sind vielleicht doch klüger. Nehmen Sie täglich ein bis drei Gramm Vitamin C.

PRAXIS-TIPP

Greifen Sie dreimal am Tag zu Zahnbürste und Zahnseide. Forscher aus Greifswald fanden heraus: Wer unter Parodontitis (entzündetem Zahnfleisch) leidet, hat ein deutlich erhöhtes Risiko für Herz-Kreislauf-Erkrankungen. Sprich: jeder zweite Deutsche. Zahnfleischbluten ist ein Fall für den Zahnarzt – und wenn man nicht handelt, ein Fall für den Kardiologen.

17. tipp

Zigarette? Nein, danke!

Aufhören? Können Sie nicht? Doch, können Sie. Schließlich schaffen es 70 Prozent der Infarktpatienten. Mein Tipp: Warten Sie nicht so lange.

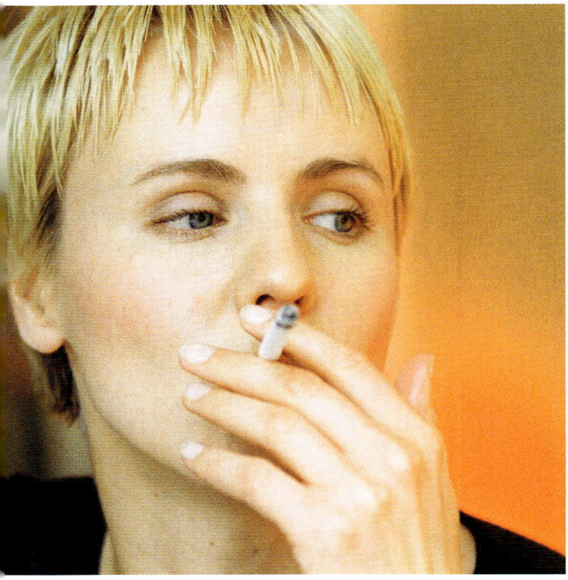

Mr. Marlboro (McLaren) starb brav mit 52 Jahren. Brav 23 Jahre zu früh. Ein vorbildlicher Angestellter, der Modellcowboy. Auch Sie unterschätzen Nikotin – eines der tödlichsten Gifte der Welt. Die Wirkung? Das Nikotin einer Zigarette in die Blutbahn injiziert, würde Sie auf der Stelle töten. Wenn Sie sie rauchen, macht sie das eben langsam. Eine Zigarette verengt Ihre Blutgefäße um 40 Prozent. Für sechs Stunden. Nikotin erhöht den Blutdruck, beschleunigt den Herzschlag. Sorgt dafür, dass doppelt so viel vom Stresshormon Adrenalin in Ihren Adern kreist. Rauchen erhöht das Herzinfarktrisiko um das Zehnfache, und rund 90 Prozent der Infarktpatienten sind Raucher.

Ein Raucher füllt seine Lunge jedes Jahr mit einer Tasse reinem Teer. Köstliche Vorstellung, nicht? Und Rauchen macht müde, den Geist träge. Denn es raubt dem Körper sein Vitalelexier. Kohlenmonoxid hängt sich ans Hämoglobin (roter Blutfarbstoff), verdrängt den Sauerstoff im Blut. Der Raucher leidet unter chronischem Sauerstoffmangel. Hinzu kommt: Billionen freie Radikale zerstören die glatten Wände der Gefäße und oxidieren das LDL-Cholesterin, machen es erst zum Gift. So führt Rauchen ziemlich schnell und effektiv zu Arteriosklerose, zu hässlichen, engen, verstopften Gefäßen.

Im Sessel sitzen und die Letzte rauchen? Vergessen Sie Ihre frommen Wünsche. Tun Sie etwas anderes. Geniales. Unerwartetes. Überraschen Sie Ihr Suchtzentrum im Gehirn: Laufen Sie! Und Sie wollen gar nicht mehr rauchen. Das ist DIE Lösung. Ein Läufer hört von allein das Rauchen auf – ohne darüber nachzudenken. Das ist das ganze Geheimnis. Oder haben Sie schon mal einen Marathonläufer mit einer Zigarettenkippe im Gesicht gesehen?

AM PULS DER ZEIT

25 Lebensjahre

Die WHO führte 2002 eine Studie durch, an der mehrere Millionen Raucher beteiligt waren. Das Ergebnis: Jeder zweite Tabakkonsument stirbt an einer Krankheit, die die Zigarette mit verursacht. Tumor in Magen, Nieren, Leber oder Gebärmutter, Herzleiden, Schlaganfall oder Lungenemphysem. Die Lebenserwartung verkürzt sich um 20 bis 25 Jahre.

DAS LOHNT ZU WISSEN

- Wer raucht, belastet seinen Körper mit 4000 Giftstoffen, die die Zellen der Haut und in den Gefäßen zerstören. Folge: Falten, Durchblutungsstörungen, Herzkrankheiten und Krebs. Durch »light« werden diese Giftstoffe nicht weniger.
- Wer aufhört zu rauchen, der hat nach fünf Jahren etwa das Herzerkrankungsrisiko eines Nichtrauchers.
- Weniger Rauchen ist zwar für Lungen und Bronchien gut. Aber dem Herz reichen auch sechs Zigaretten am Tag, um Schaden zu nehmen.
- Auch passives Mitrauchen erhöht das Infarktrisiko um 60 Prozent.

DAS REZEPT

Der Weg zum Nichtraucher

Sie müssen wollen. Gucken Sie sich im Internet eine Raucherlunge an. Sorry, ich weiß, das ist Drohmedizin. Gucken Sie es sich genau an. So sieht auch Ihre Lunge aus.

Sprechen Sie mit Ihrem Arzt. Vielleicht brauchen Sie eine kleine Unterstützung in Form von Nikotinpflaster oder Kaugummi. Sie ersetzen aber nicht Ihren Willen.

Beschließen Sie: heute Abend rauche ich die letzte Zigarette. Decken Sie sich für den nächsten Tag mit Äpfeln ein – das ersetzt den oralen Genuss. Ein Vitamin-B-Präparat hilft über Entzugserscheinungen hinweg.

Machen Sie sich bewusst, wie stark Ihr Wille ist. Machen Sie einmal eine Liste, was Sie kraft Ihres Willens im Leben schon erreicht haben. Wird eine Menge sein. Und dann setzen Sie diesen starken Willen gegen die lästige Gewohnheit ein. Wir können kraft unserer Gedanken die Selbstheilungskräfte anregen und die Zigarette so hassen, dass wir sie nicht mehr wollen.

Hilft nicht? Dann stärken Sie Ihren Willen! Es gibt Menschen, die hören einfach auf. Das sind 3 von 100, die den guten Vorsatz wirklich durchhalten. Beneidenswerte Menschen mit innerem Antrieb, dynamisch, durchsetzungsfreudig. In deren Gehirn findet man mehr antreibende Botenstoffe wie Noradrenalin, Dopamin oder Epinephrin, Hormone und Neurotransmitter, die den Menschen wach und antriebslustig und leicht aggressiv machen. Die Menschen nehmen sich vor: *Hör auf!,* und dann tun sie es. Alle diese herrlichen Turbostoffe werden gemacht aus Tyrosin. Aus einer Aminosäure. Heißt Eiweiß. Reines Eiweiß. Fettfreies Eiweiß. Fisch, Hähnchenbrust, auch Magerquark wäre genehm. Oder: Eiweißpulver. Nehmen Sie ein bis zwei Wochen lang täglich einen Shake mit 4 x 3 Esslöffeln Eiweißpulver zu sich, und erleben Sie, wie Sie das tun, was Sie natürlich schon immer gewollt haben.

Und laufen Sie los. Bewegen Sie sich jeden Tag eine Stunde. Spüren Sie Ihren Körper, fühlen Sie, wie er sich in dieser Stunde mit Sauerstoff voll pumpt. Sie mit Vitalität und Wachheit ausstattet. Ein schönes Gefühl. Machen Sie sich bewusst, dass Ihnen das jede Zigarette raubt. Freuen Sie sich darüber, dass Sie nicht rauchen müssen, statt sich zu ärgern, dass Sie nicht dürfen.

PRAXIS-TIPP

Unter www.rauchfrei-kampagne.de finden Sie eine Initiative der Bundeszentrale für Gesundheitliche Aufklärung. Dort gibt es praktische Anleitung für ein rauchfreies Leben. Und immer mal wieder Wettbewerbe, die den ein oder anderen motivierend bei seinem Vorhaben unterstützen können.

Diabetes: Stoppen Sie das süße Gift

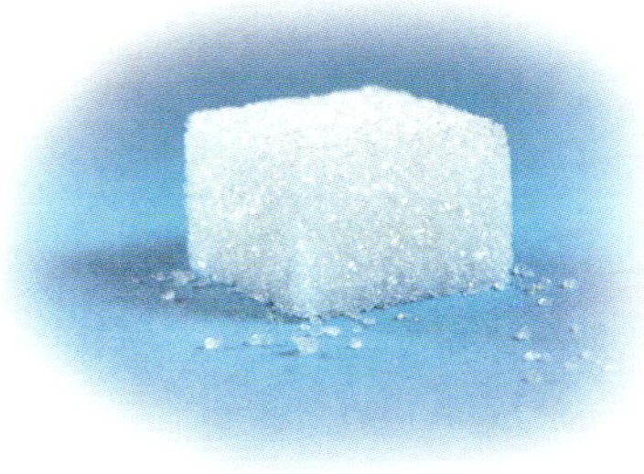

Wissen Sie, ob Sie schon Diabetes haben? Oder auf der Schnellspur dorthin sind – Ihre Zellen nicht mehr auf Insulin hören? Das kann man messen.

Bei manchen Menschen klopft der Tod an die Türe, bevor er kommt. Bei Schauspielerlegende Marlon Brando war das ein Herzinfarkt. Drei Monate später starb er in Los Angeles an den Folgen, die sein wildes Leben mit sich brachten. An den Folgen seiner Schwächen: Frauen und Eiscreme. Letztere machte ihn zum Diabetiker. Am Ende seines Lebens wog er, das ehemalige Sexsymbol, 140 Kilogramm. Diabetes Typ 2, die so genannte Altersdiabetes, an der auch Brando litt, ist in Zeiten der Überernährung dabei, die Welt wie eine Seuche zu überschwemmen. Sechs Millionen Deutsche leiden zur Zeit offiziell an dieser Krankheit, und es werden jährlich 350 000 mehr. Die WHO spricht von einer Epidemie.

AM PULS DER ZEIT

Risikofaktor Bauch

Jeder vierte Deutsche hat schon seine Insulinresistenz. Das heißt: Der Körper produziert zwar Insulin. Nur scheitert das für den Stoffwechsel notwendige Zusammenspiel von Insulin und Zelle. Zucker bleibt im Blut, die Bauchspeicheldrüse produziert noch mehr Insulin. Die Folge: Irgendwann ist die Bauchspeicheldrüse erschöpft und stellt die Insulinproduktion ein. Und man hat seinen Diabetes Typ 2. Muss Insulin spritzen. Muss nicht sein. Insulinresistenz kann man rückgängig machen. Ganz einfach: durch Bewegung und gesunde Ernährung.

Warum breitet sich Diabetes so rasant aus? Weil die Anlage schon im Mutterleib gelegt wird. Die Mutter isst viel Zucker, Stärke und tierische Fette – und das Kind im Bauch kriegt sein Risiko ab für Übergewicht und Diabetes. Und es erkrankt nicht im Alter, sondern als Kind oder Jugendlicher. Experten warnen: Erstmals leben wir in einer Zeit, in der Eltern ihre Kinder überleben werden.

Was tut sich Bittersüßes in Ihren Adern?

Auf jeden registrierten Diabetesfall trifft ein unentdeckter. Ahnungslose Diabetiker leben besonders gefährlich. Sie fühlen sich gesund, haben keine Schmerzen. Währenddessen attackiert die Krankheit nicht nur Nerven und Gefäße, sondern auch die Organe. Besonders das Herz. Viel Zucker im Blut zerstört die Gefäße – führt zu Erblindung, Amputation, an die Dialyse, auf den OP. Häufig erfährt man erst beim Herzinfarkt im Krankenhaus: *»Sie haben Diabetes.«* Dann hat der Zucker sich schon fleißig zerstörend an die Organe gemacht. Wussten Sie, dass 75 Prozent der Diabetiker an Herzinfarkt sterben? Wer Diabetes vorbeugt, beugt dem Herzinfarkt vor. Ist nicht schwierig.

Fakten aus der Drohmedizin

Eine Studie, an der 964 nicht insulinbehandelte Typ-2-Diabetiker teilnahmen, ergab, dass 92 Prozent von ihnen ein metabolisches Syndrom (siehe Seite 46) aufwiesen. Sie alle haben ein fünfmal größeres Infarktrisiko als Patienten mit isoliertem Typ-2-Diabetes.

Wenn sich Glukose (Zucker) im Nervengewebe anlagert, gehen die Nerven kaputt. Geschädigte Nerven am Herzmuskel können zu »stummen« Infarkten, Kammerflimmern und plötzlichem Herztod führen.

DAS REZEPT

Wie Sie Diabetes einfach nicht kriegen

Vor Altersdiabetes muss man keine Angst haben – solange man was tut, um ihn zu verhindern. Geht soooooooo einfach:

1. Schritt: Bewegen Sie sich. Laufen Sie. Walken Sie, springen Sie auf dem Trampolin. Täglich, 30 Minuten. Und investieren Sie eine Stunde pro Woche in Muskeltraining. Beides baut Insulinresistenz ab.

2. Schritt: Werden Sie Öl-Scheich. Olivenöl, Rapsöl und Fisch haben reichlich ungesättigte Omega-3-Fettsäuren. Die tun Ihnen gut. Meiden sollten Sie gesättigte Fette im Braten, in der Wurst, im Käse, in der Pommes-Fritteuse.

3. Schritt: Essen Sie Leben – steckt in frischem Obst und Gemüse. Und machen Sie Mastfutter zur Beilage: Kartoffeln, Nudeln, Reis und Weißbrot. Reduzieren Sie Kohlenhydrate auf dem Teller – und essen Sie ballaststoffreiches Vollkornbrot.

4. Schritt: Trinken Sie. Verliert der Körper Wasser – und das tut er, wenn Sie nicht regelmäßig trinken –, schrumpfen die Zellen, werden insulinresistent. Die gute Nachricht, die aus der Frohmedizin: Reichlich trinken kann einen entgleisten Zuckerhaushalt normalisieren.

5. Schritt: Nehmen Sie Chrom gegen Insulinresistenz. Chrom entlastet das Insulin in seiner Arbeit, normalisiert den Blutzucker. Es transportiert Zucker in die Zellen. Die Bauchspeicheldrüse muss weniger Insulin produzieren. Die Rezeptoren an den Zellen können sich erholen. Die Insulinresistenz verschwindet. Übergewichtige haben häufig einen Chrommangel. Lassen Sie sich doch einmal beim Arzt den Chromspiegel im Blut messen. Und holen Sie sich ein Chrompicolinat in der Apotheke: Sie brauchen täglich 150 bis 250 Mikrogramm. Sie essen aber nur 40 Mikrogramm.

PRAXIS-TIPP

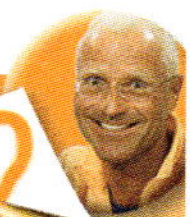

Sicher haben Sie schon mal einen Bluttest machen lassen. Und da steht auch Ihr Nüchtern-Blutzuckerspiegel drauf. Der Zuckerwert, den Sie haben, wenn Ihnen der Arzt morgens auf nüchternen Magen Blut abnimmt. Weil Sie dieses Buch in der Hand halten, gehe ich davon aus: Er ist hochnormal. So um die 100 Milligramm/Deziliter. Ihr Arzt hat gesagt: Blutzucker ist okay. Nun: Ihr Insulin hat eine ganze Nacht lang Zeit gehabt, den Blutzucker zu normalisieren. Aber wie sieht es nach dem Frühstück aus? Hat Ihr Arzt das Marmeladenbrötchen in seine Untersuchung mit einbezogen? Nein. Das tun nur wenige. Der Nüchternblutzucker ist im Grunde ein veralteter Messwert und sagt nichts über Ihr wahres Risiko aus. Anders der orale Glukose-Toleranztest. Der Arzt gibt Ihnen im nüchternen Zustand ein Glas Zuckerwasser (75 Gramm Glukose) – und misst den Blutzucker noch einmal nach zwei Stunden. Liegt er dann unter 140 Milligramm/Deziliter, ist alles okay. Wenn nicht, dann leiden Sie bereits unter einer Insulinresistenz. Kennen Sie übrigens den HbA1c-Wert – das Blutzuckergedächtnis in den roten Blutkörperchen? Der sollte unter 6,5 Prozent liegen.

19. tipp

Verabschieden Sie sich von Ihrem Bauch

Hinter dem Wohlstandsbauch verbirgt sich eine Bombe. Syndrom X genannt. Gleich Maßband holen und Risiko messen.

Wissen Sie, was ich kürzlich in Micky Maus gelesen hab? (Ja, ich kichere gerne. Täglich.) Folgende Meldung: ***Neu-Delhi (dpa).*** *Für die Polizisten im Norden Indiens gibt es eine neue Dienstvorschrift: Abspecken! »Dicke Bäuche sind ein Zeichen von Faulheit und peinlich!«, befand der Polizeichef. Jetzt haben die Beamten die Wahl: Sport und Diät – oder sie werden nicht mehr befördert.*

Diese Begründung finde ich bemerkenswert. Würde sie allerdings als Arzt und Mensch nicht unbedingt unterschreiben. Der Wohlstandsbauch zeigt nicht Wohlstand oder Faulheit an, sondern mangelnde Gesundheit. Das Fett um den Bauch herum bringt den Stoffwechsel durcheinander – und dafür haben Wissenschaftler einen modernen Namen: das metabolische Syndrom. Auch Syndrom X genannt. Darunter versteht man ein Zusammentreffen folgender Faktoren:

- Übergewicht vom Apfeltyp
- Gestörter Fettstoffwechsel mit hohen Triglyzeridwerten, hohem (bösem) LDL-Cholesterin, niedrigem (gutem) HDL-Cholesterin
- Bluthochdruck
- Typ-2-Diabetes oder Insulinresistenz.

Manchmal sind auch die Harnsäurewerte erhöht, was zu Gichtanfällen führen kann und das Herzinfarktrisiko steigert. Auch das Blut kann dickflüssiger fließen – es kommt leichter zu Blutgerinnseln. Frauen leiden häufig unter Damenbart. Sie haben zu viele männliche Geschlechtshormone.

Am Puls der Zeit

Das kleine Bäuchlein ...
Jeder vierte Deutsche entwickelt unter seinem Wohlstandsbauch ein metabolisches Syndrom. Riskiert irgendwann, an der Dialyse zu hängen, Herzinfarkt und Schlaganfall zu bekommen. Und statt Übergewicht abzubauen, werden Tabletten geschluckt. Gegen Diabetes, gegen Bluthochdruck, gegen hohes Cholesterin. Ist natürlich auch ein Weg. Lohnt sich – fragt sich nur, für wen? Für Sie oder für die Pharmaindustrie? Werden Sie lieber fünf bis zehn Kilo los, und gesundes Blut strömt durch Ihre Adern – für mehr Leichtigkeit, mehr Fröhlichkeit und ein längeres Leben. Wie das geht, steht im Buch: »Die Diät.« Heyne Verlag. 20 Euro. Mit wunderbaren Rezepten ...

Das lohnt zu wissen

Wer wissen will, ob sein Herz noch lange und gesund schlägt, holt sich ein Maßband. Der Taillenumfang kann das Risiko für Diabetes, Arteriosklerose, Herzinfarkt und Schlaganfall vorhersagen. Eine bauchbetonte Fettverteilung (Apfeltyp) ist besonders gefährlich. Gefahr ist im Verzug:

- Männer: Kommt ein Wert größer als 102 Zentimeter heraus.
- Frauen: Ist der Wert größer als 88 Zentimeter.

Dann sollten Sie schleunigst dem schlechten Fett auf die Pelle rücken. Denn Sie riskieren Ihr Leben.

Mögen Sie Milchbonbons? In den Adern künftig nicht ...

Kennen Sie und wollen Sie: Anti-Aging. To age heißt altern auf Englisch. Das können Sie nicht verhindern, aber Sie können verhindern, dass es zu früh und mit allerlei Wehwehchen aufhört. Und das geht folgendermaßen:

AGEs ist die Abkürzung für *Advanced glycation protein endproducts*. Auf Deutsch übersetzt heißt das so viel wie Milchkaramellbonbons in den Adern. Dies ist jetzt wichtig, und das sollten Sie sich merken: Die AGEs entstehen in Ihrem Körper, wenn zu viel Zucker im Blut schwimmt, weil dann genug Blutzucker übrig ist, um mit Eiweiß zu Milchkaramellbonbons zu verschmelzen. Und diese klebrigen Bonbons heften sich an die glatten Innenwände Ihrer Gefäße. Sie verbinden sich mit den so genannten Endothelzellen der Gefäßhaut. Und was tun sie da? Sie schädigen das Gewebe. Machen Ihre Gefäße kaputt, sie fördern die Bildung von aggressivem Sauerstoff und lassen Zellen altern. AGEs heißt schnell altern. Und krank werden. Sie verursachen z. B. Diabetes mellitus, Niereninsuffizienz, Arteriosklerose mit ihren Folgen: Demenz, Impotenz, Schlaganfall, Herzinfarkt.

DAS REZEPT

1 Essen Sie nach der Ernährungspyramide auf Seite 56f. Sparen Sie bei Weißmehl, gesüßten Fertigprodukten, Kartoffelstärke.

2 Schokolust? Wenn Schokolade, dann nur ein Stückchen. Oder zwei, rät meine Frau. Bitterschokolade hat einen niedrigen GLYX und lockt wenig Insulin.

3 Süßen Sie mit Honig, Fruchtzucker, Apfel- oder Birnendicksaft oder klein geschnittenen Trockenfrüchten. Meiden Sie Traubenzucker (außer wenn Sie in einen gefährlichen Unterzucker kommen). Und behandeln Sie Zucker wie ein Gewürz, das man mit Gold aufwiegt.

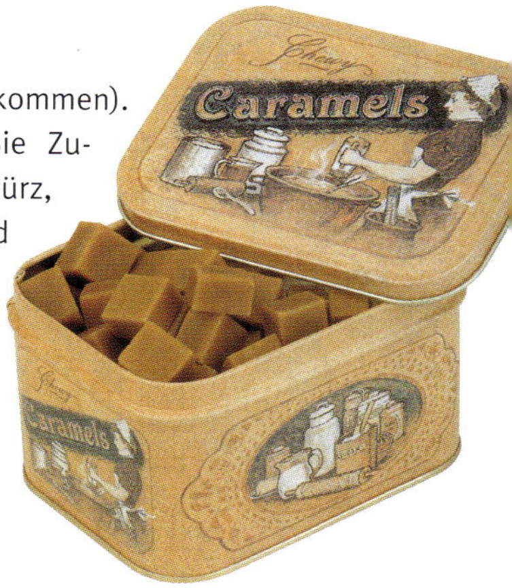

4 Bewegen Sie sich. Jeder Schritt holt Zucker aus dem Blut. So kann er nicht zu Milchbonbons verkleben.

PRAXIS-TIPP

Und was ist die Ursache für die gefährlichen AGEs? Zu viele Kohlenhydrate, zu viel Zucker im Blut. Nein, nein, es ist nicht das Löffelchen Zucker im Kaffee ... das tut Ihnen nix. Aber die Haufen Fertigprodukte, die vielen Weißmehlprodukte, die Berge Süßigkeiten, die so gerne geschlürften Softdrinks ... Der Herzspezialist Prof. Dr. Albert Schütz von der Herzklinik der Universität München rät, um die Bildung dieser AGEs zu vermeiden, zu einer »eiweißbetonten Kost mit Fisch, Fleisch, Obst und Gemüse«. (...) Bei den kohlenhydratreichen Lebensmitteln sollten solche mit »niedrigem glykämischen Index bevorzugt werden«. Glykä... was? Dazu später – auf Seite 74f.

21. tipp

Nie dürfen Sie traurigen Herzens …

… durchs Leben schreiten. Depressionen und Herzerkrankungen sind Leiden, die sich wechselseitig bedingen.

Eigentlich erzähle ich Ihnen da nichts Neues. Sie wissen, dass Herz und Seele eng verbunden sind, machen es sich vielleicht nur nicht immer bewusst. Wie oft haben Sie was auf dem *Herzen*? Nehmen Sie sich etwas zu *Herzen*? Hören Sie auf Ihr *Herz*? Kriegen Sie ein weiches *Herz?* Fällt Ihnen ein Stein vom *Herzen?* Bricht Ihnen etwas das *Herz?* Nicht bloß Redensarten – Tatsachen. Leidet die Seele, leidet auch das Herz. Messbar. Depressive haben eine höhere Herzfrequenz als Gesunde. Schon für leicht Depressive verdoppelt sich das Risiko, herzkrank zu werden. Und wenn Herzkranke zusätzlich unter Depressionen leiden, nimmt ihr Sterberisiko zu. Neuen Erkenntnissen zufolge können Depressionen dem Herz sogar gefährlicher werden als die bekannten Risikofaktoren wie zu hohe Triglyzerid- und Cholesterinwerte.

Am Puls der Zeit

Teufelskreis Herzleiden – Depression

Gefährlich werden Depressionen vor allem, wenn sie mit Herzkrankheiten einhergehen, so eine amerikanische Langzeitstudie mit 2847 Männern und Frauen. Für Herzkranke, die an einer schweren Depression leiden, erhöht sich das Risiko, an einer Herzerkrankung zu sterben, um den Faktor 10,5. Und das Herzinfarktrisiko steigt sogar um den Faktor 17,7. Das ist das eine Problem. Das andere ist: Depressionen und Herzleiden sind Krankheiten, die sich wechselseitig bedingen. Mehrere Studien wiesen nach, dass Depressionen die Herzfunktion beeinflussen. Abgesehen davon neigen Depressive zu einem Lebensstil, der dem Herz schadet. Sie rauchen viel, trinken zu viel Alkohol, essen ungesund und bewegen sich kaum. Umgekehrt schlagen sich Herzkrankheiten auf das Gemüt nieder. Z. B. entwickelt jeder vierte Herzpatient nach einem Infarkt eine Depression. Ursache: Die Betroffenen fühlen sich häufig mit der neuen Lebenssituation überfordert. Und geraten damit in einen gefährlichen Teufelskreis.

Das lohnt zu wissen

- Depressionen treten oft in Verbindung mit Angststörungen auf. Die wiederum verursachen Stress, der den Herzrhythmus beeinflusst und den Blutdruck erhöht, die Blutblättchen leichter verklumpen lässt.
- Der Mensch fühlt mit seinen Organen, besonders mit dem Herz. Frieren die Gefühle ein, schränkt das die so genannte Herzratenvariabilität ein – das Herz verliert seine Anpassungsfähigkeit, mit schnellerem oder langsamerem Schlag auf die Umwelt zu reagieren. Das erhöht das Risiko eines plötzlichen Herztodes.
- Bei depressiven Menschen ist oft das vegetative Nervensystem in seiner Funktion gestört. Was zur Folge hat, dass sich die Herzfrequenz nicht so flexibel den Belastungen anpassen kann.

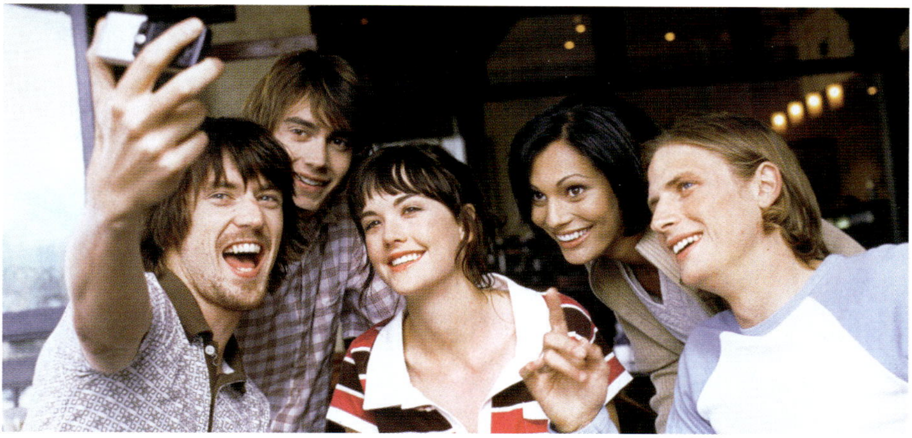

DAS REZEPT

Natürliche Antidepressiva

Die Depression kann viele Ursachen haben: Krankheiten, Medikamente oder ein Schicksalsschlag. Wird die Depression diagnostiziert, helfen Psychotherapie und Medikamente, wie Serotonin-Wiederaufnahme-Hemmer.

So beugen Sie den kleinen Depressionen im Alltag vor

- Gehen Sie aktiv durchs Leben. Treiben Sie Sport, gehen Sie Hobbys nach. Schlagen Sie Ihre Freizeit nicht vor dem Fernseher tot.
- Pflegen Sie soziale Kontakte. Halten Sie sich von Menschen fern, die Ihre Nerven strapazieren.
- Setzen Sie sich ganzheitliche Ziele. Denken Sie, wenn es um Ihre Zukunft geht, nicht immer nur ans Geld und Ihren Job. Beziehen Sie Gesundheit und Beziehung in Ihre Wunschliste mit ein.
- Entspannen Sie sich bewusst. Egal, welche Methode Sie anwenden, ob autogenes Training, Yoga oder Power-Napping – Sie wirken damit Stress und damit Depressionen entgegen.
- Hinterfragen Sie Ihr Leben. Fragen Sie sich: Tue ich, was ich wirklich will?
- Lassen Sie los. Halten Sie nicht verbissen an gesteckten Zielen fest. Bedenken Sie: Der Weg ist das Ziel. Und der soll täglich Spaß machen.

PRAXIS-TIPP

Depression ist eine erbliche Stoffwechselkrankheit. Die man behandeln kann. Die man in 99 Prozent der Fälle auch wieder loswird, wenn man was dagegen tut. Leider wird nur jeder Fünfte mit dieser Krankheit in Deutschland angemessen behandelt. Warum? Der Patient sagt nix (traut sich nicht), der Arzt merkt nix (hat zu wenig Ahnung), der Patient lässt sich nicht auf Medikamente und Gesprächstherapie ein (hat Angst davor). Depressionen rechtzeitig zu erkennen gehört zur Prävention von Herzkrankheiten. Oft verbirgt sich die Krankheit hinter Schlafstörungen, Schmerzen, ständiger Müdigkeit und Antriebslosigkeit, Appetitlosigkeit, Stimmungsschwankungen und abnehmender Lust auf Sex.

22. tipp

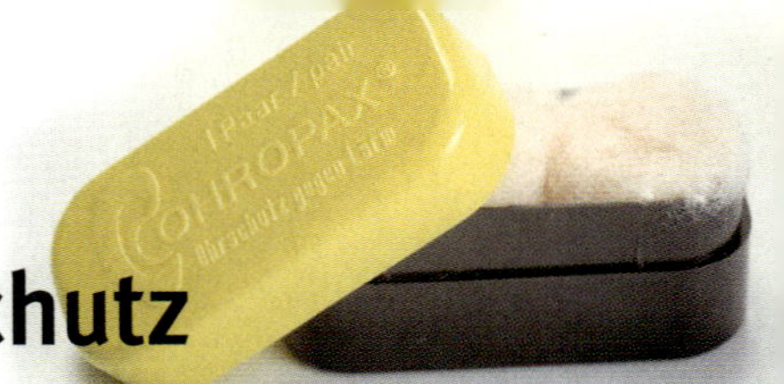

Schallschutz = Herzschutz

Motoren heulen auf, Auspuffe röhren, hupende Fahrer machen auf sich aufmerksam, Reifen quietschen. In der Fabrik stampfen Maschinen, piepen Warnsignale, läuten Telefone, schreien Kollegen – da capo, da capo. Ein Alptraum. Und Stress fürs Herz.

Das Umweltbundesamt fand in einer aktuellen Studie heraus: Chronischer Lärm erhöht das Risiko, einen Herzinfarkt zu erleiden, um 30 Prozent.

Kein Wunder, der Körper stuft Lärm als Gefahrensignal ein. Seine Reaktion: Er schüttet Stresshormone ins Blut, vor allem Kortisol, und das ...

- peitscht den Blutdruck hoch
- lässt Blutfette und Cholesterinspiegel ansteigen
- schlägt Kerben in die Adern
- macht das Blut dick und zähflüssig
- lässt Fett an Bauch und Hüften wachsen
- verhindert nachts die Tiefschlafphase und raubt dem Herz Ruhe und Regeneration
- steigert die Herzfrequenz
- verursacht Herzrhythmusstörungen.

Das Herzinfarktrisiko steigt ab einer ständigen Lärmbelastung von 65 Dezibel (Db). 65 Db, das ist etwa so viel, wie eine befahrene Hauptverkehrsstraße verursacht. Lärm in Höhe von 50 Db sind wir in einer ruhigen Wohnstraße ausgesetzt, eine normale Unterhaltung hat 55 Db, ein Schnarcher beschallt seine Umwelt mit 70 Db, ein Presslufthammer ist mit 75 Db nur wenig lauter. Kindergärtnerinnen sind während ihrer Arbeit häufig Lärmpegeln über 85 Db ausgesetzt. In der Disco sind 110 Db nicht selten. Ab 120 Db wird Lärm schmerzhaft.

Wir leben also in einer Welt, die uns rund um die Uhr beschallt – mal mehr, mal weniger. Das macht das Herz krank, und es sterben in Deutschland deshalb jährlich rund 2000 Menschen an *Lärminfarkten*.

DAS LOHNT ZU WISSEN

- Auch wen Lärm subjektiv nicht stört, der wird auf Dauer krank. Berliner Forscher fanden bei Menschen, die sich lärmresistent glaubten, erhöhte Stresshormonspiegel.
- Geräusche ab 50 Db lassen Sie bereits weniger gut schlafen. Ständiger Krach über 70 Db verursacht auch Schwerhörigkeit, Insulinresistenz, Depressionen und Allergien. Lärm schwächt das Immunsystem und steht im Verdacht, Krebs auszulösen.
- Auch Schnarchen macht herzkrank – beide. Siehe Seite 51.
- Arbeiten Sie nie ohne Lärmschutz. US-Forscher fanden heraus, dass Lärmschutz hohen Blutdruck langfristig senkt.
- Abschalten. Immer mal wieder alles, was Krach macht, abschalten – im Notfall in die Natur fliehen. Pure Herzmedizin.

AM PULS DER ZEIT

Studie zu Herz und Lärm

Nächtlicher Lärm ist besonders gefährlich, weil der Körper Energiereserven und Hormonausschüttung auf »Standby«-Betrieb schaltet. Wer nachts Straßenlärm von 65 bis 70 Db ertragen muss, der hat ein um 30 Prozent höheres Herzinfarktrisiko als Bewohner ruhiger Straßen. So das Ergebnis der Umweltbundesamtstudie. Sie untersuchten 4115 Frauen und Männer.

23. tipp

Nehmen Sie das Schnarchen ernst

Schnarchen ist ungefährlich? Ne, ne. Erst ist der Ellenbogen dran, dann der Scheidungsrichter. Die Frau schläft später ein. Ist so. Und dann macht dieses aggressive Geräusch aggressiv. Hilft nicht mal der Stöpsel im Ohr.

Der Guinness-Rekord liegt bei autohupenlauten 93 Dezibel, die anderen, die meisten, schaffen 65 Dezibel, sind Pressluft-hammer. Reicht aus. Die Schlaftiefe der Mitschläfer nimmt ab. Der Schlafentzug führt dazu, dass die Frau ein Gefühl von Hass entwickelt, erst den Ellenbogen einsetzt und dann ... Schnarchen ist gefährlich. Es tötet die Beziehung, führt zum Einschlafen am Steuer, zu Herzinfarkt und Schlaganfall. In den USA wird mittlerweile jeder Schnarcher als potenziell gefährdet eingestuft.

Schnarchen ist Schwerstarbeit

Der Schnarcher strengt sich an, um durch seine verengten Luftwege Luft zu bekommen. Kostet Kraft. Man verschnarcht die Zeit, in der der Körper Energie tanken soll. Die Energie fehlt am nächsten Tag. Man wird im Laufe des Tages müder und müder. Dazu gesellen sich Kopfschmerzen, Lustlosigkeit, zunehmende Gereiztheit und Depressionen. Und weil sich das Herz nachts anstrengt, statt sich zu erholen, entwickelt der Schnarcher auch häufig einen Bluthochdruck. Die Potenz lässt mit zunehmender Intensität des Schnarchens nach, genauso Gedächtnisleistung, Intelligenzquotient und Schlagfertigkeit. Tut dem Hirn nicht gut, wenn nachts der Sauerstoff mangelt.

So richtig gefährlich ist die obstruktive Schlafapnoe. Apnoe stammt aus dem Griechischen und bedeutet »Atemstillstand«. Und das ist gar nicht lustig. Bei Schlafapnoe-Betroffenen setzt nachts wiederholt der Atem aus – bis zu 60 Sekunden lang, nicht selten 200-Mal die Nacht. Lauter kleine Erstickungsanfälle. Superstress für den Körper. Denn wenn er keine Luft bekommt, rast das Herz. Das Gehirn fordert Adrenalin. Das weckt den Körper, damit er einatmet. Der Schnarcher schnappt nach Luft ... Die Folgen können dramatisch sein. Schlafapnoeiker leiden tagsüber unter Müdigkeit, fallen einfach in den Schlaf. Auch am Steuer. Ein Schnarcher ist eine größere Gefahr im Verkehr als ein Fahrer mit 0,8 Promille im Blut. Die Folgen: Kopfschmerzen, Konzentrationsstörungen, Vergesslichkeit, Zerstreutheit, Angstzustände, Depressionen, Impotenz, Herzinfarkt und Schlaganfall. Sie sehen: Schnarchen sollte man ernst nehmen.

PRAXIS-TIPP

Was gegen Schnarchen hilft

- **Der HNO-Arzt.** Der schickt Sie in ein Schlaflabor, guckt, wo die Verengungen sind, verschreibt Schnarchschnuller (Uni Göttingen), Bissschiene, Kinnbinde, eine Atemmaske für die Nacht oder eine OP.
- **Bei Übergewicht:** Abspecken. Schlanke Menschen atmen und schlafen besser als Dicke. Ihnen fällt die Zunge nämlich nicht nach hinten.
- **Alkohol reduzieren.** Zumindest die letzten zwei Stunden vor dem Schlafengehen sollte man abstinent bleiben. Alkohol erhöht die Häufigkeit und Wahrscheinlichkeit von Apnoen.
- **Medikamente vermeiden,** auch Schlaftabletten. Im Zweifelsfall den Arzt befragen.

24. tipp

»Kein Befund« ist oft ein Befund: Herzneurose!

Das Herz stolpert. Der Schmerz sticht wie ein Messer in die Brust. Angst treibt einem den Schweiß auf die Stirn. Die Luft bleibt weg. Das Herz rast. Schwindel. Flimmern vor den Augen. Ab zum Arzt. Der sagt: »Alles in Ordnung.«

Doch es passiert wieder und wieder. Im Auto, im Job, zu Hause auf dem Sofa schlägt das Herz nicht so, wie es soll. Herzrasen und/oder Herzschmerzen machen Angst. Sterbensangst. Und ein Spezialist nach dem andern sagt nach Blutuntersuchung, EKG, Ultraschall, Röntgenbild, Herzkatheder: *Ihnen fehlt nichts.* Jeder vierte, der mit Herzbeschwerden zum Arzt geht, leidet unter »funktioneller kardiovaskulärer Störung«. Übersetzt heißt das: Die Seele quält den Körper. Der Arzt findet nichts. Ein guter Arzt rät, zum Psychosomatiker oder -therapeuten zu gehen. Was von den meisten Betroffenen abgelehnt wird, weil sie lieber unter einem kaputten Herz als an einem Problem mit der Psyche leiden. Ein mitleidiger Arzt zückt den »beruhigenden« Rezeptblock, weil sein Patient nicht glaubt, dass keine organische Ursache vorliegt. Spätestens beim Lesen des Beipackzettels glaubt er noch fester an sein krankes Herz und mutiert zum Dauerpatienten. Er manövriert sich in ein chronisches Leiden. Ständig plagen ihn Todesangstattacken, die alle Lebensfreude rauben.

Am Puls der Zeit

Sieben Jahre Horrortrip

Es dauert oft sieben Jahre, bis ein Mensch mit Paniksyndrom, das in das Herz sticht, in die richtigen Hände kommt. Zu einem Psychosomatiker oder -therapeuten. Denn nur, wenn man das aufspürt, was im Unterbewusstsein Angst macht, lernt, mit der Panik umzugehen, schlägt das Herz auch wieder für ein fröhlicheres Leben.

DAS LOHNT ZU WISSEN

- Die Ursachen für die Herzneurose sind mannigfaltig: Trennung, neue Herausforderung im Beruf, Streit mit dem Partner, Überlastung durch Job und Familie, der Herzinfarkt eines Freundes oder des Vaters ...
- Der heilende Weg führt über eine Therapie. Es ist zwar leichter, die Furcht vor der Spinne, dem engen Raum oder der Höhe zu nehmen als die Furcht vor dem Infarkt – aber es ist möglich.
- Wege aus der Angst: In einer Gesprächstherapie werden die Ursachen aufgespürt. Durch Erlernen von Entspannungstechniken tritt man gegen die Angst an. Und gemeinsam mit dem Therapeuten stellt man sich Schritt für Schritt der Bedrohung, lernt, sie zu besiegen.
- Jedes Paniksyndrom, wie auch die Herzneurose, kann man durch ein einfaches Mittel lindern: Laufen. Studien zeigen: Durch regelmäßiges Ausdauertraining ist so manche Angst geschwunden.
- Zwei Entspannungssalze verwöhnen das Herz: Kalium und Magnesium. Gibt's übrigens in einer Tablette verpackt. Aus gutem Grund. Und auch – hätten Sie's gedacht? – von Mutter Natur. Die nennt das Banane.

herztest Leiden Sie unter Panikattacken?

Hier ein kleiner Test, der Ihnen zeigen kann, ob Sie unter Panikattacken leiden. Den vollständigen Test vom Angstexperten Sheehan finden Sie im Internet unter: www.angst-auskunft.de. Litten Sie in der letzten Zeit häufig unter ...

1 Atemnot, Erstickungsgefühlen, übermäßigem Atmen? ❍ ja ❍ nein

2 Erstickenden oder würgenden Gefühlen bzw. »Kloß im Hals«? ❍ ja ❍ nein

3 Herzstolpern, Herzrasen oder Herzklopfen? ❍ ja ❍ nein

4 Brustschmerzen, Druck oder Unwohlsein? ❍ ja ❍ nein

5 Übermäßigem Schwitzen? ❍ ja ❍ nein

6 Benommenheit, Schwindelanfällen, weichen Knien, Gleichgewichtsstörungen? ❍ ja ❍ nein

7 Übelkeit oder Magenproblemen? ❍ ja ❍ nein

8 Schwebendes Gefühl bzw. Gefühl, außerhalb oder losgelassen von einem Teil oder vom ganzen Körper zu sein? ❍ ja ❍ nein

9 Kribbeln oder Gefühllosigkeit in manchen Körperteilen? ❍ ja ❍ nein

10 Hitzewallungen oder Kälteschauer? ❍ ja ❍ nein

11 Zucken oder Zittern? ❍ ja ❍ nein

12 Angst zu sterben oder dass mir sonst etwas Schlimmes zustoßen wird? ❍ ja ❍ nein

13 Gefühl, mich nicht mehr kontrollieren zu können oder verrückt zu werden? ❍ ja ❍ nein

14 Angstzuständen, die mich packen, wenn ich kurz vor einer Situation stehe oder bereits darin bin, die erfahrungsgemäß solche Attacken hervorruft? ❍ ja ❍ nein

15 Angstattacken, die ohne besonderen Auslöser auftreten, fast »wie aus heiterem Himmel«? ❍ ja ❍ nein

16 Angstepisoden, die sich aufbauen, während ich eine bestimmte Situation erwarte? ❍ ja ❍ nein

17 Situationen, die ich vermeide, weil sie mir Angst bereiten? ❍ ja ❍ nein

18 Abhängigkeit von anderen Menschen? ❍ ja ❍ nein

19 Spannung und dem Unvermögen sich zu entspannen? ❍ ja ❍ nein

20 Angst, Nervosität, Unruhe? ❍ ja ❍ nein

21 Zeitweilig auftretende Überempfindlichkeit gegenüber Geräuschen, Licht oder Berührung? ❍ ja ❍ nein

22 Zeitweiligem Durchfall? ❍ ja ❍ nein

23 Überbesorgtheit um meine Gesundheit? ❍ ja ❍ nein

24 Schlafstörungen? ❍ ja ❍ nein

Haben Sie häufiger mit Ja geantwortet, dann könnte eine Angsterkrankung vorliegen. Ich empfehle Ihnen dringend fachärztliche oder psychotherapeutische ...

Lauter professionelle Blicke ins Herz

Wie erfährt der Arzt, was sich im Herzen tut? Durch Sprechen, Abtasten, Röntgen – und per Blick ins Auge.

Anamnese

Bevor sich der Arzt für eine Behandlung entscheidet, fragt er den Patienten nach seiner Krankengeschichte (Anamnese). Zudem informiert er sich über Risikofaktoren wie Rauchen, Bluthochdruck, Stress oder einschlägige Erkrankungen in der Familie.

Die körperliche Untersuchung

Sie schließt sich an die Anamnese an. Der Arzt untersucht Haut, Beine und Halsvenen. Er misst Blutdruck und Körpergewicht, er klopft den Brustkorb ab. All das gibt ihm Hinweise auf mögliche Erkrankungen wie Herzschwäche, Herzrhythmusstörungen oder Arteriosklerose.

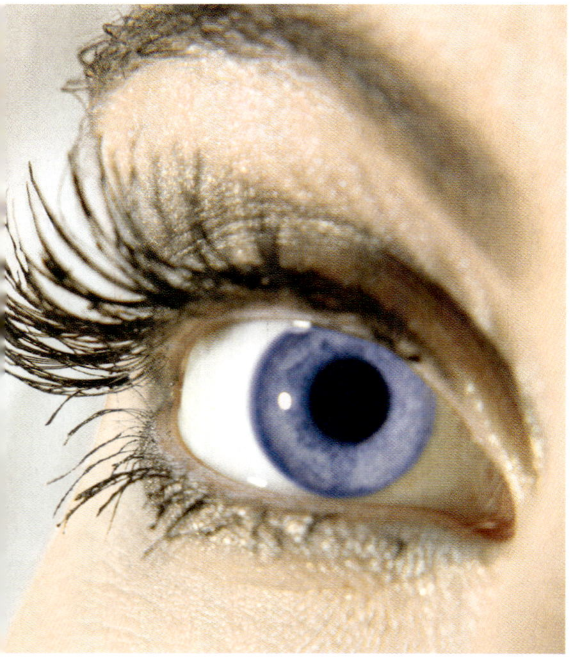

Echokardiografie

Ein Verfahren, mit dem der Arzt Herzpatienten mit einem Ultraschallgerät untersucht, um Herzkrankheiten sicher zu erkennen. Noch zuverlässiger als ein Belastungs-EKG. Durch den Ultraschall kann er sogar genau feststellen, welche Gefäß- und Herzmuskelbereiche von Komplikationen betroffen sind.

Das Elektrokardiogramm (EKG)

Das EKG-Gerät zeichnet Herzströme auf. Daraus ergibt sich ein typisches Bild, das sich verändert, wenn etwa durch Mangeldurchblutung die Herzströme nicht mehr richtig weitergeleitet werden. Zur genaueren Diagnostik misst der Arzt die Herzströme, während sich der Patient auf einem Fahrradergometer belastet. Die aufgezeichneten Daten geben Aufschluss über die Veränderungen der Herzaktivität im Verhältnis zu Puls und Blutdruck.

Szintigrafie

Bei der Szintigrafie wird eine schwach radioaktive Substanz (ein Thalliumisotop) in eine Vene gespritzt. Sie verteilt sich im Körper und reichert sich besonders im Herzmuskel an. Dann wird die Radioaktivität gemessen und grafisch dargestellt. Durch die Daten lassen sich Durchblutungsstörungen erkennen.

PET

Die Positronen-Emissions-Tomografie (PET) ist ein nuklearmedizinisches Verfahren, das sich gut zur Diagnose der koronaren

Herzkrankheit eignet. Damit kann man noch lebensfähiges Gewebe in einem (nach einem Infarkt) abgestorbenen Muskelbezirk aufdecken. Der Arzt weiß dann, ob es sich lohnt, die verengten Herzkranzgefäße wieder zu öffnen, um das Gewebe zu erhalten.

Angiografie

Mit einer Angiografie kann der Arzt die Herzkranzgefäße von innen röntgen. Dem Patienten wird ein sehr dünner Schlauch (Katheter) über die Leistenarterie bis zur Abzweigung der rechten oder linken Herzkranzarterie aus der Hauptschlagader eingeführt. Auf diese Weise lassen sich verengte Stellen direkt erkennen. Allerdings erst, wenn über 40 Prozent des Gefäßes verstopft sind. Arteriosklerose im Frühstadium lässt sich mit der Angiografie nicht diagnostizieren.

Gefäß-Ultraschall

Der Arzt führt einen dünnen Schlauch mit einer Ultraschallsonde über eine Arterie bis in die Herzkranzgefäße. Durch die Spiegelung des Gefäßinneren lässt sich erkennen, welche Abschnitte der Gefäßwand (innere Auskleidung, Muskelschicht, Außenschicht) von Arteriosklerose betroffen sind. Und ob sich an den Gefäßwänden harter Kalk oder weichere Ablagerungen festgesetzt haben.

Computertomografie (CT)

Weniger risikoreich und belastend als durch die Angiografie oder Gefäß-Ultraschall lässt sich das Herz mit der Computertomografie (CT) untersuchen. Die CT liefert eine dreidimensionale Aufnahme des Herzens und macht im Gegensatz zu allen anderen Untersuchungen die Veränderungen an den Gefäßwänden bereits in einem sehr frühen Stadium sichtbar. Außerdem kann der Arzt mit der Herz-Computertomografie feststellen, um welche Art von Ablagerungen es sich handelt.

Die Sprechenden Augen

Neu ist auch die Talking Eyes genannte Methode. Der Arzt schaut mit einer Spezialkamera den Augenhintergrund an. Der Computer sieht Veränderungen auf der Netzhaut, wie etwa Durchblutungsstörungen. Die kleinen Gefäße sind ziemlich schnell betroffen. Daraus kann man dann das Herz-Kreislauf-Risiko errechnen.

Am Puls der Zeit

Ganzkörperscan

Für den Ami normal: In die Röhre legen und von Kopf bis Fuß auf Frühzeichen einer Krankheit durchleuchten lassen mit dem Computertomografen (CT). Dafür nimmt er Strahlen in Kauf und zahlt ca. 100 Dollar. Schonender als die CT ist die Magnetresonanztomografie. Die MRT oder auch Kernspintomografie macht sich anstelle von Röntgenstrahlen ein Magnetfeld zunutze. Sie liefert hochpräzise 3-D-Aufnahmen aus dem Körperinneren. Darm, Herz, Gefäßbahn, Lunge oder Gehirn lassen sich 3 D betrachten, ohne dass irgendetwas weh tut. Sie zeigen ganz genau Gefäßengen (Stenosen) und Gefäßerweiterungen (Aneurysmen), aber auch beginnende Gefäßveränderungen und Plaqueablagerungen. Professor Michael Forsting vom Uniklinikum Essen rät: Alle drei bis fünf Jahre eine MRT vom ganzen Körper. So lassen sich chronische Krankheiten wie Bluthochdruck, Arteriosklerose oder Tumore in Frühstadien erkennen. Kosten: 800 bis 2000 Euro.

26.tipp

Halten Sie sich an die Herzschutzpyramide

Wer herzgesund essen will, greift zu bei Obst und Gemüse. Tankt genug Pflanzenöle, verwöhnt den Körper mit Eiweiß ...

Sie werden immer dicker. Immer müder, immer lustloser, werden arbeitsunfähig geschrieben und schlussendlich wegen des Rückenleidens oder des Herzinfarktes pensioniert. Mit 76 Jahren (beim Mann) ist dieses Spiel dann zu Ende. Ist so. Zeigt die Statistik in Deutschland. Sie ahnen gar nicht, dass allein Ernährung diesen typischen Lebensablauf dramatisch verändern könnte. Sie ahnen gar nicht, dass man nicht mehr krank werden muss, keinen Herzinfarkt bekommt, kein Rückenleiden, keinen Krebs, dass man täglich voller Energie aufstehen kann, mit fröhlich blitzenden Augen sein Tagewerk vollbringen kann und innerlich vor Freude hüpft. Und das alles durch eine andere Ernährung.

Kennen Sie die Ernährungspyramiden? Mit ihnen wird bildlich dargestellt, von was wir viel und von was wir weniger essen sollen. Die Deutsche Gesellschaft wird sich um eine neue Ernährungspyramide bemühen, hieß es im Jahr 2004 – na endlich! Die alte Pyramide, nach der man viel Brot, Nudeln und Kartoffeln essen sollte, hat nicht unbedingt positiv zum Nationalgewicht beigetragen. Pyramiden sind übrigens wirklich beliebt. Hat sogar Coca-Cola auf seiner Website. Dort kann man sehen, dass man sich hauptsächlich von Cola ernähren soll. Tun ja auch viele ...

Ich mag die Harvard-Pyramide. Die medizinische Fakultät der Bostoner Harvard-Universität stellte im Herbst 2001 eine neue Ernährungspyramide vor. Sie zeigt bildhaft, wie einer sich ernähren soll, der keine Lust auf Übergewicht hat, der nicht an Diabetes erkranken will, an Krebs oder Herzinfarkt.

Am Puls der Zeit

GLYX und das Insulin

GLYX kennt mittlerweile jeder. Wie die Kalorie. Der GLYX besagt, wie stark ein Lebensmittel den Blutzucker hochtreibt und die Bauchspeicheldrüse anregt, Insulin auszuschütten. Insulin ist unser Fettspeicher- und Heißhungerhormon. Zu viel davon macht über kurz oder lang insulinresistent – und dann eilt man mit großen Schritten auf den Herzinfarkt zu. Auch wenn sich unsere oberste Ernährungsbehörde immer noch sträubt, den GLYX in ihre allgemeinen Ernährungsempfehlungen mit einzubeziehen – zumindest zum Abbau der Insulinresistenz wird er empfohlen. Insulinresistent ist jeder Dritte in Deutschland. Und wenn Sie dieses Buch in der Hand halten, höchstwahrscheinlich auch Sie.

DAS REZEPT

Herzschutzpyramide

Essen Sie nach dieser Pyramide, und Ihr Herz bleibt gesund.

1. Stufe: Vitalstoffe satt. Immer. Jeden Tag. Hier servieren die Mediziner alles, was der Mensch braucht, um Leistung zu bringen und

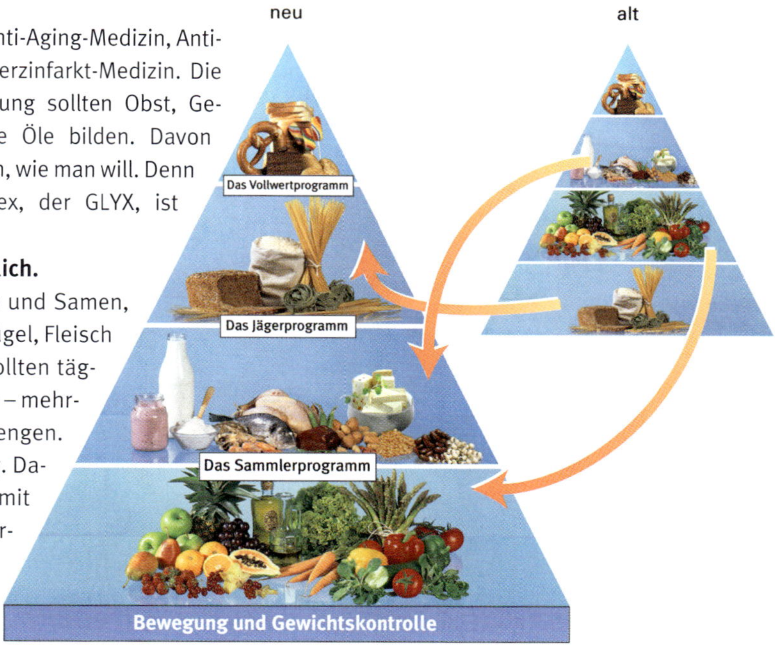

gesund zu bleiben – Anti-Aging-Medizin, Anti-Krebs-Medizin, Anti-Herzinfarkt-Medizin. Die Basis unserer Ernährung sollten Obst, Gemüse und pflanzliche Öle bilden. Davon kann man so viel essen, wie man will. Denn der glykämische Index, der GLYX, ist niedrig.

2. Stufe: Eiweiß. Täglich.
Hülsenfrüchte, Nüsse und Samen, Eier, Fisch, Wild, Geflügel, Fleisch und Milchprodukte sollten täglich genossen werden – mehrmals in kleinen Mengen. Und mit Abwechslung. Damit jede Körperzelle mit dem Wichtigsten versorgt wird, das sie braucht, um jung, leistungsfähig und gesund zu bleiben: Eiweiß.

3. Stufe: erhitzte Kohlenhydrate. Zurückhaltend.
Von diesen Lebensmitteln sollte man nur kleine Mengen essen, denn sie liefern viele Kohlenhydrate und sind vitalstoffarm. In Verbindung mit Ballaststoffen allerdings schützen Sie Ihr Herz. Bevorzugen Sie deshalb Vollkornbrot, Vollkornnudeln und Naturreis.

4. Stufe: Fabrik-Kohlenhydrate. Niemals.
Diese Nahrungsmittel sollte man tunlichst meiden, um Gesundheit zu erhalten: Weißmehlprodukte, Kartoffeln, Kartoffelprodukte, Süßwaren, süße Getränke.

DAS LOHNT ZU WISSEN

Eine Harvard-Studie mit diabeteskranken Frauen hat gezeigt: Frauen, die GLYX-hoch essen, haben ein doppelt so hohes Herzinfarktrisiko wie Frauen, die sich aus den unteren zwei Stufen der neuen Ernährungspyramide ihren Speisezettel zusammenstellen.

Frauen, die GLYX-hoch essen, haben einen hohen CRP-Spiegel. CRP steht für einen Stoff, der Entzündungsreaktionen in den Gefäßwänden anfeuert. Ein hoher CRP-Spiegel gilt als eigenständiger Risikofaktor für Herzinfarkt (siehe auch Seite 40f.).

Harvardologen schreiben: Ernähren sich Übergewichtige nach der Ernährungspyramide, sinkt das Risiko, ein metabolisches Syndrom (Bluthochdruck, hohe Zuckerwerte, schlechte Fettwerte, Übergewicht) zu entwickeln – und damit einen Herzinfarkt zu erleiden.

PRAXIS-TIPP

Versuchen Sie einmal 14 Tage ohne Zucker auszukommen. Ohne das Süßgefühl auf der Zunge. Plötzlich wird ein Schluck Cola Sie ekeln. Sie werden sich selbst nicht mehr verstehen. Sie werden wieder normal.

27. tipp

Schlemmen Sie aus der Steinzeitschüssel

Herzgesund essen ist ganz einfach – und das sehen mittlerweile auch ein paar unserer Experten ein.

Als Ende 2003 das aktuelle Heft der neuen Ernährungsumschau – Heft 11, um genau zu sein – auf den Markt kam, machte ich einen richtigen Luftsprung. Und das, obwohl es sich bei der neuen Ernährungsumschau um ein wirklich sehr, sehr konservatives Blatt handelt. Meine Meinung. Warum also meine Freude?

Auf dem Titel wurde die Frage gestellt: »Steinzeiternährung: wieder aktuell?« Oje, denken Sie – noch konservativer geht's nicht mehr? Falsch. Allein, dass Ernährungswissenschaftler diese Frage stellen, ist sensationell fortschrittlich. Die Ernährungsumschau rüttelte mit dieser Frage erstmals an den Dogmen unserer klassischen Ernährungsberatung. Sie rüttelte nicht kräftig, weil sie drüber schrieb: *»Zur Diskussion gestellt.«* Aber im Inneren stand schwarz auf weiß: *»Zunehmend wird jedoch deutlich, dass eine Kost, die sich an die prähistorische Ernährungsweise anlehnt, günstige Wirkung auf das kardiovaskuläre Risikoprofil hat. (...) Es erscheint sinnvoll, neben einem reichlichen Verzehr von Gemüse und Obst sowie einer Fettmodifikation auch eher eine knappe Kohlenhydratzufuhr und eine Erhöhung des Proteinanteils in der Ernährung anzustreben.«* So Dr. Armin Zittermann vom Herz- und Diabeteszentrum, Bad Oeynhausen. Das ist rebellisch. (Nicht für Forever-Young-Leser, die wissen das schon lang. Aber für 77 Millionen weitere Deutsche). Ein gesünderes Herz durch: weniger Kohlenhydrate, mehr Eiweiß!

Am Puls der Zeit

Was isst der Mensch heute?

Laut Nationaler Verzehrstudie nehmen 25- bis 50-jährige Männer täglich die folgenden Mengen an Lebensmitteln auf: 291 g Getreide/Getreideerzeugnisse, 250 g Obst und Gemüse, 152 g Milch, 116 g Kartoffeln und Kartoffelerzeugnisse, 101 g Fleisch, 98 g Fleisch- und Wurstwaren, 41 g Käse, 21 g Butter, 18 g Fisch und Fischwaren. Da kann ich nur kommentieren: Das merkt man. Allein schon an der Stimmung in diesem Land.

Walter Willet und der Steinzeitmensch

Beginnen wir mit Walter Willet. Er ist ein moderner Forscher aus den USA. Und der führte eine große Studie durch, mit 80 000 Krankenschwestern (»Nurses Health Study«) und 44 000 Ärzten (»Health Professionals Follow-up Study«). Und in dieser Studie fand er Folgendes heraus:

- Viele Kohlenhydrate, Getreide und Kartoffeln (Lebensmittel mit hohem glykämischen Index, siehe Seite 74) führen zu hohen Blutfettwerten (Triglyzeride) und senken das gute HDL-Cholesterin. Erhöhen also das Herzinfarktrisiko.
- Viel Obst und Gemüse senken das Herzinfarktrisiko.
- Zehn Gramm mehr Ballaststoffe, enthalten in Gemüse, Obst und Vollkornprodukten, senken das Herzinfarktrisiko um 19 Prozent.

- Das Risiko, am Herz zu erkranken, war bei den Krankenschwestern, die sich mit viel Eiweiß versorgten, um 25 Prozent niedriger. Egal ob sie tierisches oder pflanzliches Eiweiß zu sich nahmen.
- Vollkornprodukte senken das Typ-2-Diabetes-Risiko.

Willet empfiehlt:

- Nicht Fett sparen, sondern modifizieren. Weniger tierische, mehr pflanzliche Fette.

DAS REZEPT

Werfen Sie einen Blick in die Steinzeitschüssel ...

Vor 400 000 Jahren richtete sich einer auf und lief als Homo sapiens durch die Gegend. Und vor 10 000 Jahren setzte er sich hin. An den Rand seines Ackers. Baute kohlenhydratreiche Lebensmittel an, von denen er dick und krank wurde. Vorher aß er zu 65 Prozent Samen, Nüsse, Wurzeln und Früchte. Und zu 35 Prozent Braten. Jeden Tag verdrückte er 1700 Gramm pflanzliche Kost und 900 Gramm tierische. Kohlenhydrate nahm er nur über Früchte auf. Getreide kannte er ja noch nicht. Milch gab's nur aus dem Busen. Dann nicht mehr. Die Kartoffel wuchs nur in Südamerika. Ihr Ahne aus der Altsteinzeit aß also viel, viel Protein und wenige Kohlenhydrate. In Zahlen ausgedrückt:

- 3060 Kalorien
- 37 Prozent Eiweiß
- 22 Prozent Kohlenhydrate
- 41 Prozent Fett.

37 Prozent Eiweiß. Da klingeln Ihnen doch die Ohren. Das ist doch gefährlich. Oder etwa nicht?

Er hatte mehr Vitamine als Sie

Wissen Sie, was der Steinzeitmensch noch mehr aß? Vitamine. Er nahm neunmal so viel Vitamin C zu sich. 604 Milligramm. Bei uns empfiehlt man 100. Er kannte aber noch keine Umweltgifte, keinen Computer – und keinen Stress. Er nahm viermal so viel Zink, sechsmal so viel Eisen, dreimal so viel Kalzium auf ... Und Sie haben sicherlich im Kopf: So hohe Dosen sind gefährlich. Der Strunz spinnt.

Der Steinzeitmenschbraten war nicht fett. Das Wild sprang fröhlich herum, hatte weniger und gesünderes Fett, und es wurde nicht mit Hormonen und Antibiotika gemästet. Der Steinzeitmensch nahm genauso viele Omega-3-Fettsäuen auf wie Omega-6-Fettsäuren. Uns mangelt es an den 3-ern. Und das macht uns krank.

Also: Der Steinzeitmensch aß kaum Ihre ach so geliebten Kohlenhydrate. Und kannte praktisch keinen Herzinfarkt. Die Hälfte aller Todesfälle in Deutschland kann man einfach vermeiden. Indem man nicht mehr auf die konservativen Ernährungswissenschaftler hört, sondern auf Prof. Feuerstein, den Steinzeitmenschen.

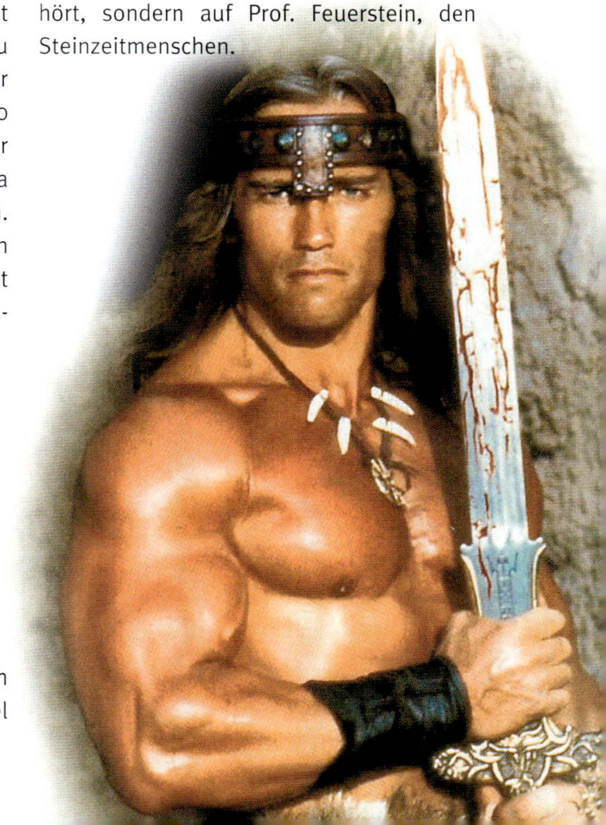

28 tipp

Tanken Sie täglich 1 kg Herzschutz aus der Apotheke der Natur

Weiß mittlerweile jeder: Wer Obst und Gemüse isst, schützt sein Herz. Denn die Apotheke Gottes liefert 60 000 Biostoffe.

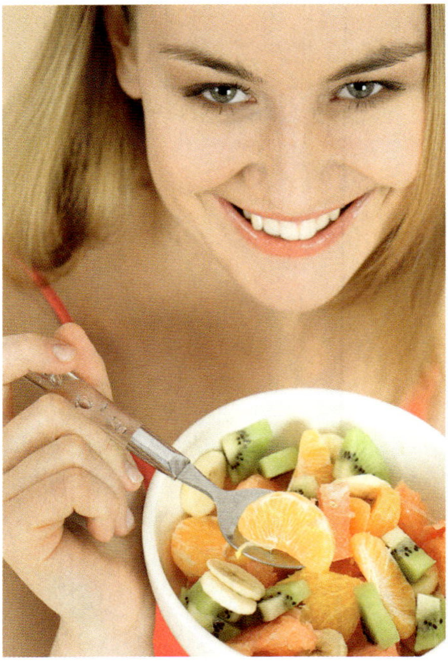

Wenn sie der Mensch nicht zerstört. Darum mag ich lieber den kleinen hässlichen hutzeligen Apfel als den großen glänzenden wunderschönen roten. Der kleine hässliche Bioapfel hat nämlich mehr Energie. *Jetzt spinnt er, der Strunz,* denken Sie. Ne. Kann man messen. Tut Professor Manfred Hoffmann aus Weihenstephan/Triesdorf. Der untersucht seit Jahren, ob nun Bio besser ist oder konventioneller Anbau. Guckt nicht nach Kalorien und nicht nur nach Vitamingehalt. Guckt nach Neuem. Nach Antioxidanzien, dazu zählen Farb- und Aromastoffe des Apfels. Und die sind ganz wichtig für uns. Die schützen vor Krebs, vor Herzinfarkt. Vor frühzeitigem Altern. Binden die bösen freien Radikale. Den wild gewordenen Sauerstoff in unserem Körper, der Zellen und Erbgut zerstört – indem er auf dem Weg durch den Körper gesunden Geweben Elektronen raubt.

Professor Hoffmann misst Bioenergie

Prof. Manfred Hoffmann guckt, ob der Brokkoli oder der Spargel oder der Wein oder der Fruchtsaft diese freien Radikale wegfangen kann. Er misst mit einer speziellen Platinelektrode auf Millivolt (mV) genau das Redoxpotenzial flüssiger Lebensmittelproben. Das zeigt, ob der Apfel noch Elektronen hat, mit denen er die freien Radikale schachmatt setzen kann. Professor Hoffmann schaut also, ob ein Lebensmittel elektronenreich ist. Viel Lebensenergie für uns hat. Das hat er schon bei mehr als 9000 Lebensmitteln getestet.

Hoffmann fand heraus: Bioprodukte sind besser, haben die niedrigsten Redoxpotenziale, also die meisten Elektronen. Er ist überzeugt, dass eine artgerechte, stressarme Erzeugung eines Lebensmittels (das gilt auch für Pflanzen) sich positiv auf die Qualität auswirkt: Er sagt: *»Je mehr sekundäre Pflanzenstoffe, je mehr Vitamine, je mehr Begleitstoffe Elektronen liefern können, umso wertvoller ist das Produkt für den Konsumenten.«* So fand er bei liebevoll hergestellten teuren Weinen die besseren Redoxpotenziale als bei billigeren Weinen.

DAS LOHNT ZU WISSEN

Gute Energielieferanten sind Kräutertees, sie haben idealerweise

100 Millivolt. Cola hingegen hat nix mehr an Elektronen zu bieten.

- Eiweißlieferanten wie Milch (125 mV) und Vollkorn (157 mV) haben gute Redoxpotenziale.
- In Bio finden Sie mehr Lebensenergie als im konventionellen Produkt.
- Qualitativ hochwertig mit Liebe erzeugte Lebensmittel haben mehr Energie als billige schnell hergestellte Produkte. Das gilt für den Wein, den Essig, den Saft, das Olivenöl, das Sauerkraut, den Käse, das Schaf, den Fisch ... Kann man nicht immer, aber meistens am Preis erkennen.
- Im frischen Gemüse ist nicht immer, aber oft mehr als in gekochtem (Ausnahme z. B. Tomate). Deswegen sollten Sie täglich mindestens 50 Prozent Obst und Gemüse in der rohen Form zu essen. Frisch, vom Bauern nebenan, aus der Saison. Vom Wochenmarkt.
- Im Lager und in der Fabrik haucht jedes Lebensmittel sein Leben aus. Verbraucht Lebensenergie. Messbar. Über das Redoxpotienzial. Verstehen Sie jetzt, weshalb ich so oft von »Industriemüll« spreche? Denken Sie doch mal 60 Sekunden über Ihren heutigen Müllkonsum nach ...

DAS REZEPT

Zellschutzprogramm

Essen Sie fünfmal am Tag Obst und Gemüse. Mehr als die Hälfte davon roh – warum knabbern Sie nicht ständig Medizin? In Form von Gemüsestreifen. Wechseln Sie zwischen Farben und Sorten – dann sind Sie grundversorgt. Lassen Sie beim Arzt die Blutwerte bestimmen, und füllen Sie die leeren Tanks gezielt auf mit guten Vitalstoffpräparaten aus der Apotheke. Sie investieren in Ihre Gesundheit und ein längeres Leben.

Gemüsestreifen sollten Sie den ganzen Tag über begleiten – am besten mit einem Tofudip.

Rezept für 2 Personen: Verschiedene Gemüse putzen, eventuell schälen und in mundgerechte Streifen schneiden. Für den Dip 100 g Tofu klein würfeln, 2 TL Olivenöl, 100 g Joghurt und 1 TL Zitronensaft zugeben, mit dem Pürierstab fein pürieren. Mit Salz und Pfeffer abschmecken. 1/2 Bund Dill fein hacken und unter den Dip rühren. Mit ein paar Dillzweiglein garnieren.

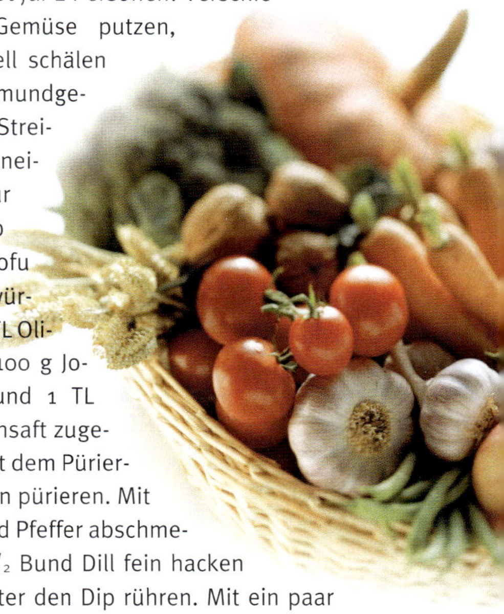

PRAXIS-TIPP

Fünfmal am Tag ist kinderleicht

Ein Kilo Gemüse und Obst täglich klingt viel, weil Sie sich wahrscheinlich nichts darunter vorstellen können.

Wenn Sie aber

- eine Schüssel Obstsalat
- ein Glas frisch gepressten Saft
- ein großes Glas Tomatensaft (oder einen anderen Gemüsesaft)
- zwei Äpfel oder anderes Obst
- 200 g Gemüsestreifen zwischendurch
- einen Teller Salat
- eine große Portion Gemüse

über den Tag verteilt essen, dann sind Sie schon im grünen Bereich.

Hören Sie auf die 11 000 gesündesten Herzen ...

... sie schlugen 2004 in Athen. Bei der Olympiade. Leistungsstark, energiegeladen, pumperlgsund.

Da frag ich mich: Wie wird so ein Herz der Extraklasse eigentlich ernährt? So ein olympisches Herz? Ganz einfach: Nudeln, rät die DGE. Kohlenhydrate, sagen die Laufexperten. Nudeln, Kartoffeln, Reis, sagen die dicken deutschen Ernährungsexperten.

Tja. Fragen wir doch die 11 000 Olympiaathleten einfach selbst. Was habt ihr denn gegessen? Laut Einkaufsliste (veröffentlicht in Focus 34/2004) verbrauchen sie

- Obst und Gemüse: 270 Tonnen
- Fleisch und Fisch: 210 Tonnen
- Nudeln: 12 Tonnen

Eine schallende Ohrfeige für all die Experten, die uns seit Jahrzehnten die Nudeln propagieren – und Deutschland immer dicker und herzkränker werden lässt.

Wir (auch ich, ich bin Ironman) wissen's besser: Eiweiß und Obst. Punkt. Das bringt Leistung. Das macht gesunde Herzen.

AM PULS DER ZEIT

Olympisches Gold
Wissen Sie, wie die Olympiaathleten essen? Wie die Steinzeitmenschen. Wie es Jäger- und Sammlervölker heute noch tun. Eine gute Portion Protein, dazu Früchte, Beeren, Wurzeln. Die Nudel gab's damals noch nicht. Aber für Rechenkünstler: Was sind schon 2,5 Prozent industrielle Kohlenhydrate auf dem Teller? Ich kenne da einige, die empfehlen mehr ...

DAS REZEPT

Bedienen Sie sich aus der Hitliste der Herzschützer

Amerikanische Ernährungswissenschaftler haben die Top Ten der Herzschützer aufgestellt. Hier dürfen Sie dem Herzen zuliebe so häufig wie möglich zugreifen.

Platz 1: Blaubeeren
Keine Frucht liefert mehr Antioxidanzien. Die schützen Ihre Gefäße vor Verkalkung. Der blaue Farbstoff Anthozyan hält jede Zelle jung, auch die grauen im Kopf.

Platz 2: Grünes Blattgemüse
Grünkohl, Mangold, Spinat und Feldsalat enthalten viel Lutein und Zeaxanthin, die schützen ebenfalls vor freien Radikalen. Außerdem Folsäure, den Herzschutzstoff aus der Familie der B-Vitamine.

Platz 3: Nüsse
20 Gramm pro Tag schützen das Herz vor Infarkt. Da sie den Samen einer neuen Pflanze enthalten, liefern sie viele Fitfette, Eiweiß, Ballaststoffe, Vitamine und Mineralien.

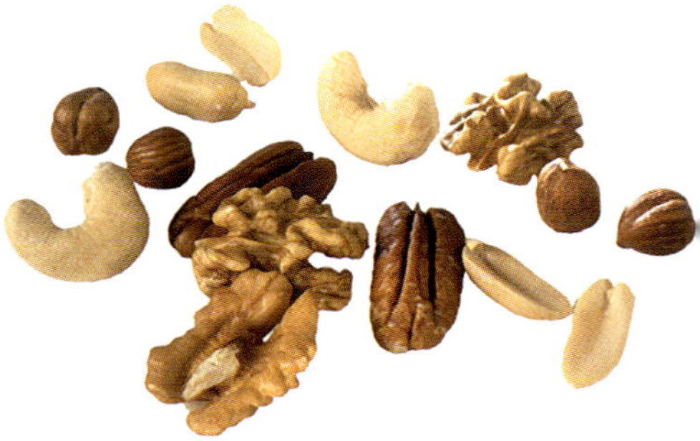

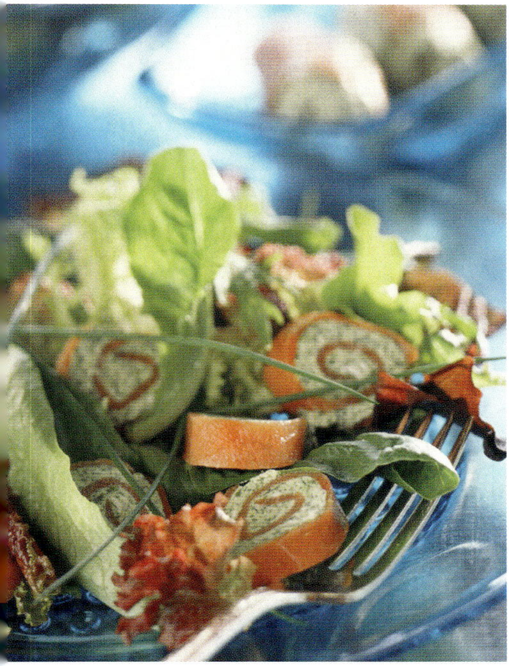

Platz 4: Fisch

Vor allem der Fisch (Wildlachs, Thunfisch, Hering, Sardinen) versorgt mit einer geballten Ladung Omega-3-Fettsäuren, die das Herz-Kreislauf-System in Richtung jung und gesund trimmen.

Platz 5: Avocados

Wirken sich positiv auf den Insulinhaushalt aus (beugen Diabetes vor), versorgen den Körper mit essenziellen Fettsäuren – und den Herzschützern Kalium und Vitamin E.

Platz 6: Vollkornprodukte

Versorgen uns mit Antioxidanzien, B-Vitaminen, Ballaststoffen und Biostoffen aus der Pflanze, die das Blut dünn halten und den Cholesterinspiegel senken.

Platz 7: Hülsenfrüchte

Wertvolle Proteinlieferanten, die das Fettkonto nicht belasten. Außerdem liefern sie viele Ballaststoffe, Vitamine, Mineralien.

Platz 8: Fettarme Milchprodukte

Wenige Kohlenhydrate, viel Eiweiß plus Kalzium – eine wunderbare Herzschutzkombi.

Platz 9: Eier

Das hochwertigste Eiweiß steckt im Ei. Dazu liefert es Mineralien, Vitamine, Lezithin und Lutein. Nein, das Cholesterin muss man nicht fürchten.

Platz 10: Dunkle Schokolade

Für Süßschnäbel und Naschkatzen der Lieblingsgrund, das Herz zu schützen. Dunkle Schokolade (mind. 70 Prozent Kakaoanteil) liefert so viele Flavonoide, die die Gefäße vor der Zerstörung durch freie Radikale schützen, wie das berühmte Glas Rotwein.

Darf ich's Ihnen zusammenfassen? Alles in eine Nussschale packen? Da steht: Eiweiß, Pflanzenöl, Obst und Gemüse, Ballaststoffe. Das war's. Alles Geniale ist einfach.

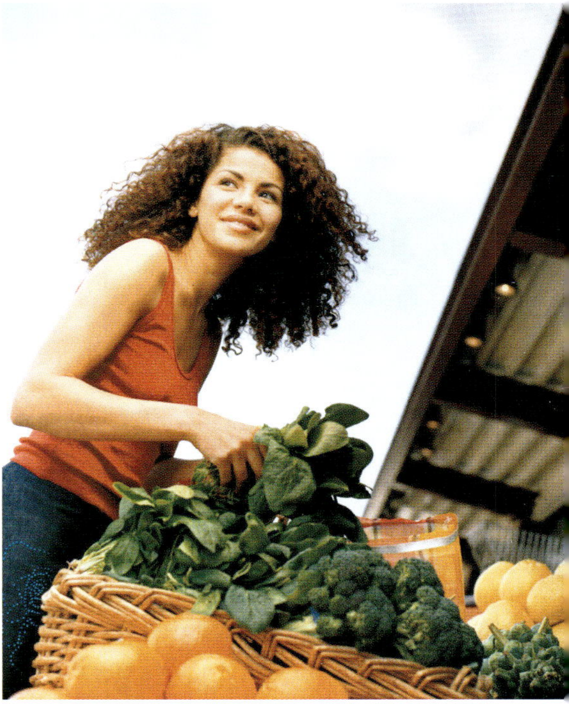

Wasser und Salz, Gott erhalt's!

Das meinen nicht nur die Fische im Meer – das sollte auch Ihr Lebensmotto werden. Schon immer vermutet, jetzt bewiesen am Einstein College of Medicine in den USA: Mit acht Gläsern Wasser über den Tag verteilt und vier Gramm Salz täglich lässt sich der Blutdruck am besten regulieren.

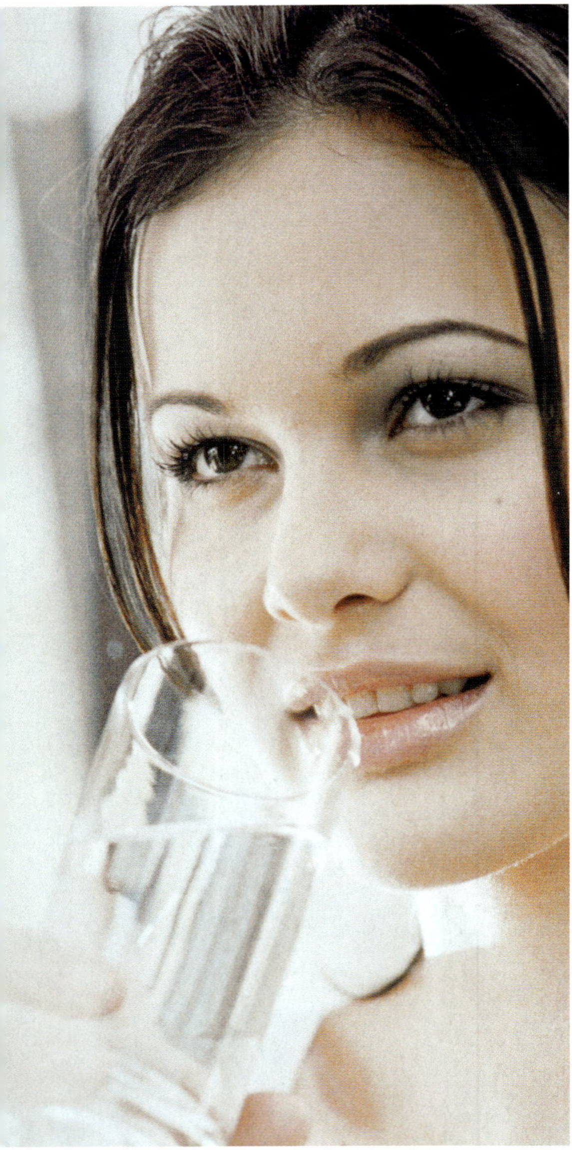

Folgendes hab ich kürzlich im Internet gelesen: *75 Prozent aller Amerikaner sind chronisch dehydriert. Selbst geringe Dehydrierung verlangsamt den Stoffwechsel schon um drei Prozent.* (Ist bei den Deutschen nicht anders! Und drei Prozent bedeutet ein Kilo Fett mehr auf den Hüften im Jahr, und das bedeutet ein größeres Risiko für Herzinfarkt.) Die Uni Washington fand heraus: *Ein Glas Wasser befriedigt nächtliche Hungeranfälle bei fast 100 Prozent der Diätler.* (Sollten Sie auch mal ausprobieren!) *Wassermangel ist der Auslöser Nummer eins für Tagesmüdigkeit.* (Nun wissen Sie, warum Harald Schmidt in seiner Late Night Show immer Wasser trank. Ist ein kluger Kopf, der H. S.) Wer genug trinkt, schärft die Konzentration, lindert Rücken- und Gelenkbeschwerden, reduziert sein Darm- und Brustkrebsrisiko.

Das alles gilt aber nicht für Bier und Softdrinks.

Cola macht sich super – im Putzschrank

Leeren Sie eine Dose Coca-Cola in die Toilettenschüssel. Eine Stunde ziehen lassen, dann sauber spülen. Tolle Sache. Die Säure in der Cola entfernt die Rückstände von der Keramik. Dankesbrief an die Firma schreiben. Mit Cola lösen Sie binnen zwei Tagen ein T-Bone-Steak auf, mit Cola kriegen Sie die Rostflecken von der Stoßstange des Wagens, den schmierigen Straßendreck von der Windschutzscheibe weg. Eine Schraube entrosten Sie, indem Sie sie einige Minuten in eine Cola legen. Die aktive Zutat in der Coke ist Phosphorsäure. Der pH-Wert ist 2,8. Sie kann einen Nagel in etwa vier Tagen auflösen. Phosphorsäure löst auch das Kalzium aus den Knochen. (Ist so. Verursacht Osteoporose.) Ganz abgesehen von all dem ist Cola eine flüssige Süßigkeit. Jeder kann sich vorstellen, wozu es führt, wenn man dieses Zuckerwasser in 1,8-Liter-US-Fast-

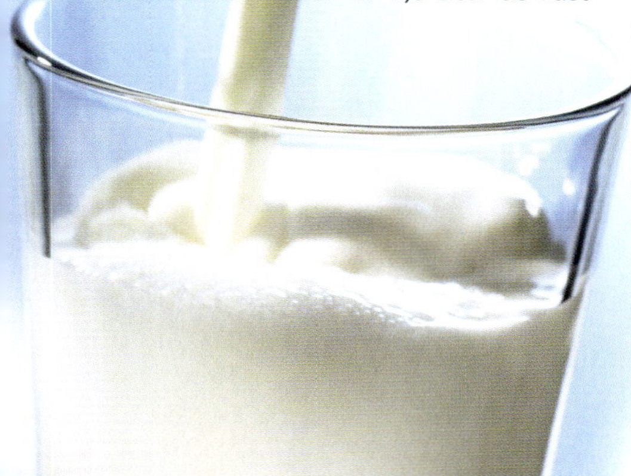

food-Bechern in sich hineinschüttet. Zu gewaltigen Fettbergen. Genauso wie die schön süßen Fruchtnektare, die Limonaden und die unsinnigste Erfindung, seit der Mensch denken kann: Alkopops.

DAS REZEPT

Öffnen Sie den Wasserhahn …

- Weil wir keine Pflanzen sind und Wasser nicht einfach aus der Luft oder dem Boden saugen können, müssen wir es trinken. Drei Liter Wasser täglich. (Von mir aus auch mehr. Außer der Herzdoktor verordnet was anderes!) Das spült alle Ihre Zellen schön durch. Macht sie ganz klar und sauber. Spült die Gifte, oder wenn Sie wollen Schlacken, einfach weg.
- **Fazit: Trinken Sie täglich 3 Liter Wasser.** Wenn Sie nun noch drei Zitronen reinpressen, unterstützen Sie die Entgiftungsarbeit mit Vitamin C und Flavonoiden.
- Auch gut: ungesüßte Tees (grüner Tee, schwarzer Tee oder Kräutertee, aber keine aromatisierten Früchtetees), Saftschorle in der Mischung 1:3.
- Ab und zu eine Tasse Kaffee kurbelt Ihren Kreislauf an, und ein Gläschen trockener Wein am Tag (wenn Sie den mögen) hält das Herz jung. Sie wissen: Mir reicht, am Wein zu schnuppern, meine gute Laune hol ich mir beim Laufen.
- Ideal: Täglich ein großes Glas Gemüsesaft. Hat ein noch höheres Redoxpotenzial als Fruchtsaft – fängt freie Radikale einfach weg, tankt Sie mit positiver Energie auf. Übrigens: Obst und Gemüse speichern viel Wasser. Machen Sie es wie die Affen. Affen essen Wasser. Intelligent. Beißen Sie auch so oft es geht in eine Mango, eine Tomate, eine Gurke.

AM PULS DER ZEIT

Milch macht mobil?

Milch sollten Sie klug trinken. Täglich ein Glas. Kann man immer lesen: Milch macht munter, fröhlich, fördert das Knochenwachstum, schützt vor Osteoporose – und neue Forschungsergebnisse aus Boston zeigen: Milch schützt sogar vor Darmkrebs. Aber alles hat zwei Seiten. Wussten Sie, dass das 0,2-Liter-Glas Milch 126 Kalorien hat und 7 Gramm Fett liefert? Also trinken Sie Milch – aber klug: fettarm! Die Fettmenge von $^1/_2$ Liter Milch (17,5 Gramm) kann bei vorgeschädigtem Herzen (und das haben Millionen Deutsche!) gerade genügen, um den Infarkt auszulösen. Also seien Sie, nein: bleiben Sie klug und trinken Sie fettarm.

Tanken Sie den Herzschutz-Cocktail: Eiweiß plus Vitamin C

Sie suchen ein schmackhaftes »Rohrfrei« für die Gefäße?

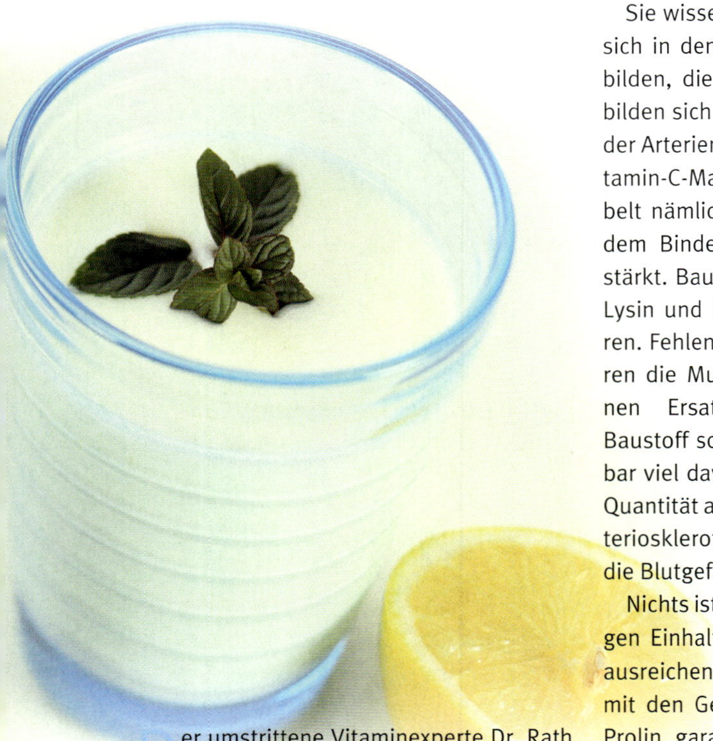

Der umstrittene Vitaminexperte Dr. Rath gab 50 Männern und fünf Frauen mit Arteriosklerose ein Jahr lang einen Cocktail aus Vitaminen, Mineralien und Eiweiß. Und beobachtete per Computertomografie, was in den Herzgefäßen so passiert. Das Ergebnis: In der gesamten Gruppe wurde das Fortschreiten der Arteriosklerose gebremst. Und in einem Fall war nach einem Jahr keine Arteriosklerose mehr feststellbar. Also ich finde das sensationell. Und in Zeiten von Lipobay sind mir Rezepte ohne Nebenwirkungen am liebsten – auch wenn sie von solchen Personen stammen, die durch verrückte Werbeaktionen (»Vitamin-Kartell«) an Glaubwürdigkeit verlieren.

Sie wissen, Arteriosklerose entsteht, weil sich in den Innenhäuten der Gefäße Risse bilden, die der Körper zupflastert. Warum bilden sich überhaupt Risse in den Wänden der Arterien? Weil sie wegen Eiweiß- und Vitamin-C-Mangel ausdünnen. Vitamin C kurbelt nämlich den Aufbau von Kollagen an, dem Bindegewebe, das die Arterienwand stärkt. Bausteine für die Gefäßwände sind: Lysin und Prolin, zwei wichtige Aminosäuren. Fehlen diese oder Vitamin C, produzieren die Muskelzellen der Arterienwand einen Ersatzbaustoff. Und weil dieser Baustoff so schlecht ist, basteln sie furchtbar viel davon, um mangelnde Qualität mit Quantität auszugleichen. Das nennt man arteriosklerotischen »Tumor«. Dieser verengt die Blutgefäße erst recht.

Nichts ist einfacher, als diesen Wucherungen Einhalt zu gebieten: Man braucht nur ausreichend Eiweiß, damit die Versorgung mit den Gefäßwand-Bausteinen Lysin und Prolin garantiert ist, Vitamin C, das den Wandbau ankurbelt, und Vitamin E, das die Blutfette unschädlich macht.

AM PULS DER ZEIT

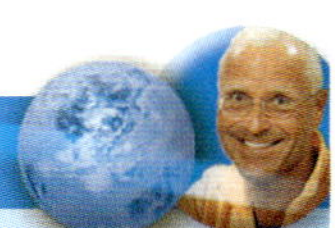

Mein Herzschutz-Cocktail

Schützen Sie Ihr Herz täglich mit 1 bis 3 Gramm Vitamin C und 400 Milligramm Vitamin E – und alle vier Stunden einer Portion Eiweiß. Mixen Sie sich mit einem guten Eiweißkonzentrat (enthält auch Carnitin) einen Drink, und würzen Sie ihn mit dem Vitamin C der Zitrone.

DAS LOHNT ZU WISSEN

So sah der Cocktail von Dr. Rath aus. Die Studie wurde übrigens 1996 im »Journal of Applied Nutrition« veröffentlicht.

- **Vitamine:** Vitamin A (Betakarotin) 7500 I.E., B1 30 mg, B2 30 mg, B3 195 mg, B5 180 mg, B6 45 mg, B12 90 mg, C 2700 mg.
- **Mineralien:** Kalzium 150 mg, Magnesium 180 mg, Kalium 90 mg, Phosphat 60 mg, Zink 30 mg, Mangan 6 mg, Kupfer 1,5 mg, Selen 90 µg.
- **Aminosäuren:** Prolin 450 mg, Lysin 450 mg, Carnitin 150 mg, Arginin 150 mg, Zystein 150 mg.

Dr. Walter Willet …

Walter Willet ist ein moderner Forscher aus den USA. Und der hat eine große Studie gemacht, mit 80 000 Krankenschwestern (»Nurses Health Study«) und 44 000 Ärzten (»Health Professionals Follow-up Study«). Und in dieser Studie fand er Folgendes heraus: Das Risiko, am Herz zu erkranken, war bei den Krankenschwestern, die sich mit viel Eiweiß versorgten, um 25 Prozent niedriger. Egal, ob sie tierisches oder pflanzliches Eiweiß zu sich nahmen.

Dr. med Soja

Soja schützt das Herz. Deswegen darf in den USA ein Lebensmittel, das mehr als 6,25 Gramm Sojaprotein enthält, den Stempel tragen: »Soja senkt das Risiko für Herzkrankheiten«. Eine Untersuchung von 38 klinischen Studien brachte folgendes Ergebnis: 50 Gramm Sojaprotein pro Tag (statt tierisches Eiweiß, statt Braten und Wurst) senken das LDL-Cholesterin um 12,9 Prozent, die Triglyzeride um 10,5 und den Cholesterinspiegel um 9,3 Prozent. Und das Herzinfarktrisiko um 20 Prozent. Schafft keine Pille! Aber halt, stopp! Wie viel ist 50 Gramm Soja? 568 Gramm, über ein Pfund Tofu. 1,4 Liter Sojamilch. Essen und trinken Sie nie im Leben. Geht einfacher mit einem guten Eiweißpulver.

PRAXIS-TIPP

Vegetariern fehlt häufig die Aminosäure Lysin. Dem beugt vor, wer zum Gemüse Milchprodukte isst. Natürliche Lysinquellen: Milchprodukte, Ei, Fleisch, Soja, Kartoffeln, Amaranth, Weizenkeime, Linsen.

DAS REZEPT

Zitronen-Buttermilch-Shake

Power-Cocktail für die Gefäße

Für 1 Drink

- **1 unbehandelte Zitrone**
- **2 TL Fruchtzucker oder Frutilose (Obstsüße; Reformhaus)**
- **200 g eiskalte Buttermilch**
- **2 EL Eiweißpulver (Soja)**
- **3 Eiswürfel**

1 Die Zitrone heiß waschen und abtrocknen, die Schale fein abreiben. Die Zitrone halbieren, eine Scheibe für die Garnitur abschneiden und beiseite legen. Den Saft der übrigen Zitrone auspressen.

2 Zitronensaft und -schale, Fruchtzucker oder Frutilose und die Hälfte der Buttermilch in den Mixer geben, kurz und gründlich vermischen. Die übrige Buttermilch und das Eiweißpulver hinzufügen und nochmals alles gut vermixen.

3 Die Eiswürfel in ein hohes Glas geben und mit der Zitronenmischung auffüllen. Die Zitronenscheibe einschneiden und an den Glasrand stecken. Den Drink mit einem dicken Trinkhalm servieren.

32. tipp

Höchste Zeit für einen Ölwechsel

Pure Herzmedizin: Je ein Esslöffel Olivenöl, Rapsöl, Walnussöl plus ein Teelöffel Leinöl.

Die Morgensonne kitzelt aus den verblichenen Schirmen über den kleinen mallorquinischen Marktständen das letzte bisschen Farbe. Der Kellner bringt das Frühstück an den Bistrotisch: Café und *pan con aceite* – grob gemahlenes Brot mit goldenem Olivenöl. Tomatenscheiben drauflegen. Reinbeißen. Göttlich. Das Herz lächelt. Vorbei die Zeiten, in denen schon alleine die Angst vor Fett die Adern verstopfte. Fitfett putzt die Gefäße durch, dazu zählt Olivenöl. Es ist gar nicht so lange her, da trimmte man Herzkranke auf fettarmes Essen. Richtig ist: Die Mediterrane Diät, die an Fett nicht gerade spart, hält das Herz gesund. Wer sich mit Olivenöl, Wein, Obst und Fisch anfreundet, senkt sein Herzinfarktrisiko um 30 bis 40 Prozent.

Höchste Zeit für einen Ölwechsel. Das Rezept ist einfach: Die einfach ungesättigten Fettsäuren aus Rapsöl, Olivenöl und Walnussöl schützen vor frühzeitigem Herztod, so eine neue Studie aus Münster.

Und auch Leinöl hilft Herzkranken: Die darin reichlich enthaltene Linolensäure senkt, so eine aktuelle Studie, Durchblutungsstörungen am Herzen um 35 Prozent. Außerdem lockt das Leinöl die guten Eicosanoide an, die den ganzen Menschen in Richtung gesund trimmen.

Mit Maiskeimöl, Distelöl, Sojaöl und Sonnenblumenöl sollten Sie dagegen sparsam umgehen. Sie liefern viel Linolsäure. Zu viel genossen, schadet Linolsäure dem Kreislauf, weil sich die Gefäße verengen und der Blutdruck steigt.

Anderes Fett, wie beispielsweise Schweineschmalz, ist pures Gift für Ihre Adern. Je öfter Sie sich von fettem Schweinsbraten und Leberwurst verführen lassen, desto mehr schlechtes LDL-Cholesterin schwimmt in Ihrem Blut. Zudem machen zu viele tierische Fette dick, und das Übergewicht belastet wiederum Ihr Herz. Einfach zu mageren Produkten greifen.

AM PULS DER ZEIT

Böse Fakten

Transfettsäuren sind Herzfeinde. Sie schlagen Kerben in die Gefäßwände, erhöhen das Infarktrisiko, locken krank machende Gewebshormone. In einer US-Studie hatten Probanden, die viele Transfette aßen, ein um 66 Prozent höheres Infarktrisiko als die anderen Teilnehmer. Die gefährlichen Fette entstehen in der Fritteuse und in der Fabrik. Also Finger weg von gehärteten Fetten. Von Pommes, vielen Fertigprodukten und Billigmargarine (zu erkennen, wenn auf der Packung »hydrogeniertes Fett« auf dem Etikett steht).

DAS LOHNT ZU WISSEN

Die Menge macht's: Achten Sie darauf, dass Sie eine Tagesration von 60 Gramm (vier Esslöffel) Fett nicht überschreiten. Mehr als 30 Gramm sollten aus pflanzlichen Ölen oder Nüssen stammen. Sparen

Sie dafür an tierischem Fett: Zwei Teelöffel Butter und ein Teelöffel Schmalz liefern schon fast 20 Gramm. Versteckte Fette lauern im Eigelb, dem Schinkenrand oder der Schokolade.

- Nehmen Sie täglich drei Esslöffel Olivenöl, Rapsöl oder Walnussöl zu sich.
- Ultimative Herznahrung: Täglich ein Teelöffel Leinöl. Hilft den Bedarf an den Omega-3-Fettsäuren zu decken.
- Wählen Sie Qualität: Unzählige Zauberstoffe machen das »Bukett« von hochwertigem kaltgepressten Pflanzenöl aus. Sie schützen das Fett im Blut vor dem Ranzigwerden und verhindern Kalkablagerungen in den Arterienwänden.
- Pflanzenöle haben eine eigene Schutzpatrouille: Vitamin E setzt sich an sensible Stellen in der Ölkette und verjagt Angreifer wie radikalen Sauerstoff.
- Keine Angst vor Cholesterin: Eier und Shrimps haben weniger Einfluss auf das Herzinfarktrisiko, als lange angenommen. Wenn Sie den Ölwechsel vornehmen – weniger tierische Fette, dafür mehr Olivenöl, Rapsöl, Walnussöl –, müssen Sie Cholesterin aus der Nahrung nicht fürchten.
- Einmal pro Woche Wild – statt Fleisch aus Massentierhaltung. Wild lockt mit seinen wertvollen Omega-3-Fettsäuren und einem niedrigen Arachidonsäuregehalt die gefäßschützenden Eicosanoide (Gewebehormone) im Körper.
- Die natürliche Herzschutzmedizin: Essen Sie täglich 20 Gramm Nüsse. Z. B. morgens über den Obstsalat streuen.
- Gesundheit von innen und außen. Olivenöl schützt auch Hautzellen. Dieselben Wunderstoffe, die in den Gefäßen für Gesundheit sorgen, ackern sich auch auf der Haut ab. Probieren Sie's mal. Einfach ein wenig Olivenöl in die Haut einmassieren. Sie wird weich, glatt und unempfindlicher gegenüber Krebs durch starkes UV-Licht.

DAS REZEPT

Walnuss-Pesto

Herzschutzelixier

Für 2–3 Personen

- **$^{1}/_{2}$ Bund glatte Petersilie**
- **40 g Walnusskerne**
- **1 kleine Knoblauchzehe**
- **Meersalz**
- **3 EL kaltgepresstes Olivenöl**
- **2 TL Walnussöl**
- **schwarzer Pfeffer**
- **1 TL Zitronensaft**

1 Die Petersilie gut waschen, trockenschütteln und die Blätter abzupfen.

2 Die Nüsse grob hacken. Die Knoblauchzehe abziehen und würfeln.

3 Die Petersilie, die Nüsse und den Knoblauch sowie $^{1}/_{2}$ TL Salz in die elektrische Küchenmaschine oder den Mixer geben und fein zerkleinern.

4 Das Oliven- und Walnussöl nach und nach einfließen lassen und mixen, bis eine cremige Sauce entstanden ist. Die Sauce mit Salz, Pfeffer und Zitronensaft abschmecken. Das Pesto schmeckt hervorragend zu Vollkornspaghetti. Falls die Sauce zu dickflüssig ist, mit 3–4 EL Nudelkochwasser geschmeidig rühren.

Praxis-Tipp

- Pflanzenöl dunkel und kühl aufbewahren, da Fett weder mit Licht noch mit Wärme befreundet ist. Schnell verbrauchen.
- Die gesunden Herzfette können sie auch zum Kochen verwenden. Weil einfache Fettsäuren nicht so hitzeempfindlich sind. Nur Rauch sollte nicht entstehen.

33. tipp

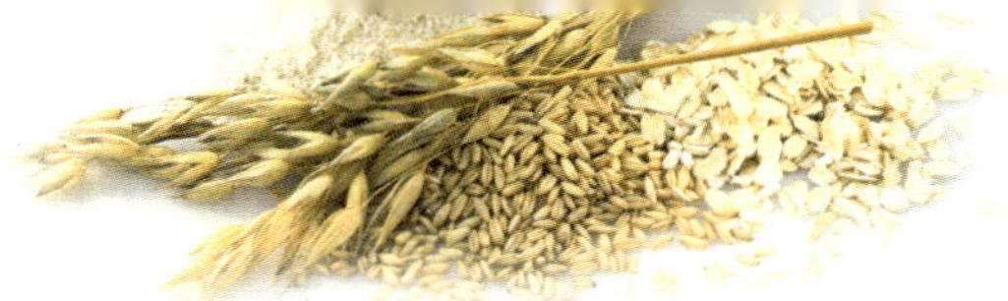

Ballast kann auch Freude bringen

Zehn Gramm Ballaststoffe täglich bringen Ihnen 27 Prozent weniger Risiko, an Herzinfarkt zu sterben. Essen Sie 30 Gramm täglich.

Der Mammutjäger hat 104 Gramm Ballaststoffe gegessen. Tun Naturvölker heute noch. Die kennen keinen Herzinfarkt. Greifen Sie in die Obst- und Gemüsesteige, knabbern Sie Haferkörner, beißen Sie täglich in einen Apfel, und streuen Sie Leinsamen übers Müsli. All diese Lebensmittel stecken voller Ballaststoffe, die das Herz gesund halten. Dass ein ballaststoffreicher Teller (30 Gramm täglich) das Herzinfarktrisiko um fast die Hälfte senkt, bestätigte übrigens schon eine Studie aus dem Jahre 1996 (Rimm et al.). Und der US-Forscher Walter Willett fand in seiner Krankenschwestern-Studie heraus: Schon zehn Gramm mehr Ballaststoffe durch Gemüse, Obst und Volkornprodukte senken das Herzinfarktrisiko um 19 Prozent. Und weitere Studien zeigen: Das Risiko, an Herzinfarkt zu sterben, sinkt sogar um 27 Prozent.

Am Puls der Zeit

Ode an den Hafer

Die alten Römer hatten nichts für Hafer übrig. Die Griechen dagegen schätzen den Hafer zumindest in Käsekuchen (plakous). Absolute Haferfans waren die Kelten. Hafer schützt das Herz. Bereits vor vierzig Jahren beugte sich der Wissenschaftler de Groot über sein Mikroskop, um die cholesterinsenkende Wirkung von Hafer zu beweisen.
Er behielt Recht: Aktuelle Metastudien zeigen, dass Menschen, die gerne Hafer essen, einen niedrigeren Blutdruck und niedrigere Cholesterinwerte haben als Haferverächter. Der Herzschutzstoff des Hafers heißt: Beta-Glukan.

Das lohnt zu wissen

Für saubere Gefäße sorgen vor allem die wasserlöslichen Ballaststoffe wie Guar, Psyllium und Pektin. Sie binden im Darm Gallensäure und schicken sie aus dem Körper. Um neue Gallensäuren zu basteln, angelt sich der Körper Cholesterin aus dem Blut. Die Folge: Der LDL-Cholesterinspiegel sinkt, das HDL-Cholesterin bleibt unverändert. Und das ist gut, denn gefäßschützendes HDL-Cholesterin transportiert abgelagertes Cholesterin zurück in die Leber, die es unschädlich macht.

Ebenfalls in der Diskussion: Bakterien im Darm mögen gern lösliche Ballaststoffe. Sie nagen daran und setzen kurzkettige Fettsäuren frei. Die wandern zur Leber und verhindern dort möglicherweise die Cholesterinproduktion.

Wer täglich 15 Gramm wasserlösliche Ballaststoffe isst, senkt sein LDL-Cholesterin um 10 bis 15 Prozent. Und wo verstecken sich die Zauberstoffe? Pektin ist Bestandteil von allen Pflanzenzellen, Karotten und Äpfel liefern besonders viel davon. Guar steckt in Guarkernmehl, das Speisen andickt. In Floh- und Leinsamen findet sich der Schleimstoff Psyllium. Alginate kommen mit Algen aus dem Meer, Inulin steckt in der Artischocke.

Ballaststoffe in den Augen des Chemikers: In Wasser löslich sind Pektine, Pentosane (Inulin), Schleimstoffe (Psyllium, Guar), Pflanzengummis, ß-Glukane, Gelstoffe aus Algen (Agar-Agar). Und nicht wasserlösliche Faserstoffe: Zellulose, Lignin, Hemizellulose.

- Abnehmen leicht gemacht: Ballaststoffe binden viel Wasser und quellen im Darm auf, das hält lange satt. Zudem senken Ballaststoffe den Insulinspiegel, beugen Insulinresistenz und somit Diabetes vor.
- Vollkornprodukte und Samen liefern noch mehr Herzschutzstoffe: Mangan (Hafer, Weizenkeime), Selen (Mehrkornbrot), Zink (Weizenkleie), Kupfer (Sesam), Chrom (Weizen, Mais) und B-Vitamine (Roggen, Weizen, Hafer).
- Manchmal braucht der Darm Zeit, um sich an den neuen Ballast zu gewöhnen. Beginnen Sie mit kleinen Portionen – und trinken Sie viel. Und: Menschen sind eben individuell – mancher Darm verträgt Körnerkost gar nicht. Gemüse tut's auch.
- Gesundheitstipp aus Asien: Phytosterine aus Sojabohnen, Getreide und Samen senken den Cholesterinspiegel.

DAS REZEPT

Ballast aufladen

Die Deutschen sind mit vier Scheiben Brot und einem Brötchen pro Tag EU-Spitzenreiter im Brotverzehr. Das macht pro Jahr: 85,3 Kilo Brot. Die Hälfte davon ist allerdings Mischbrot. Besser fürs Herz: Brotzeit halbieren – nur noch Vollkorn essen.

- In der Apotheke gibt es kleine Helfer: Flohsamen, Leinsamen, Weizenkleie. Alle wirken Wunder gegen hohe Blutfettwerte – aber nur, wenn Sie ausreichend dazu trinken.
- Die ballaststoffreichste Frucht ist die Himbeere. 125 Gramm liefern schon sechs Gramm. Mehr hat nur Trockenobst. Die Brombeere ist Spitzenreiter in der wasserlöslichen Liga der Ballaststofflieferanten. Wo außerdem noch viele Ballaststoffe drinstecken: in Hülsenfrüchten, Nüssen und Samen, Rettich und Knollensellerie.

Die Lieferanten auf einen Blick

Idealerweise essen Sie täglich 30 g Ballaststoffe. Das schafft der Durchschnittsdeutsche nicht. Er bringt es nur auf 10 bis 20 g täglich. Als Jäger und Sammler aßen wir noch 104 g aus Wurzeln, Samen und Beeren. Hier gute Lieferanten:

Lebensmittel	Gewicht in g	Ballaststoffe in g
1 Artischocke	100	11
1 Avocado	200	13
Grünkernbratlinge	150	10
Birchermüsli	50	6
1 Scheibe Roggenvollkornbrot	45	4
1 Scheibe Pumpernickel	40	4
1 Stück Obstkuchen (viel Obst!)	140	4
1 Gemüsefrikadelle	30	8
1 EL Kakaopulver	12	4
1 große Knolle Fenchel	200	7
Rosenkohl	200	9

Lebensmittel	Gewicht in g	Ballaststoffe in g
Weißkohl	200	6
Schwarzwurzeln	200	34
Brokkoli	200	6
Grünkohl	200	8
Himbeeren	125	6
Schwarze Johannisbeeren	125	9
Steinpilze	100	6
Macadamianüsse	25	4
1 EL Leinsamen	10	4
Erdnüsse	25	3
5 EL Vollkornhaferflocken	50	5
Naturreis, roh	50	1
Wildreis, roh	50	1,5
1 EL Haferkleie	10	2
Weiße Bohnen, gekocht	125	9
Linsen, gekocht	125	3
1 EL Weizenkleie	10	6

Suchen Sie das Körnchen Wahrheit

Was hält das Herz von einem »Leben ohne Brot?« Im Grunde genommen viel. Zumindest ohne Weißbrot.

Kürzlich las ich eine hübsche Zeitungsmeldung: Die Elefantendame »Koala« speckte binnen vier Monaten 500 Kilo ab. 500 Kilo! Das ist doch sensationell! Welches Geheimnis steckt wohl dahinter? Ganz einfach: Die brasilianischen Pfleger im Zoo in Rio de Janeiro strichen ihr das Brot vom Speiseplan. Und schon wurde Koala eine schlanke Dickhäuterin. Damit sie nicht mehr zuspeckt und ihre Sehnen belastet, kriegt sie nun täglich 150 Kilo Gras, Gemüse und Früchte. Da muss ich einfach schmunzeln: Kohlenhydrate weg funktioniert halt immer.

Praxis-Tipp

Vorsicht dicke Beilage:
Passen Sie auf bei stärkereichen Lebensmitteln: Reis, Kartoffeln, Knödel, Brot- und Backwaren enthalten alle viele Kohlenhydrate. Halten Sie einfach die Beilage klein. Und kombinieren Sie sie mit einer großen Portion Gemüse.

Welches Brot? Das glauben Sie nicht: Aber manches Brot ist schlimmer als Zucker. Weißbrot, Knäckebrot und Mischbrot haben einen hohen GLYX. Wählen Sie Vollkorn. Brot aus Vollkornschrot oder Kleiebrot hat einen niedrigeren GLYX als Brot aus Vollkornmehl. Auch geeignet: Pumpernickel, Roggensauerteigbrot, Vollkornkräcker oder Vollkorntoast. Allerdings gilt für jedes Brot: nur als kleine Beilage.

Wusste übrigens schon der Arzt und Autor Dr. Wolfgang Lutz. Seine Philosophie: Vor 10 000 Jahren ließ sich der paläolithische Jäger am Acker nieder. Verlor seine stattliche Gestalt, wurde um einen Kopf kleiner und passte seine Gene über Hunderte von Generationen an die Getreidekörner an – oder aber auch nicht. Und weil viele Menschen sich genetisch eben nicht an die Kohlenhydrate angepasst haben, breiten sich Zivilisationskrankheiten aus. Beispielsweise die Fettsucht, Zuckerkrankheit, Arteriosklerose, der Herzinfarkt. Dr. Lutz riet schon vor 40 Jahren: *»Nicht Fett macht den Menschen krank, sondern die Kohlenhydrate, an die der Stoffwechsel des Menschen nur ungenügend angepasst ist.«* Aus seinen umfassenden Studienrecherchen und der Erfahrung mit 10 000 Patienten entstand das Buch »Leben ohne Brot«. Er setzte seine Patienten auf wenig Stärke, wenig Zucker – und sie wurden gesund, schlank und jünger.

DAS REZEPT

Machen Sie es wie der Affe

Alles Essen, das die Natur für uns wachsen lässt, ist feinstens abgestimmt auf den Organismus des Menschen. Hochexakt, aufs Milligramm genau, im Laufe von vier Millionen Jahren Evolution entwickelt. Ein Apfel, eine Rübe, ein Fisch enthalten exakt das, was der menschliche Körper braucht. Unser genetisch nächster Verwandter, der Affe, der Schimpanse, rupft die Mango vom Baum und beißt hinein, der knabbert die Heuschrecke oder Made frisch aus dem Astloch. Und bekommt auf das Milligramm genau die richtige Menge der essenziellen Nährstoffe, also der Aminosäuren, der Fettsäuren, der Vitamine, Mineralien und Spurenelemente. Niemals zu viel – und niemals zu wenig. Resultat: Dem Affen geht's gut. Beobachten Sie ihn einmal! Der ist früh wach (nicht verschlafen), der springt von Ast zu Ast, guckt neugierig und fröhlich und wird – praktisch – nie krank. Das ist normal. So hat die Natur es gewollt. Das nenne ich eingebettet, geborgen in der Natur. Was tun wir? Was tut der Mensch in seinem Hochmut seit zehn-, zwanzig-, dreißigtausend Jahren? Er verbessert ... und wird krank.

Pflücken Sie die Mango? Nein ... Sie pflücken den Apfel, lassen ihn zwei Monate liegen, bis er nur noch gefärbtes Styropor ist, und essen das. Sie ernten die Mohrrübe, zerhacken sie, setzen sie dem Sauerstoff aus (freie Radikale), kochen sie, zerstören also alle Vitamine, fügen E605 dazu und wohl auch Zucker, quetschen es in Gläschen und nennen es »Das Beste für Ihr Kind«. Sie töten alle Vitamine ab, und den Restmüll essen Sie. Und dann wundern Sie sich? Sie können die Natur nicht verbessern, Sie können sie nur verschlechtern. Wollen Sie wach, glücklich, gesund und aktiv leben, müssen Sie's machen wie die Affen. Essen Sie natur. Viel Eiweiß beispielsweise in Form von Fisch, gesunde pflanzliche Fette, Gemüse und Obst.

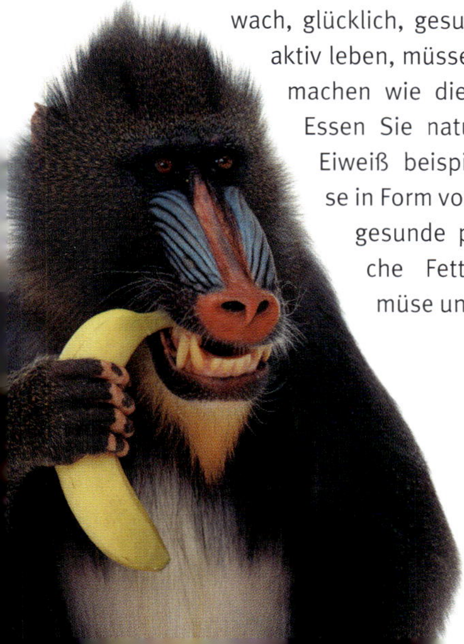

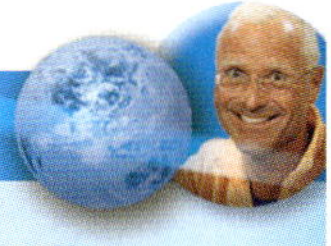

Am Puls der Zeit

Kohlenhydrat- kontra Fettdiät

Am 22. Mai 2003 wurde im renommierten »New Journal of Medicine« folgende Studie veröffentlicht: Die Forschergruppe um Linda Stern und Frederick Samaha vom Philadelphia Veterans Affair Medical Center untersuchten 132 Freiwillige, die sich auf ein Experiment einließen. Sie wogen alle etwa 130 Kilo und litten bereits unter Diabetes oder Stoffwechselstörungen. Die Hälfte bekam die gängige Ernährungsberatung und lernte, 500 Kalorien pro Tag einzusparen und das Fett unter 30 Prozent zu drücken. Die andere Hälfte bekam den Rat, weitgehend auf Reis, Brot, Nudeln, Kartoffel zu verzichten und dafür Fisch, Geflügel, Fleisch, Eier, Milchprodukte, stärkefreies Gemüse und Obst zu essen. So viel sie wollten. **Das Ergebnis:** Nach sechs Monaten hatten die Teilnehmer, die auf Kohlenhydrate verzichteten, deren Fettverzehr auf über 40 Prozent stieg, sechs Kilo weniger. Die Fettsparer kamen gerade mal auf zwei Kilo weniger. (Immer mehr Studien zeigen Ähnliches.) **Was konnten die Forscher im Blut der Kohlenhydratmeider lesen?** Das schlechte LDL-Cholesterin sank. Das gute HDL-Cholesterin stieg an. Die Blutzuckerwerte normalisierten sich. Und es schwammen viel weniger Triglyzeride im Blut. Die »Neutralfette«, die auch aus Zucker entstehen, die Adern verstopfen oder auf der Hüfte landen. Viele der Teilnehmer konnten auf ihre Medikamente ganz oder teilweise verzichten. Aha. Man isst mehr Fett und weniger Kohlenhydrate, nimmt ab, und die Blutfettwerte verbessern sich. Ist doch interessant – oder?

Wählen Sie GLYX unter 55

In den letzten zwanzig Jahren haben über hundert wissenschaftliche Studien den GLYX mit der Auswirkung auf die Gesundheit untersucht.

Unzählige internationale Gesundheitsorganisationen, auch die WHO, haben ihn längst in ihre Ernährungsempfehlungen mit einbezogen. Nur wehren sich immer noch einige Wissenschaftler, Ärzte und Institutionen dagegen, weil sie sagen: *»Nicht praktisch genug für den Menschen da draußen.«* Seh ich anders. Der Mensch hat Kalorien gezählt – auch nicht weniger kompliziert. Der Mensch heute ist an seiner Gesundheit interessiert. Und GLYX hoch fördert Krebs, Diabetes und Herz-Kreislauf-Krankheiten.

Die Formel ist einfach:

Wählen Sie Lebensmittel mit GLYX unter 55

- **Sie machen schlank.** Denn sie locken wenig Insulin, Fettenzyme können die Fettmoleküle abbauen.
- **Sie putzen die Blutgefäße.** Alle schlechten Blutfettwerte sinken. Da freuen sich das Hirn und das Herz.
- **Sie machen die Darmflora glücklich.** Und eine glückliche Darmflora schützt Sie vor Krankheiten, vor Herzinfarkt, vor Krebs.
- **Sie schützen vor Gicht.** Harnsäure, die sich so gerne als kleine schmerzhafte Kristalle in den Gelenken ablegt, wird abgebaut.
- **Sie locken gute Eicos.** Diese Gewebehormone stellen den ganzen Körper um, auf gesund, agil, leistungsfähig, glücklich – und schlank.
- **Sie lassen Diabetes Typ II aus dem Pschyrembel – dem Buch der Mediziner – verschwinden.** Diese Krankheit gibt es dann nicht mehr.
- **Sie freuen Ihren Arzt (oder auch nicht).** Denn wer Lebensmittel mit niedrigem GLYX isst, leidet nur selten an Herz-Kreislauf-Erkrankungen, Autoimmunkrankheiten, Rheuma, Alzheimer und Krebs.

Das richtet GLYX hoch in Ihrem Körper an

Warum Sie Lebensmittel mit einem hohen GLYX über 55 nur ganz, ganz selten essen sollten:

- **Sie machen dick.** Sie locken viel Insulin. Solange Insulin in der Blutbahn kreist, bleibt Fett in den Fettzellen eingesperrt.
- **Sie machen hungrig.** Insulin schaufelt den Zucker aus dem Blut. Dem Gehirn geht der Zucker aus. Es plagt den Körper mit Heißhungerattacken.
- **Sie bauen Muskeln ab.** Ist ständig zu viel Insulin im Blut, nagt der Körper seine Eiweißvorräte an, er baut Muskeln ab. Der einzige Ort, wo Fett verbrennt.
- **Sie machen dumm.** Ständige Blutzuckerschwankungen mindern die Konzentration, die geistige Leistungsfähigkeit, machen fahrig und nervös.
- **Sie machen krank, alt, Alzheimer.** Zu viel Zucker, Weißmehl & Co. führen dazu, dass an den Zellwänden Karamellbonbons kleben. Advanced Glycosylated Endproducts, kurz AGEs. Folgen: Herzinfarkt, Schlaganfall, Alzheimer.
- **Sie führen unweigerlich zu Diabetes.** Wer ständig GLYX-hoch isst, rutscht in die Insulinresistenz: Die Zellen reagieren schwerhörig auf die Botschaft des Insulins. Das heißt: Man hat ständig zu viel Insulin im

Blut, der ganze Körper wird schlapp, weil die Zellen zu wenig Energienachschub bekommen. Die Folge ist Diabetes: Die Nieren scheiden Zucker aus. Der Blutzuckerspiegel ist ständig erhöht, zerstört kleine und große Blutgefäße. Folgen: Diabetischer Fuß, Amputation, Nierenversagen, Erblindung, Herzinfarkt.

Sie schaden dem Herz. Lebensmittel mit einem hohen GLYX treiben auch das schlechte Cholesterin nach oben, der LDL-Cholesterinwert steigt. Das gute HDL-Cholesterin wird von Lebensmitteln mit einem hohen GLYX aus dem Blut verdrängt. Folgen: Arteriosklerose, Herzinfarkt, Schlaganfall.

Sie schwächen die Abwehr. Denn Insulin unterdrückt immunaktive Stoffe wie Interferon und T-Zellen.

Sie stressen den Körper. Es wird mehr vom Stresshormon Cortisol produziert. Das schadet dem Herz.

Sie beschleunigen das Altern. Insulin kurbelt die Zellteilung an. Da jede Zelle sich aber nur begrenzt teilen darf, sagen wir 100- bis 150-mal, stirbt sie eher ab. Und mit der Zelle der ganze Mensch.

Lebensmittel mit hohem GLYX stellen den ganzen Menschen auf schwach und krank. Denn es werden mehr von den schlechten Eicos (Gewebehormone) gebildet und weniger gute. Das fördert: entzündliche Erkrankungen, Autoimmunerkrankungen, Rheuma, multiple Sklerose, Krebs, Depression.

Die Sportlichkeit leidet. Der Körper verbrennt fast nur noch Kohlenhydrate. Fettabbauende Enzyme sind arbeitslos. Was der Körper nicht braucht, schmeißt er raus. Nach der dritten Treppenstufe fängt man zu keuchen an. Ausdauer ist nicht mehr möglich. Ausdauer heißt: Fettverbrennung mit Sauerstoff.

GLYX im Überblick

GLYX unter 55

Getränke: Frische Gemüsesäfte, frischer Fruchtsaft (ohne Zucker)

Gemüse & Obst: Frisches Gemüse, frisches Obst (Ausnahmen siehe rechts), Pilze, Sojabohnen, Hülsenfrüchte, getrocknete Aprikosen

Brot & Getreideprodukte:
Roggenbrot (Sauerteig), Vollkornschrot- oder Kleiebrot, Pumpernickel, Quinoa
Wildreis, Vollkornmüsli (ohne Zucker, auf hohen Kleiegehalt achten)

Beilagen: Nudeln aus Vollkornmehl, Pasta (al dente), Parboiled Reis, Naturreis

Süßes: Bitterschokolade (mehr als 70 % Kakaoanteil), Fruktose (Fruchtzucker), Marmelade (ohne Zucker), Fruchteis (ohne Zucker), Akazienhonig (die süße Ausnahme)

Sonstiges: Nüsse, Magermilch, Milchprodukte

GLYX über 55

Getränke: Bier, gezuckerte Fruchtsäfte, Limonaden, Colagetränke

Süßes: Traubenzucker (Glukose), Zucker (Saccharose), Schokolade, Kekse, Konfitüre

Brot: Ganz weißes Brot (Fastfood), Brezeln, Weißbrot (Baguette), Graubrot

Kartoffeln: Bratkartoffeln, gebackene Kartoffeln, Pommes frites, Kartoffelpüree, Pellkartoffeln

Getreideprodukte: Cornflakes, Popcorn, Reiskuchen, Reis-Crispies, Maischips, Kräcker, gezuckertes Müsli, Croissant, Maismehl, Weizenmehl, Mais

Beilagen: Instantreis, Weißer Reis (Rundkorn), Couscous, Weißer Reis (Langkorn), Nudeln (weich gekocht)

Obst & Gemüse: Gekochte Karotten, Kürbis, Wassermelone, Ananas, Rosinen, reife Bananen, Honigmelone, getrocknete Datteln

Bringen Sie Ihr Herz auf Trab

Groß und kräftig schlägt das bewegte Herz für ein langes Leben. Glauben Sie nicht? Haben Sie was anderes gehört?

Es war einmal eine Zeit, da bewegte sich die Nahrung. Und der Mensch tat es auch. Er jagte hinter dem Wild her. Und dann vor 10 000 Jahren kam es zur Agrarrevolution. Und der Mensch baute Korn an und hütete Schafe, wurde zu dem, was er jetzt ist: sesshaft. Heute sitzt er und sitzt und sitzt. Und darum hat der Mensch heute ein Büroherz. Klein, schmächtig, anfällig. Knochenfunde aus der Zeit vor dieser Agrarrevolution zeigen: Die Jäger und Sammler waren große stattliche Menschen, die weder Karies kannten noch Osteoporose. Dass sie auch keinen Herzinfarkt kannten, ist mehr als wahrscheinlich. Weil es heute noch Jäger- und Sammlergesellschaften gibt. Über 220 dieser Stämme untersuchten US-Wissenschaftler der Colorado State University. Ergebnis: Sie haben große, gesunde Herzen.

Was hat man Ihnen erzählt? Ein Sportlerherz ist zu groß, ja krankhaft verändert. Ich sage Ihnen: Ein Büroherz ist zu klein. Krankhaft verändert. Muss man nur vergleichen mit dem Herzgewicht eines wilden Tieres, in Relation zu seinem Körper. Jedes wilde Tier hat ein größeres Herz. Solange es wild lebt. Im Zoo wird sein Herz klein, schmächtig, anfällig. Wie unseres im Bürostuhl. Ich sage Ihnen: Ein Sportlerherz hat die normale naturgewollte Größe. Am besten wäre, Sie würden Ihren Braten tagtäglich jagen über 10, 20, ja 40 Kilometer hinweg. Taten Ihre Ahnen mit großen Herzen. Können Sie nicht, brauchen Sie nicht. Machen Sie sich ein Sportlerherz mit täglich wenigstens 30 Minuten Ausdauersport.

Am Puls der Zeit

Das Sportlerherz

Das größte Sportlerherz, von dem ich weiß, ist das eines erfolgreichen Berufsstraßenrad-Rennfahrers: Sein Herz maß 1700 Milliliter (normal: 750 bis 800 Milliliter). Er konnte sechs Liter vom Lebenselixier Sauerstoff in der Minute aufnehmen (normal: zwei). Krank? In »Sportmedizin« von Prof. Wildor Hollmann kann man nachlesen: »Ein pathologischer Befund war mit keiner Untersuchungsmethode zu erheben.« Auch zwölf Jahre nachdem er sein Training eingestellt hatte nicht. Da lag seine Herzgröße noch bei 956 Milliliter.

Das lohnt zu wissen

- Regelmäßiges Training vergrößert Ihr Herz. Es ist kräftiger, die Herzwände sind dicker und leistungsfähiger, die Herzhöhlen nehmen an Volumen zu.
- Ein Sportlerherz lebt länger. Es pumpt in Ruhe genauso viel Blut in den Kreislauf, nämlich fünf Liter. Muss dafür aber nur 50-mal schlagen statt 70-mal. Das heißt: Ein niedrigerer Ruhepuls erspart unserer Pumpe zehn Millionen Schläge im Jahr. Das verlängert summa summarum die Lebensdauergarantie um ein Drittel.
- Die Herzkammern des Sportlerherzens fassen mehr Blut, weil sie größer sind.

Also statt 800 Milliliter bis zu 1700 Milliliter. Das bedeutet, wenn Sie eine Treppe steigen oder trainieren, schickt Ihr Herz mehr Blut in den Kreislauf. 40 statt 20 Liter. Angefüllt mit Sauerstoff. Von dieser Sauerstoffflut profitiert jede einzelne Zelle – jeder Nerv, jedes Organ, jede Gehirnzelle arbeitet besser.

Das Sportlerherz hält bei jedem Schlag mehr Blut für sich zurück, ernährt sich selbst besser. Es bilden sich mehr kleine Blutgefäße (Kapillaren), durch die das Herz besser mit Sauerstoff und Nährstoffen versorgt wird. Siehe auch Bypass, Seite 70f.

Der untrainierte Herzmuskel hat ein um 70 Prozent erhöhtes Risiko, einen Infarkt zu erleiden. Und der nach einem Infarkt trainierte Herzmuskel senkt den möglichen Verdienst eines Bestattungsunternehmers um 27 bis 89 Prozent (je nach Studie). Ich glaube immer an die besseren Zahlen.

DAS REZEPT

Sportlerherzen macht man ...

1 Mit Spaß. Wählen Sie sich eine Ausdauersportart, die Ihnen Spaß macht, die Sie gerne und regelmäßig durchführen. Z. B. Walken oder Nordic Walken, Joggen, Inline-Skaten, Schwimmen, Radfahren, Springen auf dem Minitrampolin – oder Bergwandern. All diese Sportarten garantieren, dass Sie Fett verbrennen und Ihr Herz stärken. Und: Wie viel Training braucht der Lebensmuskel? Um etwa 1000 Kalorien sollten Sie den Normalverbrauch erhöhen – mehr Treppen laufen, häufiger die Füße benutzen oder das Rad statt das Auto, auch mal gärtnern. 2500 weitere Kalorien sollten einem gezielten Ausdauertraining zum Opfer fallen. Und 3000 bringen noch mehr.

2 Mit dem Bewegungsreflex. Nun züchten Sie sich einen Bewegungsreflex. Das tun Sie, indem Sie diese Sportart vier Wochen lang täglich in Ihr Leben einbauen. Am besten zur gleichen Zeit. Wenn Sie z. B. jeden Morgen eine halbe Stunde laufen und das vier Wochen durchhalten, gehört das Laufen wie das Atmen zu Ihrem Leben. Sie müssen sich nicht mehr bewegen, sondern Sie wollen es. Ein himmelweiter Unterschied. Der Unterschied zwischen Drohmedizin und Frohmedizin.

3 Beim richtigen Puls. Das ist das Allerwichtigste. Ihr Trainingspuls. Ihr Herz soll gerade so oft schlagen, dass Sie Fett verbrennen und Energie tanken, dass Sie sich mehr kleine Blutgefäße im Herz züchten, Ihre Herzkranzgefäße dicker werden, Ihr Herz jünger wird. Wie Sie Ihren optimalen Herzpuls finden, steht auf Seite 80f.

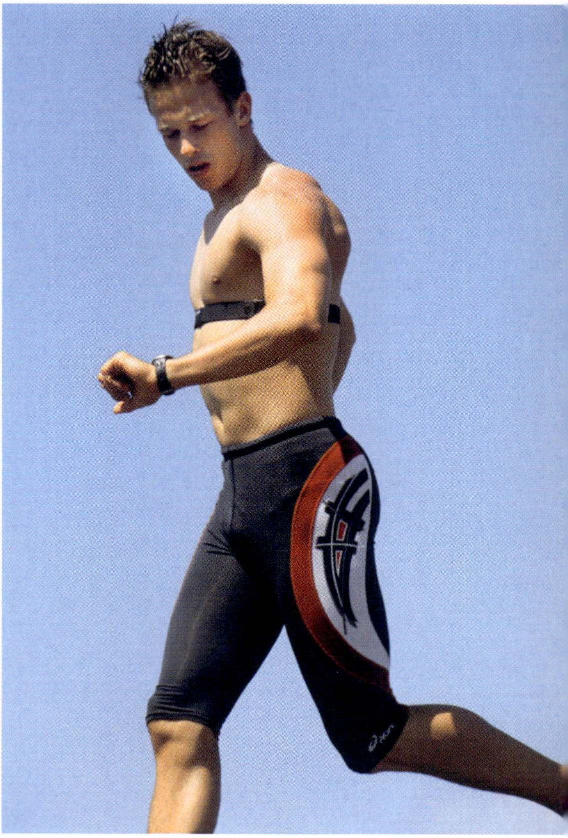

Machen Sie sich doch den Bypass selbst

Jedes Jahr werden in Deutschland 73 000 Bypässe gelegt. Die Hälfte davon ist binnen zehn Jahren wieder dicht. Frohmedizin heißt etwas anderes. Warum nicht laufen?

Was ist ein Bypass? Ganz einfach: eine ziemlich kompliziert aus einer Arm- oder Beinvene in Ihr Herz eingebrachte Umleitung. Hat man ein oder mehrere verstopfte Herzkranzgefäße, fließt zu wenig Blut durch. Dann tut das Herz weh, vor allem bei Belastung. Fließt kein Blut mehr durch, dann ist das Gefäß dicht und man hat einen Infarkt. Und das verhindert man mit einem Bypass, einer Umgehungsstraße für das Blut. Mit dem Herzkatheder spürt der Arzt also solche Engstellen auf. Meist findet er nicht nur eine. Und dann wird operiert. Das dauert mehrere Stunden. Der Brustkorb wird mit einem Schnitt durch das Brustbein geöffnet. Aus dem Bein entnimmt der Chirurg Venen, teilt sie in die nötigen Stücke und näht jeweils das eine Ende an die Aorta, die Hauptschlagader. Und das andere Ende befestigt er hinter der Engstelle am Herzkranzgefäß. Nun hat das Blut eine (meist mehrere) neue Umgehungsstraße. Und dem Menschen geht es wieder so richtig gut. Viel besser als vorher. Nur, wie lange? Nun hat so ein Bypass an sich ein ziemlich langes Mindesthaltbarkeitsdatum. Über zehn Jahre. Wenn sein Träger alle Risikofaktoren ausschaltet. Wenn. Vor allem, wenn er sich bewegt.

Tja. Hätte er sich vorher bewegt, bräuchte er wahrscheinlich keinen Bypass. Denn: Das Herz ist ein wunderbares Organ. Wirklich und wahrhaftig ein Wunder. Es kann sich seine Bypässe selbst basteln. Und es kann kleine Umgehungsadern um Verengungen bauen. Und sogar die Herzgefäße weiter machen, so dass erst gar keine Verengung auftritt.

Am Puls der Zeit

Mr. Boston-Marathon

Clarence DeMar lief über 1000 Langstreckenrennen, davon 34 Boston-Marathons. Er lief 50 Jahre lang Wettkämpfe. 1958 starb er im Alter von 70 an Krebs. Die Autopsie ergab: Er hatte das Herz eines jungen Mannes. Es war groß, seine Herzkranzgefäße waren zwei- bis dreimal so dick wie bei anderen Menschen seines Alters. Heute wissen die Forscher: Ausdauertraining macht die Herzarterien nicht nur weiter, so dass Cholesterin sie nicht verstopfen kann. Sondern es bilden sich auch mehr. Mehr kleine Herzkranzgefäße, die das Herz versorgen, damit es kraftvoll und jung bleibt.

Das lohnt zu wissen

Für einen Bypass entnehmen Ärzte vorzugsweise eine Arterie aus dem Unterarm oder ein Teil der Brustbeinarterie. Die halten länger. 90 Prozent sind nach 10 bis 15 Jahren noch offen. Werden hingegen Venen, z. B. aus dem Unterschenkel, genommen, liegt die Erfolgsquote niedriger: Hier sind nach zehn Jahren nur 50 Prozent aller Bypässe offen.

Bypassoperationen sind in den 70er Jahren in Deutschland Routine geworden.

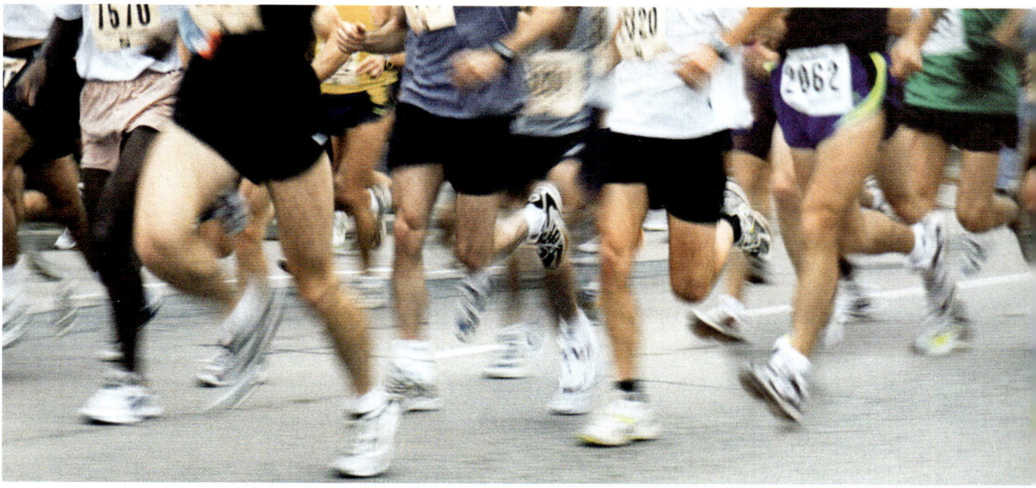

- Es gibt heute auch minimalinvasive Eingriffe am schlagenden Herzen. Der Patient muss nicht an die Herz-Lungen-Maschine angeschlossen werden, das Brustbein nicht aufgesägt werden.
- Nach einer Bypassoperation muss der Patient gerinnungshemmende Medikamente einnehmen.

DAS REZEPT

Intervalltraining

Auch schwache Herzen können trainieren – am besten per Intervall. Hier möchte ich den Herzspezialisten Prof. Dr. med. Aloys Berg von der Universitätsklinik Freiburg zitieren. Er wurde von der Deutschen Herzstiftung gefragt: »Es gibt Patienten, die nur mühsam laufen können, weil ihre Herzleistung zu gering ist. Was raten Sie denen?«

»Es gibt für diese Patienten eine neue Entwicklung: das Intervalltraining. Früher hat man diese Patienten vor jeder körperlichen Aktivität gewarnt, heute werden sie zu einer ganz kurzen Belastung geführt. Die Belastungszeiten liegen bei 30 Sekunden, haben aber eine relativ hohe Intensität. Nach jeder Belastungsphase wird jeweils eine Pause von 60 Sekunden eingelegt. Die Herzfrequenz steigt bei dieser Belastung nicht oder kaum an. Die Umstellung in der Muskulatur und in den Gefäßen führt dazu, dass das Herz entlastet wird und ökonomischer arbeitet. Es gibt Beispiele dafür, dass Patienten, die für eine Herztransplantation anstanden, über ein solches Trainingsprogramm die Wartezeiten deutlich haben verlängern können bzw. im Einzelfall sogar von der OP-Liste heruntergekommen sind.«

Das finde ich sensationell. Laufen statt Herztransplantation. Was wäre Ihnen lieber? Ein neues Herz oder langsam loslaufen? Was meinen Sie, wie viele Bypass-OPs das Intervalltraining in Deutschland ersparen könnte? Wetten, dass ... 73 000?

PRAXIS-TIPP

Über die Deutsche Herzstiftung erfahren Sie, wo Herzschwache das Intervalltraining unter ärztlicher Anleitung lernen können. www.Herzstiftung.de.

38.tipp

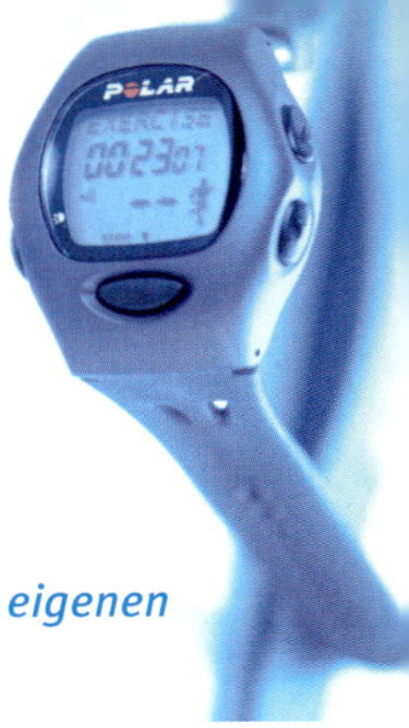

Trainieren Sie mit dem Herzschutzpuls

Die Pulsuhr ist ein Wunderwerk. Meine erste bekam ich 1989. Damals erschien es mir unglaublich, dass man ständig seinen eigenen Puls sehen könne. Ist Ihnen allen heute selbstverständlich.

Sie nehmen viel zu viel der täglichen Wunder als selbstverständlich. Ein Pulsmessgerät misst, wie ein EKG, permanent während der Belastung Ihren Puls. So können Sie Ihr Tempo optimal dosieren, Überlastungen vermeiden und Ihr Herz so schützen. Sie schnallen einfach einen Brustgurt um, der der Uhr am Handgelenk signalisiert, wie schnell Ihr Herz schlägt. Gibt's im Sportfachhandel (ab 50 Euro). Der richtige Puls garantiert, dass Sie so laufen, dass nicht mehr als 2,5–3,5 Millimol Laktat (Milchsäure) pro Liter Blut entstehen. Das kontrollieren Sie dann mit der Pulsuhr. Die zeigt Ihnen fast immer an: Ehrgeiz runterschrauben. Puls zu hoch. Dann, beim richtigen Puls, laufen Sie nämlich dem Herzinfarkt und dem Schnupfen und der Depression und dem Krebs davon. Tun die anderen nicht. Die Mehrzahl der Freizeitläufer trainieren nämlich bei einem Laktatwert von 4,9 und höher und überfordern sich, sagt Herbert Steffny. Der muss es wissen. Der hat mehr als ein Dutzend Mal den Deutschen Marathon-Meister gemacht.

Praxis-Tipp

Wenn Sie arg übergewichtig sind oder keine Ausdauer haben, der Puls zu schnell zu steil hochgeht, dann walken Sie erst. Am besten mit Nordic-Walking-Stöcken. (Auch darüber hab ich ein kleines Büchlein geschrieben.) Nordic Walking ist ein faszinierender, unvergleichlich wirkungsvoller Sport. Sie sehen die Butterpäckchen regelrecht wegfließen. Tun Sie das, bis die Butterpäckchen runtergeschmolzen sind. Dann können Sie mit dem Laufen anfangen.

Bei welchem Puls soll man nun trainieren?

- Mit dem Laktattestpuls: Wenn Sie nicht fit sind. Und vielleicht sogar schon Probleme mit dem Herz haben, dann bei einem ganz niedrigen Gesundheitspuls. Den Sie ganz selbstverständlich durch eine Laktatmessung mit dem Sportmediziner feststellen. Sie wollen ja nicht, dass über Sie in der Zeitung steht: Jogger fiel tot um.
- Mit dem Formelpuls: Wenn Sie pumperlgsund sind, Fett abbauen wollen, Ihrem Herzen zuliebe, dann dürfen Sie natürlich etwas härter trainieren. Etwas. Anfangs. Dann mehr. Berechnen Sie ruhig mal Ihren Trainingspuls mit der Formel auf Seite 81. Und Sie walken oder laufen an der unteren Grenze der Trainingsherzfrequenz. Aber mir wäre es schon lieber, auch Sie gingen zum Sportmediziner und würden per Laktattest (siehe auch Seite 13) Ihren persönlichen Trainingspuls herausfinden.
- Mit dem Grenzpuls für Fortgeschrittene: Der richtige Pulsbereich lässt sich eigentlich mit keiner Zahl beschreiben, sondern ist eher ein Gefühl. Werden Sie von mir immer hören. Eine Zahl nämlich kann trügen. Die mag ja heute stimmen … Aber

nächste Woche? Ein Gefühl aber erkennen Sie immer wieder. Dieser richtige Puls, der gefühlte Grenzpuls ist der »Gerade-noch-Wohlfühl-Puls«. Ist also der Puls, bei dem Sie sich nach 30 Minuten Laufen gerade noch wohl fühlen. Wohlgemerkt: Nicht der »Wohlfühlpuls«! Den haben Sie vor dem Fernseher. Sie dürfen sich also nicht zu viel anstrengen – aber auch nicht zu wenig. Man verbrennt immer ein bisschen Fett unterhalb der anaeroben Schwelle – also der Schwelle, wo dem Muskel der Sauerstoff ausgeht und er Zucker verbrennt. Auch im Sitzen verbrennt man ein bisschen Fett. Sie wollen aber effektiv bleiben. Und dann trainieren Sie zehn Schläge unter Ihrem Schwellenpuls. Als pumperlgsunder Fortgeschrittener, versteht sich.

Der Sportmediziner hat Laktatzahlen dafür:

- Anfänger trainieren in einem Laktatbereich von 3–4 mmol/l
- Fortgeschrittene bei 2,5–3,5 mmol/l
- Könner bei 2,0–3,0 mmol/l
- Deutsche Meister bei 1,5–2,0 mmol/l.

DAS REZEPT

Die Herz-Puls-Formel

Am besten, Sie kennen den Pulswert, den Sie während des Trainings niemals überschreiten dürfen: Ihren individuellen Schwellenpuls. Im Grunde ist er ein Gefühl, dem Sie lange hinterherjagen. Aber mit der Zeit stellt es sich ein. Bis dahin sollten Sie ihn täglich neu berechnen. Wenn Sie nicht schon beim Laktattest beim Sportmediziner waren.

Die Formel wurde von Karvonen et al. (1957) und von Lagerstrøm/Graf (1986) entwickelt:

Trainingsherzfrequenz =
(220 – $^{3}/_{4}$ LA – RHF) x X + RHF

LA ist Ihr Lebensalter, X der Trainingszustand, RHF der Ruhepuls.

- Untrainierte: X = 0,60
- Mäßig Trainierte: X = 0,60–0,65
- Mittelmäßig Fitte: X = 0,65–0,70
- Trainierte: X = 0,70–0,75
- Leistungsausdauersportler: X = 0,75–0,80

Ihr Trainingszustand (X) ____________

Ein Rechenbeispiel: Sie sind ein 40-jähriger Untrainierter (X = 0,6), Ihr Ruhepuls beträgt 72. Dann berechnen Sie erst einmal den Wert in der Klammer (runden Sie die Stellen nach dem Komma immer auf oder ab), und erinnern Sie sich dabei an die alte Schulregel: Punkt vor Strich.

Trainingsherzfrequenz =
(220 – 30 – 72) x 0,6 +72 =
118 x 0,6 + 72 = 71 + 72 = 143

Der neue Trainingsbereich
Nach zwei bis drei Wochen Walken oder Laufen gehören Sie sicher schon zu den mäßig Trainierten und berechnen die gleiche Formel noch einmal mit 0,65 – und dem vielleicht schon niedrigeren Ruhepuls von 68. Mit dem Training bekommen Sie nämlich einen niedrigeren Ruhepuls. Ihr Herz schlägt langsamer für ein längeres Leben. Daraus ergibt sich folgender Trainingsbereich:

Trainingsherzfrequenz =
(220 – 30 – 68) x 0,6 + 68 = 141
bis
Trainingsherzfrequenz =
(220 – 30 – 68) x 0,65 + 68 = 147

In diesem Bereich dürfen Sie sich spielen. Geht Ihnen aber bei 146, 147 die Luft aus, dann schalten Sie einen Gang runter.

39. tipp

Glauben Sie lieber einem Nobelpreisträger

Das Nobelpreismolekül NO trimmt den ganzen Menschen in Richtung potent, jung und gesund – und ist ein Segen fürs Herz.

»Was Mäusen gut tut, ist auch gut für Menschen«, meint lächelnd Medizin-Nobelpreisträger Louis Ignarro. Und gibt Tipps, die die Adern freihalten, das Herz-Kreislauf-System schützen, vor Herzinfarkt feien. Dazu gleich, erst zu Alfred Nobel.

Alfred Nobel, wie Sie wissen, erfand Dynamit, hergestellt aus Nitroglyzerin. Und wie es der Zufall oft so will, verschrieb es ihm sein Arzt, weil er Beschwerden mit dem Herz hatte. Das mochte Nobel nicht, er bekam Kopfweh davon. Kriegt ein Herzpatient eigentlich selten. Er nimmt entweder eine Notfallkapsel oder ein Notfallspray mit Nitroglyzerin, das die Blutgefäße weit sprengt. Der Herzschmerz schwindet. Beißt ein Gesunder auf die Kapsel, bekommt er rasende Kopfschmerzen, weil es die Gefäße im Kopf weitet. So meine persönliche höchst leidvolle Beobachtung.

Nun zur näheren Gegenwart: 1998 bekamen drei US-Forscher – darunter Louis Ignarro – den Nobelpreis, weil sie entdeckten, wie Nobels Erfindung auf die Gesundheit wirkt, wenn man sie als Medikament verabreicht. Bereits bekannt war, dass im Körper aus Nitroglyzerin ein Gas namens Stickoxid (NO) entsteht, das im Körper wie ein Hormon wirkt und die Gefäße weitet, verhindert, dass sich ein Blutgerinnsel (Thrombus) bildet. Doch die drei Forscher kamen darauf, dass es weit mehr kann: NO, genannt das »Molekül des Jahres«, reguliert den Blutdruck (senkt ihn), steuert das Blut in verschiedene Organe, dient als wichtiger Signalstoff in den Nervenzellen, feit uns, von Immunzellen produziert, vor Infektionen, schützt uns vor Krebszellen. Und: Es macht ziemlich potent. NO ist das Geheimnis, das auch hinter Viagra steckt.

Dieses wichtige Molekül stellt unser Körper selbst her. Wie? Durch Bewegung und bestimmte Nahrungsergänzungsmittel. Vitamin C und E helfen – und ein Eiweißbaustein, die Aminosäure Arginin. Arginin wird von einem Enzym in NO umgewandelt, das der Körper nach dem Sport in größeren Mengen bildet. Darum rät Louis Ignarro: Der Gefäßgesundheit zuliebe Sport treiben, fettarm essen, und wer mag, kann zusätzlich mit Vitamin E und C sowie Arginin die NO-Produktion ankurbeln. Glauben Sie einem Nobelpreisträger, und befolgen Sie seinen Rat. Sie werden sehen, dass es funktioniert!

AM PULS DER ZEIT

Arginin und NO steigen an
Stickstoff blockiert über Gene die Entstehung der Arteriosklerose. Es hält also unsere Gefäße jung, geschmeidig, elastisch – man muss es nur früh genug arbeiten lassen. NO können Sie machen. 100 Prozent mehr! Ganz einfach und ohne Nebenwirkungen. Durch die Aminosäure, den Eiweißbaustein L-Arginin und Sauerstoff. Wie kommen Sie an Ihr L-Arginin? Über Nüsse und Fisch. Oder ein gutes Eiweißpräparat. Und wie an den Sauerstoff? Durch Bewegung beim richtigen Puls. Mehr auf Seite 80f.

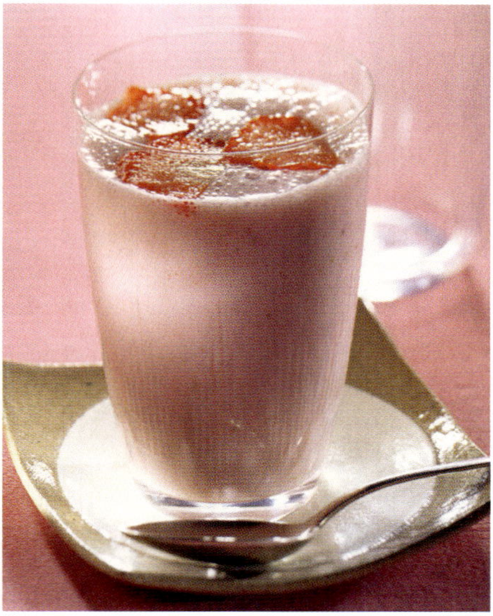

DAS REZEPT

Kiwi-Molke-Drink mit Erdbeeren

Der Nobelpreisträger-Drink

Zutaten für 1 Drink:

- 1 Kiwi
- 5 Erdbeeren
- 1/2 reife Birne (etwa 75 g)
- 1 EL Apfeldicksaft
- 150 ml kalte Trinkmolke
- 2 EL Eiweißpulver

Die Kiwi schälen und würfeln. Die Erdbeeren waschen, entstielen und vierteln. Die Birne schälen, entkernen und würfeln. Die Früchte mit dem Apfeldicksaft und der Hälfte der Molke im Mixer pürieren. Das Eiweißpulver und die übrige Molke dazugeben, alles nochmals 10 Sekunden durchmixen. Die Mischung in ein großes Glas füllen und mit einem Trinkhalm servieren.

Fakten, Fakten, Stickstoffoxid

Mit dem Alter werden die Gefäße starrer, reagieren nicht mehr so effektiv auf Azetylcholin. Der Stoff, der dafür sorgt, dass sich die Blutgefäße weiten – angetrieben von NO.

Eine kanadische Studie zeigt: Gibt man vier Gramm Arginin täglich, erhöht das den NO-Blutspiegel um 100 Prozent, und die Gefäße reagieren auch wieder auf den Ruf des Azetylcholins: Mach weit! Senk den Blutdruck! Verhindere ein Gerinnsel!

Warum rate ich Ihnen, täglich 20 Gramm Nüsse zu knabbern? Ganz einfach: Mehrere Metastudien zeigen, wer regelmäßig Nüsse isst, mindert sein Herzinfarktrisiko um etwa 40 Prozent. Beispielsweise die »Adventist Health Study« (30 000 Teilnehmer), die »Nurses Health Study« (86 000 Krankenschwestern), die »Iowa Women's Health Study« (35 000 Teilnehmer), die »Physicians' Health Study« (22 000 männliche Ärzte) zeigen, dass das Herzinfarktrisiko stark zunimmt mit den Nüssen, die man nicht isst. Warum? Keine Frage: Nüsse enthalten Arginin.

Praxis-Tipp

- **Geben Sie Nüsse ins Müsli und über den Salat. Und knabbern Sie ruhig ab und zu unsere Schokonüsse (siehe Seite 119). Sie enthalten auch noch die anderen Herzschützer aus der Kakaobohne: Polyphenole.**
- **Ein gutes Eiweißpräparat enthält die Aminosäure Arginin. Wer alle vier Stunden mit einem Eiweißshake seine leeren Tanks füllt (seinen Blutwert von 7 mg/dl auf 8 mg/dl anhebt), erhöht auch seinen Argininspiegel. Hat genug von dem Potenz-, Herz- und Immunschützer NO im Körper. Bleibt jung. Fangen Sie nur früh genug damit an. Bevor die Herzkranzgefäße verstopft sind.**

Erhöhen Sie Ihren VO_{2max}

Der Beweis für ein fittes und junges Herz: ein hoher VO_{2max}. Wie macht man sich den? Durch Bewegung.

VO_2 sollte ab heute wichtig für Sie sein. Es ist das, was in Wahrheit zählt. Die ultimative Messgröße für Jugend, Fitness und Gesundheit. Herzgesundheit. Noch nie gehört?

VO_2 ist die Sauerstofftransportkapazität Ihres Blutes. Und Sauerstoff ist Ihr Jungbrunnen. Sauerstoff weckt den Geist, lässt den Körper Höchstleistungen vollbringen, macht hellwach, vital und jung. VO_2 zeigt, wie viele Sauerstoffmoleküle über die Lunge von dort in den Blutbahnen zur Zelle kommen – wenn Sie ganz ruhig im Sessel sitzen. Und die Menge VO_{2max} verbraucht Ihr Körper, wenn Sie gerade Marathon laufen – an die Grenzen Ihrer Belastbarkeit gehen. Je größer VO_{2max}, desto jünger, desto leistungsfähiger sind Sie – und Ihr Herz.

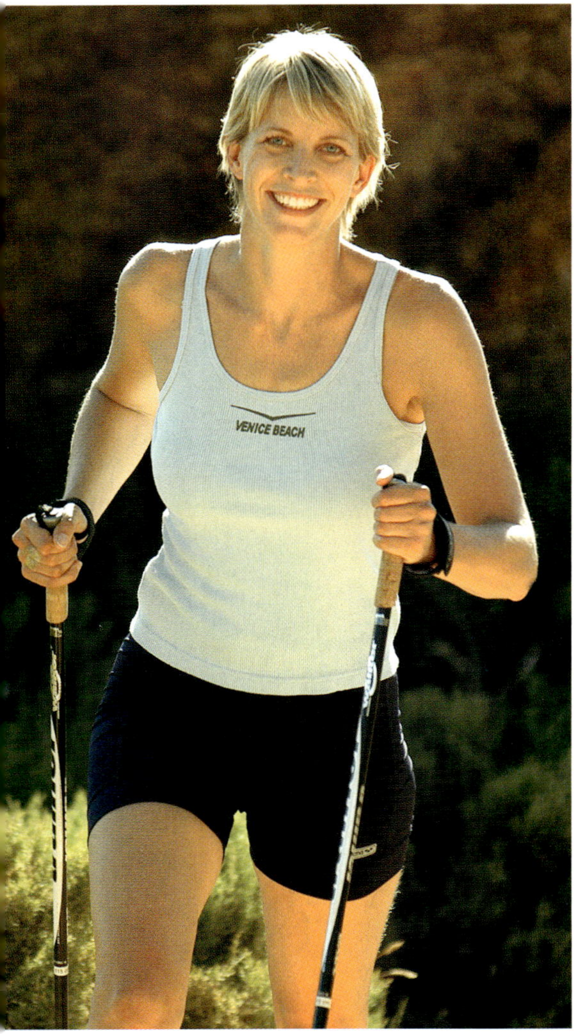

VO_{2max} ist die Summe von vielen Einzelfaktoren. Es beginnt mit der Größe der Lunge. Jemand, der viel sitzt, wie z. B. ein Arzt, hat 72 Prozent (vom Normwert), ein Hobbysportler hat 120 Prozent, und Ausdauersportler haben 140 bis 160 Prozent. Also pro Sekunde kommt mehr Luft an die Lungenbläschen. Sauerstoff diffundiert dann in das Kapillarblut, wird vom Hämoglobin, dem roten Blutfarbstoff, gespeichert und zu den Organen transportiert. In der Zelle, z. B. der Herzzelle, übernimmt dann das Myoglobin

AM PULS DER ZEIT

Deutsche Trägheitsgesetze

In Deutschland bewegen sich trotz »Fitnesswelle« bisher nur 13 Prozent der Menschen regelmäßig. Am sportlichsten sind die 18- bis 20-Jährigen. Ab 40 bleiben wenige in Bewegung und machen es sich öfter im Fernsehsessel bequem. Insgesamt bewegen sich Männer mehr als Frauen. Wenn ich so was lese, muss ich mir gleich die Laufschuhe anziehen ...

den Sauerstoff. Und dann wird dieser zu den Kraftwerken der Zelle, zu den Mitochondrien, geschafft. Je mehr Hämoglobin, je mehr Myoglobin, je mehr Mitochondrien, desto besser, desto höher Ihr VO_{2max}. Desto besser wird der Sauerstoff genutzt. Und je mehr Sauerstoff in den Mitochondrien verbraucht wird, desto mehr akzeptiert der Körper Nachschub aus dem Mund. Und das kann man messen. Dieser Nachschub wird in einer Maske gemessen, die Sie während einer Spiroergometrie beim Arzt tragen. Der maximale Sauerstoffverbrauch VO_{2max} und viele andere Faktoren dazu.

Also VO_{2max} sagt aus, wie viel von dem angebotenen Sauerstoff Ihr Körper nutzen kann, wie ökonomisch er mit dem lebensnotwendigen Gas haushaltet. Wie jugendlich, kräftig, gut durchblutet Ihr Herz ist.

VO_{2max} zeigt Jugend an

VO_{2max} nimmt im Laufe des Lebens ab. Genauer: VO_{2max} verringert sich mit jedem Geburtstag um ein Prozent. Ein Zeichen dafür, dass Herz- und Lungenmuskulatur mit dem Alter schlappmachen und damit die körperliche Leistungsfähigkeit abnimmt. Beispielsweise schafft ein älterer Marathonläufer einfach nicht die gleichen Rekordzeiten wie ein junger Läufer.

Sie wollen nicht, dass Ihr Herz, Ihre Lunge alt werden, dass Ihnen der Sauerstoff knapp wird? Den VO_{2max} kann man erhöhen. Wie? Ganz einfach. Mit Bewegung. Der US-Wissenschaftler Herbert DeVries ließ untrainierte ältere Menschen ein sechswöchiges Trainingsprogramm durchlaufen. Und siehe da: Der VO_{2max} stieg auf das Niveau von 40 Jahre jüngeren, aber untrainierten Menschen. Sie können sich Ihren VO_{2max} also erhöhen oder bis ins Alter erhalten, indem Sie sich täglich bewegen. Am besten gleich. Einfach loslaufen, wie auf Seite 80f. beschrieben.

DAS LOHNT ZU WISSEN

VO_{2max}, der maximale Sauerstoffverbrauch eines Bürohengstes in Ruhe: 150–300 ml/min. Und bei Schwerstarbeit: 3000–4900 ml/min.

VO_{2max} eines Sportlers in Ruhe: 330 ml/min. Unter Belastung aber: 7000 ml/min.

Mit 60 hat ein Mann ein Drittel bis ein Viertel seines VO_{2max} eingebüßt, eine Frau verliert bis zum 60. Lebensjahr nur ein Viertel bis ein Fünftel Ihrer Fitness. Verlieren muss man gar nichts. Kann man dagegen antreten. Beispielsweise mit Hilfe von Laufschuhen.

DAS REZEPT

Für mehr VO_{2max}

- Laufen Sie täglich 30 Minuten unter Ihrem Grenzpuls (siehe Seite 80f.). Oder machen Sie ein anderes Ausdauertraining: Rad fahren, schwimmen, rudern, skaten, Trampolin springen.
- Sie können Ihrem VO_{2max} auch ein wenig nachhelfen. Mit Eiweiß und Eisen. Bestandteile von Hämoglobin und Myoglobin. Und wie das schmeckt? Probieren Sie doch mal einen schönen Wildbraten. Auf Seite 95 steht ein Rezept.

PRAXIS-TIPP

Gehen Sie zum Arzt, und lassen Sie sich per Spiroergometrie Ihren individuellen VO_{2max} bestimmen. Dann vergleichen Sie ihn mit dem Wert von Jan Ulrich (7200 ml/min). Und dann schwingen Sie sich aufs Rad.

Vertrauen Sie auf den Fisch – und die Pille

Wer seine gesunde Ernährung durch gute Vitalstoffpräparate ergänzt, schützt sein Herz – und mehr.

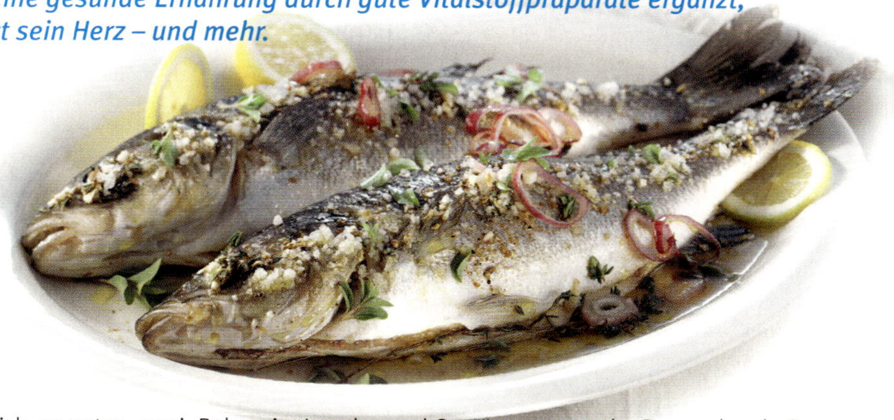

Kürzlich mussten zwei Babys in Israel sterben. Wegen vitaminarmer Sojamilch. Die ist an und für sich sehr gesund, nicht vitaminarm. Nur: In der Fabrik und beim Kochen geht Vitamin B1 verloren. War dann nicht mehr in der Sojamilch, die man den Säuglingen gab.

Fehlt Vitamin B1 im kleinen Säuglingskörper, kommt es nach vier bis sechs Wochen zu Schäden am Nerven- und Herz-Kreislauf-System. Und bis man so einen Vitaminmangel diagnostiziert, ist es zu spät. Hitze zerstört. Immer. Heiß gemacht heißt bei mir Industriemüll. Das gilt für Nudeln, für Brot, für Sojamilch. Da müssen erst wieder Säuglinge sterben, dass man so etwas in der Zeitung liest – und vielleicht darüber nachdenkt. Besser, man würde vordenken.

Vitalstoffmangel tötet bei uns Erwachsenen nicht so schnell. Dauert ein, zwei, drei oder vier Jahrzehnte. Der Körper ist gutmütig. Er kompensiert und kompensiert, schluckt und schluckt. Doch mit der Zeit entwickeln sich halt chronische Krankheiten, wenn Ketchup in den Adern fließt. Fertigprodukte die Körperzellen löchern, Schweinebraten auf den Hüften wächst. Man Obst und Gemüse nur aus der Dose oder als Garnitur kennt. Es gibt ein wirksames Mittel gegen den Mangel an Vitalstoffen: Nahrungsergänzung. Präparate, die Sie ausgewogen mit Vitaminen und Spurenelementen ver-

Am Puls der Zeit

Vitamin C schützt Frauenherzen

In den USA untersuchte Dr. Stavroula K. Osganian vom Children's Hospital in Boston 16 Jahre lang 85 000 Frauen und befragte sie nach ihren Essgewohnheiten und ob sie Vitaminpillen schluckten. 2003 hatte man die Ergebnisse: Die Frauen, die zusätzlich Vitamin-C-Tabletten nahmen, hatten ein um 28 Prozent geringeres Risiko, einen Herzinfarkt oder andere Herzkrankheiten zu erleiden. Diese Frauen führten sich mehr als 360 Milligramm Vitamin C täglich zusätzlich zu. Wir in Deutschland nehmen im Schnitt 110 Milligramm auf. Auch deswegen sterben so viele am Herzinfarkt.

sorgen. Machen Sie davon Gebrauch. Aber vergessen Sie nicht: Die Pille allein hilft nix. Sie müssen schon gesund essen – und sich bewegen.

DAS LOHNT ZU WISSEN

Vergessen Sie, was man oft in Zeitschriften liest: dass man Nahrung punktuell nach Bedarf ergänzen kann. Ein bisschen was für das Herz, ein bisschen was für das Gehirn ... Der Körper fordert mehr: ein Netzwerk aller lebensnotwendiger Stoffe, insgesamt 47. Da können Sie sich den tollsten Vitamincocktail zusammenstellen. Fehlt auch nur ein essenzieller Stoff, ist alles für die Katz.

In unseren Lebensmitteln steckt nicht mehr das drin an Gesundheit, an Vitalstoffen, was noch vor 100 Jahren drinsteckte. Meist wird unreif geerntet – damit man weit transportieren kann. In den letzten Reifetagen bilden sich aber die meisten Vitalstoffe in der Frucht. Dann liegt das Teil noch ein paar Tage im Supermarkt. Zeit laugt Vitalstoffe aus. Und den Rest vernichtet der Mensch am Herd.

Ein typisches Beispiel für den Siegeszug der Vitalstoffe vernichtenden Lebensmittelindustrie: das Weißmehl. Vergleicht man es mit dem unverarbeiteten Korn, bekommt man eine erschreckende Mängelliste: Im Weißmehl steckt 87 Prozent weniger Chrom drin, 90 Prozent weniger Kupfer, 70 Prozent weniger Eisen, 91 Prozent weniger Mangan, 50 Prozent weniger Molybdän, bis zu 75 Prozent weniger Selen, 83 Prozent weniger Zink, 60 Prozent weniger Kalium, 100 Prozent weniger Magnesium, 50 Prozent weniger Kalzium, 50 Prozent weniger Vitamin E, bis zu 80 Prozent weniger B-Vitamine.

Jeder Dritte leidet bei uns an den Folgen von Nährstoffmängeln. Kann man in den Ernährungsberichten der DGE nachlesen. Wir sind unterversorgt mit Vitamin A, B6, Pantothensäure, Folsäure, B1, Biotin, Kalzium, Magnesium, Mangan, Kupfer, Chrom, Selen, Jod und Molybdän. Schon unsere Schulkinder sind schlecht versorgt.

DAS REZEPT

Testen Sie, ob Sie die Pille brauchen

Lesen Sie die folgenden Fragen. Müssen Sie nur eine einzige mit »ja« beantworten, sollten Sie Ihre Nahrung ergänzen.

1 Essen Sie weniger als fünfmal Obst oder Gemüse am Tag?
2 Der Bioladen ist Ihnen zu teuer, Sie kaufen Obst und Gemüse lieber im Supermarkt?
3 Sind Sie älter als 65 Jahre?
4 Sind Sie schwanger?
5 Sind Sie übergewichtig?
6 Rauchen Sie, leben Sie in einer großen Stadt, leiden Sie häufig unter Stress?
7 Wie ernähren Sie sich: Nicht vollwertig, eher durch Pizza und Pommes?
8 Leiden Sie an chronischen Krankheiten, und nehmen Sie Medikamente?
9 Arbeiten Sie häufig am Computer?

PRAXIS-TIPP

Gute Multivitaminpräparate bekommen Sie nicht im Supermarkt. Gehen Sie in die Apotheke, und lassen Sie sich ausführlich beraten. Am besten, Sie lassen vorher beim Arzt nachmessen, wie leer Ihre Tanks sind. Und bedenken Sie: Belasten Stress, Übergewicht oder Medikamente Ihren Körper, haben Sie einen erhöhten Bedarf.

Für Äpfel gilt: Nimm zwei!

Die beste Lebensversicherung: Essen Sie zwei Äpfel pro Tag.

Mary Tucker (44 Jahre jung) nahm an einer Herzinfarktstudie der University of California teil. Die Ärzte deckten per Ultraschall ein ziemlich verstopftes Herzkranzgefäß auf. Eigentlich wäre eine Bypassoperation nötig gewesen. Doch der Herzspezialist verordnete ihr Apfelsaft. Frisch gepresst und hoch konzentriert. Das erstaunliche Ergebnis: Nach sechs Wochen waren die Gefäße sauber. Die Ablagerungen bildeten sich zurück. Die Patientin hatte keine Beschwerden mehr.

Das nenne ich sensationell. Die Herzexperten der Studie schätzen: 50 Prozent der Infarktrisikopatienten könnten mit Schutzstoffen aus dem Apfel geheilt werden. Welche sind das? Flavonoide und Phenole. Sie greifen wie »Rohrfrei« die Ablagerungen an den Gefäßwänden an. Lösen sie auf.

Am Puls der Zeit

Für Raucher gilt: Nimm drei

Rund 300 Wirkstoffe kennen die Forscher aus dem Apfel. Vor allem in den roten Wangen stecken Anthozyane, die freie Radikale fangen. Diese wild gewordenen Sauerstoffmoleküle zerstören Körperzellen und Erbsubstanz. Tragen mit bei zu Herzinfarkt und Krebs. Ein Red Delicious kann im Reagenzglas Darmkrebszellen um 43 Prozent reduzieren, Leberkrebszellen um 57 Prozent. Für Raucher gilt: Nimm drei. Querzetin, das ebenfalls im Apfel enthalten ist, vergrößert das Lungenvolumen, schützt das Gewebe vor Nikotin.

Das lohnt zu wissen

- Essen Sie Ihren ersten Apfel morgens auf nüchternen Magen. Dann entfalten die cholesterinsenkenden herzschützenden Phenole ihre beste Wirkung.
- Der Apfel ist die Schlankpille der Natur. Er macht satt, hat nur 50 Kalorien, regt mit seinem Pektin die Fettverbrennung an.
- Der Apfel senkt den Cholesterinspiegel. Sein Ballaststoff Pektin schleppt auch das Cholesterin aus dem Darm in die Kanalisation. Es kann sich nicht mehr an den Gefäßwänden anlegen.
- Seine Karotinoide und sein Vitamin C stärken das Immunsystem.
- Und der Apfel ist ein Nerventonikum. Er beruhigt. Im Job. Und hilft abends beim Einschlafen.
- Apfelsaft? Liefert nicht mehr ganz so viel Biostoffe wie der Apfel aus der Hand, ist aber ein herrlicher Durstlöscher, wenn man ihn 1:3 mit Wasser verdünnt.
- Trüb oder klar? Da scheiden sich die Geister. Ich glaub an trüb – das sieht natürlicher aus. Trüb enthält ein bisschen mehr Pektine (wenn auch nur Spuren), die den Cholesterinspiegel und zu hohen Blutdruck senken. In jedem Fall: Ungesüßt sollte er schon sein.

Das Rezept

Apfelmus

Natural Basic fürs Herz

Für 2 Personen

- **500 g Äpfel (z. B. Berlepsch)**
- **1 EL Fruchtzucker**
- **1 EL Zitronensaft**

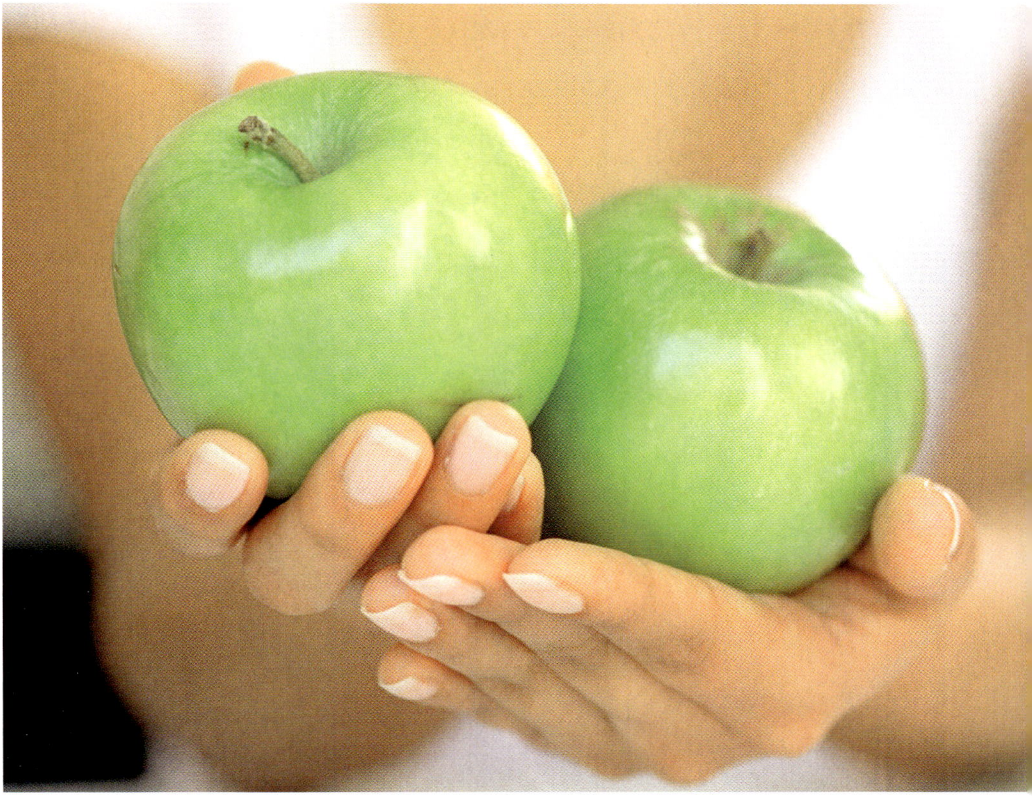

1 Die Äpfel gründlich waschen, abtrocknen und vierteln. Dann den Blütenansatz und den Stiel herausschneiden, das Kerngehäuse und die Schale aber nicht entfernen – sie enthalten Pektine, die das Mus schön sämig machen.

2 Die Apfelviertel in einen Topf geben, den Fruchtzucker und den Zitronensaft unterrühren.

3 Die Äpfel bei schwacher Hitze aufkochen und 20–25 Minuten köcheln lassen, bis sie weich sind.

4 Dann die weichen Äpfel durch ein Sieb passieren oder durch die »Flotte Lotte«, eine Gemüsemühle, drehen.

5 Das Apfelmus etwas abkühlen lassen, dann in eine Schüssel umfüllen und für ungefähr 1 bis 2 Stunden in den Kühlschrank stellen.

TIPP: Können Sie auch auf Vorrat zubereiten. Menge erhöhen und heiß in Weckgläser abfüllen.

PRAXIS-TIPP

- Die Äpfel vom Biobauern enthalten die doppelte Menge an Wirkstoffen.
- Gute Sorten: Berlepsch, Ontario, Cox Orange, James Grieve, Red Delicious, Boskop.
- Lust auf Schnitze? Manche Menschen mögen den Apfel aus der Hand nicht. Lieben aber Apfelschnitze. Nicht lange herumliegen lassen, sie werden schnell braun. Davor schützt Zitronensaft.

Genießen Sie die bunten Herzpillen der Natur: Beeren

Wer täglich eine Hand voll Beeren nascht, schützt sein Herz mit den Farbstoffen der Natur.

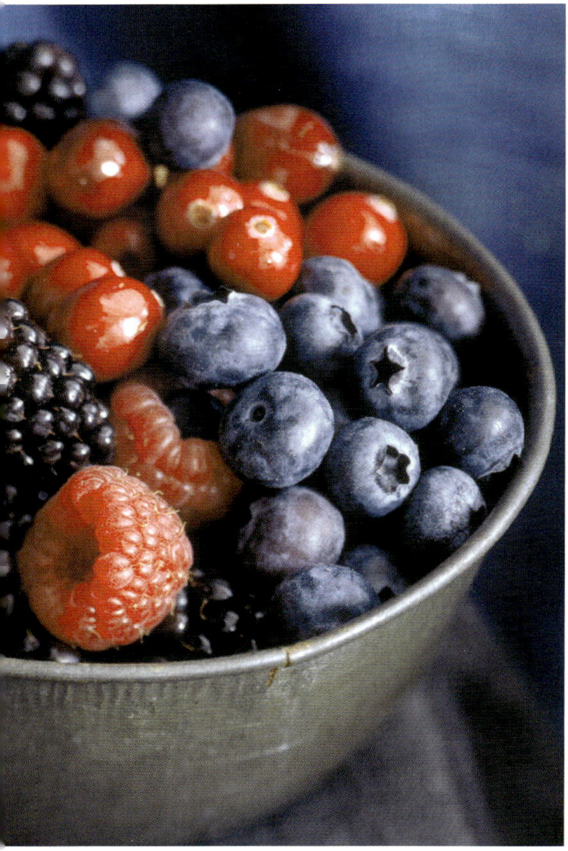

Ein Körbchen voller Heidelbeeren, Erdbeeren, Brombeeren und Johannisbeeren erspart Ihnen den Gang zum Kardiologen. Zumindest, wenn Sie täglich daraus naschen. Amerikanische Wissenschaftler untersuchten die Wirkung von Beerenextrakten auf die Herzkranzgefäße. Sie fanden heraus: je kräftiger die Farbe, desto besser fürs Herz. Vor allem die farbenreichen Beeren entspannen die herznahen Gefäße.

Schon seit Jahrhunderten kennt man die Heilkraft der Beeren, aber erst die moderne Forschung hat Namen dafür: Sekundäre Pflanzenstoffe wie Flavonoide, Polyphenole und Anthozyane fangen die zerstörerischen freien Radikale im Blut ab und verhindern, dass das schlechte LDL-Cholesterin oxidiert und den Gefäßen gefährlich wird. Sie schützen vor Verkalkung der Gefäßwände, hohem Blutdruck, Blutgerinnseln und Herzinfarkt.

Praxis-Tipp

- Kochen tut den gesunden Farbstoffen nichts. Auch Mineralien vertragen Hitze. Nur der Vitamingehalt sinkt durch Erhitzen.
- Bei der Tiefkühlfee einkaufen. Außerhalb der Hochsaison sind tiefgekühlte Beerenmischungen eine willkommene Alternative. Einfach die entsprechende Menge aus der Packung schütteln und über Nacht im Kühlschrank oder bei Zimmertemperatur auftauen lassen.
- Die selbst gepflückten Beeren schmecken am besten und haben mehr Vitamin C.
- Festessen vom Herzdoktor verschrieben: Wild mit roten Preiselbeeren. Das Fleisch enthält gesunde Omega-3-Fettsäuren, und die Preiselbeeren liefern die Farbstoffe, die Arteriosklerose vorbeugen.

Hitliste

Wer liefert viele Anthozyane (in mg/100 g Frischgewicht):

1	Weintrauben:	bis 750
2	Auberginen	750
3	Süßkirschen	bis 450
4	Heidelbeeren	bis 420
5	Schwarze Johannisbeeren	bis 400
6	Rhabarber	bis 200
7	Blutorangen	200
8	Brombeeren	115
9	Roter Portwein	bis 110

DAS LOHNT ZU WISSEN

Farbloser Speiseplan: Ein Deutscher isst nur 2,7 Milligramm rote Anthozyane täglich. Ein Griff in den Beerenkorb würde bereits etwa 50 Milligramm liefern.

Die schwarze Johannisbeere ist die Königin unter den Vitamin-C-Lieferanten: 100 Gramm liefern 189 Milligramm von dem Anti-Aging-Stoff. In Himbeeren steckt viel herzschützendes Vitamin E.

Mineralien fürs Herz: Beeren sind kalium-, magnesium- und eisenhaltig.

Farbstoffe schützen nicht nur das Herz, sondern beugen auch Grauem Star und Krebs vor und schlagen Bakterien und Viren in die Flucht. Obst und Gemüse enthält reichlich davon. Noch mehr Zauberfarbstoffe der Natur: Lykopin aus Tomaten, Karotinoide aus Karotten und Aprikosen, Lutein aus Grüngemüse, Anthozyane aus Wein und Auberginen.

Brombeeren und Heidelbeeren liefern viel Mangan, das die Bildung gefährlicher Gefäßablagerungen verhindert.

Erdbeeren versorgen mit Salizylsäure, die das Blut flüssig hält. Der aspirinähnliche Stoff steckt auch in anderem Obst (Aprikosen und Quitten) und Gemüse. Vegetarier haben deshalb auch zwölfmal mehr Salizylsäure im Blut als Fleischesser.

DAS REZEPT

Rote-Beeren-Grütze

Süßer Genuss fürs Herz

Für 2 Personen

- **300 g gemischte rote und blaue Beeren (z. B. Erdbeeren, Himbeeren, Johannisbeeren, Heidelbeeren)**
- **1/4 l Sauerkirschsaft (aus dem Reformhaus)**
- **2 EL Fruchtzucker**
- **1/2 Zimtstange**
- **1 Gewürznelke**
- **1 EL Zitronensaft**
- **3 g pflanzliches Bindemittel (z. B. Biobin; Reformhaus)**

1 Die Beeren verlesen, in einem Sieb abbrausen, vorsichtig trockentupfen und putzen. Erdbeeren halbieren oder vierteln.

2 In einem Topf den Kirschsaft mit dem Fruchtzucker, der Zimtstange und der Nelke aufkochen und bei schwacher Hitze 5 Minuten köcheln lassen. Den Zitronensaft und das Bindemittel einrühren und weitere 2–3 Minuten kochen, bis der Saft gebunden ist.

3 Die Beeren unter die heiße Fruchtmasse rühren. Die Grütze erst etwas abkühlen lassen, in eine Schüssel umfüllen und 2 Stunden in den Kühlschrank stellen. Mit 100 g Dickmilch oder 1/8 l Milch servieren.

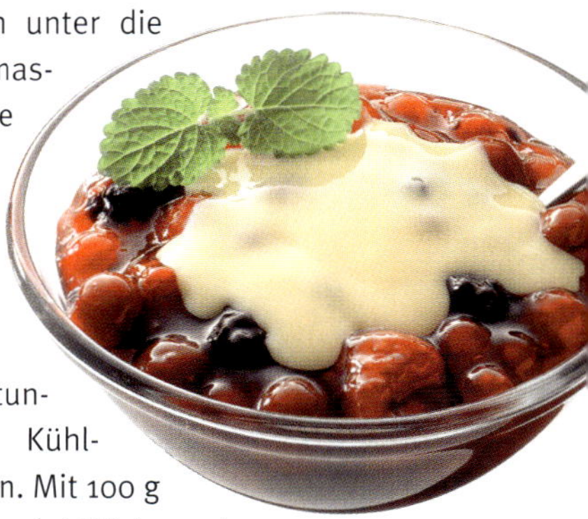

Hören Sie auf Hildegards herzlichen Rat: (nur) ein Gläschen Bier

»Trinkt Bier!«, riet schon die heilkundige Äbtissin Hildegard von Bingen. Bier ist gut für Herz und Kreislauf – doch zu viel macht Bluthochdruck und das Münchner Bierherz.

In der »Times« stand vor ein paar Jahren eine Titelgeschichte über eine britische Bierstudie. Bier kostet dort im Jahr 110 000 Menschen das Leben – durch Unfälle und Leberzirrhose. Nur: Es bewahrt Millionen von Menschen vor dem frühen Herztod. Israelische Forscher untersuchten 48 ältere Männer mit hohem Infarktrisiko. Sie durften jeden Tag ein kleines Bierchen trinken. Und dann guckten sie nach einem Monat den Probanden ins Blut. Und alle Blutwerte hatten sich verbessert. Aha. Was Hildegard von Bingen (sie lebte 1098 bis 1179) aus Erfahrung riet, erforschen Wissenschaftler heute vor Ort in Ihrem Blut. Interessant ist auch der Blick in die Region Pilsen. Dort leben viele Biertrinker. Ein Professor der ansässigen Universität untersuchte das Blut von 500 Pilsnern und fand heraus: Diejenigen, die eine Halbe Bier pro Tag tranken, hatten die höchsten Folsäurespiegel im Blut – und wenig vom Gefäßgift Homozystein. Folsäure und Vitamin B6 senken den herzgefährlichen Homozysteinspiegel (siehe Seite 99). Und was liefert Bier? Vitamin B6. Trinkt man ein Glas, dann steigt die Vitamin-B6-Menge im Blut um 30 Prozent. Diesen Entgiftungs-

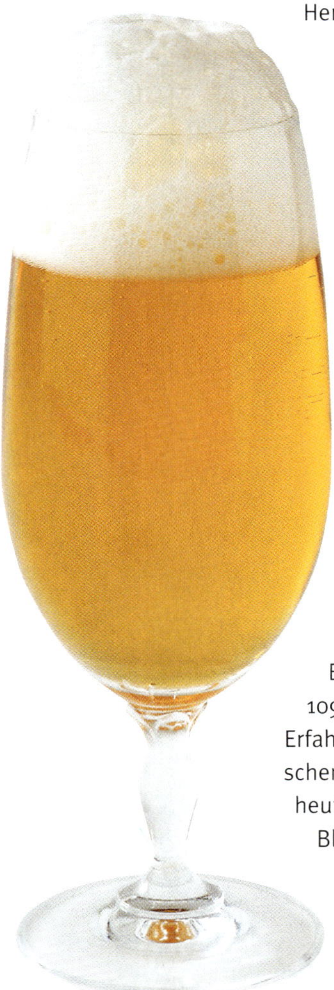

Am Puls der Zeit

Bierbauch und das Münchner Bierherz

Bier macht dick. Macht einen Bierbauch. Kein Wunder, es hat den höchsten glykämischen Index (GLYX) von allen Lebensmitteln. Dieser Index zeigt an, wie viel vom Blutzuckerhormon Insulin ein Lebensmittel lockt. Schwimmt viel Insulin im Blut, kann der Körper kein Fett abbauen. Wer also Gewichtsprobleme hat, der senkt sein Homozystein besser auf andere Weise. Mit B-Vitaminen.

Unter dem Begriff »Münchner Bierherz« ist ein weiteres dickes Phänomen in die Annalen der Medizin eingegangen. Die maßintensive Biergartenfolge: ein übergroßes Herz, das nur noch schlecht Leistung bringen kann und diese irgendwann ganz einstellt.

effekt kennt man von Wein nicht: In einer Studie tranken 111 Männer über drei Wochen lang entweder Bier, Wein oder Gin zum Abendessen. Das Ergebnis: Die Homozysteinmenge im Blut blieb bei den Biertrinkern niedrig, die anderen Testpersonen hatten höhere Werte des toxischen Eiweißes. Bier scheint also durch seinen Vitamin-B-Reichtum einen Herzvorteil zu haben. Allerdings erhöht Bier den Blutdruck, verengt die Gefäße.

DAS LOHNT ZU WISSEN

- Prof. Hans Helmut Kornhuber hat so wunderbar gezeigt, dass der tägliche Alkoholkonsum (Bier) Hauptgrund für den deutschen Bluthochdruck ist. Hier eine Erklärung: Alkohol erhöht den Blutdruck, weil er die Empfindlichkeit für Natrium verstärkt. Er erhöht also die blutdrucksteigernde Wirkung von Kochsalz. Das fanden Forscher aus Buffalo und Parma heraus.
- Wirkstoffe, wie das Xanthohumol, die der Hopfen dem Bier schenkt, fangen freie Radikale ab und verjüngen Ihr Gefäßsystem. Zudem wirken sie entzündungshemmend und antibakteriell.
- Übrigens: Dem Bakterium, das Magengeschwüre auslöst, schmecken Hopfenstoffe gar nicht.
- Dunkles Bier hat mehr Biostoffe, die freie Radikale unschädlich machen.

DAS REZEPT

Biersuppe mit Lauch

Herzhafter Genuss

Für 2 Personen

- **1 dünne Stange Lauch**
- **1 mehlige Kartoffel (ca. 150 g)**
- **1 kleine Zwiebel**
- **1 kleine Knoblauchzehe**
- **1 EL Öl**
- **Salz, schwarzer Pfeffer**
- **$^{1}/_{4}$ l dunkles Bier**
- **200 ml Gemüsebrühe**
- **1 EL Crème légère**
- **$^{1}/_{2}$ Bund Petersilie**

1 Den Lauch gut waschen, putzen und in dünne Ringe schneiden. Die Kartoffel waschen, schälen und in kleine Würfel schneiden. Zwiebel und Knoblauch schälen und fein hacken.

2 Das Öl in einem Topf erhitzen, Zwiebel und Knoblauch darin glasig dünsten. Dann Kartoffeln und Lauch dazugeben und 3 Minuten mitdünsten. Mit Salz und Pfeffer würzen. Schließlich das Bier und die Brühe angießen, aufkochen und das Ganze zugedeckt bei schwacher Hitze etwa 20 Minuten köcheln lassen.

3 Vom Gemüse 2 EL herausnehmen und beiseite stellen. Übrige Suppe mit dem Schneidstab glatt pürieren, Crème légère einrühren, aufkochen und noch 5 Minuten köcheln lassen.

4 Inzwischen die Petersilie waschen, trockenschütteln, Blätter abzupfen und fein hacken, die Hälfte davon mit dem abgenommenen Gemüse in die Suppe rühren, den Rest obendrauf streuen.

PRAXIS-TIPP

Bier ist ein Genussmittel. Genießen Sie es wirklich nur in Maßen. Zu viel Alkohol schädigt Zellen in Gehirn und Magen-Darm-Trakt. Frauen sollten nicht mehr als 150 Milliliter und Männer nicht mehr als 330 Milliliter pro Tag trinken. Mir ist eigentlich am liebsten, wenn man nur an Alkohol riecht. Und laufend fröhlich und gesund wird.

Genießen Sie Herzschutz auf Rezept: »Coq-au-vin« und Filet vom Reh

Sie mögen Fleisch? Fürchten Cholesterin? Keine Angst. Halten Sie es einfach wie die Steinzeitmenschen ...

In der südafrikanischen Kalahariwüste lebt das Volk der Kung San. Sie jagen ihren Braten, sammeln ihre Früchte, wie das der Mensch in der Steinzeit tat. Sie essen sehr viel mehr Fleisch, als es uns der Ernährungsmediziner erlaubt. Sie haben einen ausgesprochen niedrigen Cholesterinspiegel. Und pumperlgesunde Herzen. Da horchen Sie auf. Stimmt's? Sie kennen es doch so: viel Fleisch, viel Cholesterin, viel Adernverstopfstoff, hohes Infarktrisiko. Nein. Der Steinzeitmensch konsumierte weit mehr Cholesterin, als wir das heute tun. Nur: Sein Fleisch war besser. Wie auch das der Kung San. Wild enthält mehr mehrfach ungesättigte Fettsäuren (Omega-3!) und weniger gesättigte Fettsäuren, und weil sich Wild bewegt, hat es auch weniger Fett.

Was sagt uns das? Cholesterin kann man nicht grundsätzlich als schädlich für das Herz einstufen. Sie können Ihren Braten also ruhig genießen. Kommt drauf an, wie viel und von welchem Tier er stammt.

DAS LOHNT ZU WISSEN

Vor 1,5 Millionen Jahren begann der Mensch Fleisch zu essen. Seit 700 000 Jahren geht er auf die Jagd. Vor 100 000 Jahren ernährte sich der Homo sapiens überwiegend von Fleisch. Dazu kamen Wildgemüse und Obst.

Fettforschers Liebling: Die nur in tierischem Fett enthaltene CLA (Konjugierte Linolsäure) senkt »böses« Cholesterin im Blut von Mäusen. Was allerdings für den Menschen noch nicht bewiesen ist.

Fleisch versorgt Sie mit Eisen, Zink, Magnesium und B-Vitaminen, vor allem Vitamin B12. Liefert zudem hochwertiges Eiweiß, das Muskeln wachsen lässt und Ihr Immunsystem in Schwung hält.

Bitte Bio: Das Huhn, das pickt, die Kuh die weidet, liefert auch mehr von den lebenswichtigen Omega-3-Fettsäuren, die das Herz gesund halten. Das (bewegungs)arme Mastvieh hat die nicht.

Wenn Sie Ihre Ernährung umstellen auf mehr pflanzliche Öle, weniger tierische Fette, dann brauchen Sie das Cholesterin aus der Nahrung auch nicht mehr zu fürchten.

Fleisch für den IQ: Schlaue Köpfe haben viele Verbindungen zwischen ihren Nervenzellen. Damit sich dieses neuronale Netz entwickeln kann, braucht der

AM PULS DER ZEIT

Arachidonsäure – nein, danke!

Fleisch und Wurst von Rind und Schwein liefern Arachidonsäure (AA), träge Fette und Purine (Gicht!). Die Arachidonsäure ist nicht gut fürs Herz. Aus ihr bastelt der Körper schlechte Eicos (Gewebehormone), die die Gefäße verengen. Wenig AA findet sich in Lamm, Kalb, Wild und Geflügel (ohne Haut, da steckt sie nämlich schon drin). Wildfleisch liefert zudem ungesättigte Fettsäuren (bis zu 70 Prozent des Fettanteils), die Ihr Herz gesund halten.

Körper genügend Phosphor. Steckt viel in Fleisch, kaum in Pflanzen.

Vegetarier haben ein um 24 Prozent geringeres Herzinfarktrisiko. Sie holen sich ihre Herzschutzstoffe aus: Hülsenfrüchten (Eiweiß), Sauerkraut, Sojaprodukten, Algen (Vitamin B12), grünem Blattgemüse (Kalzium), Hirse, Schnittlauch (Eisen).

Die Dosis: Zwei- bis dreimal die Woche taugt dem Herz eine Portion Wild, Kaninchen, Geflügel oder Lamm.

Muss man aufs Steak verzichten? Nein, ab und zu können Sie auch ein Stück rotes Fleisch genießen. Alle ein bis zwei Wochen.

DAS REZEPT

Rehfilet al cartoccio

Das Herz ist wild drauf

Für 2 Personen

- **200 g Rehrückenfilet**
- **2 EL Olivenöl**
- **Salz, schwarzer Pfeffer**
- **2 kleine säuerliche Äpfel (z. B. Boskoop)**
- **2 EL Zitronensaft**
- **8 Zweige Thymian**
- **Pergamentpapier**

1 Das Rehfilet trockentupfen und in vier gleichmäßig dicke Scheiben schneiden. Mit dem Handballen flach drücken.

2 In einer Pfanne 2 TL Öl erhitzen, das Fleisch darin bei mittlerer Hitze von jeder Seite 1 Minute anbraten. Herausnehmen, mit Salz und Pfeffer würzen.

3 Die Äpfel rundherum abschälen, das Kerngehäuse mit einem Apfelausstecher entfernen. Die Äpfel quer in 1 cm dicke Scheiben schneiden, dann die Apfelringe sofort mit dem Zitronensaft beträufeln. Den Thymian abbrausen, trockenschütteln, die Blättchen von den Stielen streifen.

4 Den Backofen auf 180 °C vorheizen. 4 Stücke Pergamentpapier zurechtschneiden und beidseitig dünn mit dem übrigen Öl einpinseln. Jeweils 2 Bögen übereinander legen. Die Apfelringe leicht überlappend darauf legen, mit den Thymianblättchen bestreuen. Jeweils 2 Filets darauf verteilen. Papier wie Päckchen verschließen und mit der Nahtseite nach oben in die Saftpfanne setzen.

5 Im vorgeheizten Ofen (2. Schiene von unten, Umluft 160 °C) 12–15 Minuten garen. Mit einem frischen Salat servieren.

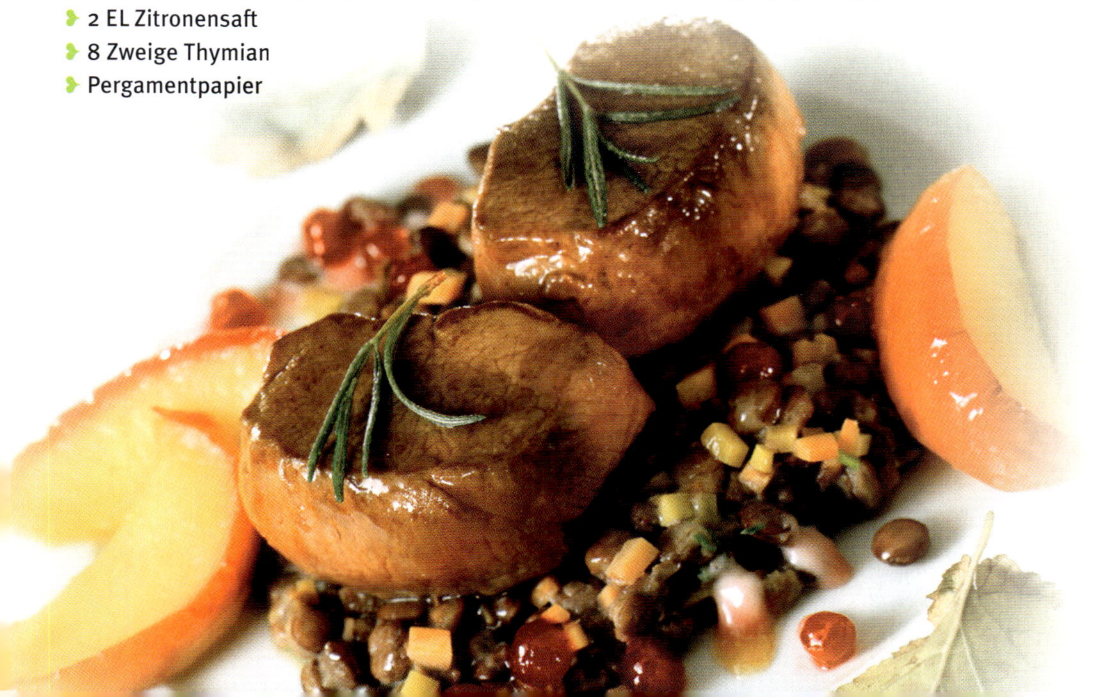

Gemüse ist die beste Lebensversicherung

Jedes Jahr sterben 2,8 Millionen Menschen, weil sie zu wenig Gemüse essen. Von A bis Z knackiger Herzschutz.

Artischocken senken mit Cynarosid und Luteolin den Cholesterinspiegel.

Avocados halten mit viel Vitamin E die Gefäße elastisch. Ihre ungesättigten Fettsäuren senken das Cholesterin.

Auberginen sind mit einem Anthozyaningehalt von 750 mg/100 g Spitzenreiter unter allen Früchten und Gemüsen. Anthozyanin macht die Gefäße jung und elastisch.

Blattsalat hält mit Folsäure das Homozystein in Schach, senkt das LDL-Cholesterin mit Ballaststoffen, und sein Chlorophyll verjüngt die Arterien.

Brokkoli enthält viel Vitamin C und K, Kalium, Magnesium und Folsäure. Hemmt Entzündungen und baut schädliches Homozystein ab. Seine Karotinoide senken den Blutdruck. Tipp: Dunkelgrüner Brokkoli enthält mehr Karotinoide als violette Sorten.

Brunnen- und Gartenkresse wächst auch auf der Fensterbank und liefert Kalium, Magnesium, Betakarotin und Glukosinolate, die das Herz schützen.

Hülsenfrüchte verwöhnen mit Eiweiß, schützen das Herz mit vielen Mineralien, Ballaststoffen und Vitaminen.

Kohlgemüse liefert viel Folsäure und Vitamin C für Herz und Kreislauf. Seine Glukosinolate senken den LDL-Cholesterin-Spiegel und lösen Blutgerinnsel auf.

Kürbis beugt mit Karotinoiden Adernverkalkung vor.

Möhren enthalten viel Betakarotin. Ein potentes Antioxidans, das verhindert, dass sich das LDL-Cholesterin in den Gefäßen ablagert.

Oliven halten das Verhältnis zwischen gutem und schlechtem Blutfett in Balance und senken das Gesamtcholesterin.

Portulak baut schädliches Homozystein besonders effektiv ab, denn er führt die Hitliste der Folsäurelieferanten an.

Rote Paprika enthält mehr als doppelt so viel Vitamin C wie die gleiche Menge Zitronen, dazu Folsäure, Flavonoide und Vitamin E. Sie wirkt antioxidativ und beugt so Herz-Kreislauf-Leiden vor.

Sellerie verdankt Buthyphtalid den Geschmack und Sie ihm Ihre tollen Blutdruckwerte und elastische Blutgefäße.

Spinat schützt wie alle grünen Blattgemüse mit viel Chlorophyll das Herz. Folsäure hilft das Homozystein im Blut abzubauen.

Tomaten schützen mit Folsäure, Vitamin C, Kalium und Karotin vor Herzinfarkt. Ihr Lykopen ist ein starkes Antioxidans und senkt das Cholesterin. Ihr Lykopingehalt steigt nach 15-minütiger Kochzeit sogar um 171 Prozent.

Zwiebeln senken mit Sulfiden den Blutdruck, beugen Blutgerinnseln vor.

Sekundäre Pflanzenstoffe

Die Wissenschaft kennt bislang etwa 60 000 sekundäre Pflanzenstoffe. Den Pflanzen dienen Sie als Farb-, Duft- und Lockstoffe und zur Abwehr von Feinden. Und uns als köstliches Herzschutzmittel.

Sulfide
wirken antioxidativ, können Blutgerinnsel auflösen und hemmen Entzündungen

Knoblauch, Zwiebel & Co. verdanken dieser schwefelhaltigen Verbindung ihren typischen Geruch. Das wichtigste Sulfid ist das Allizin des Knoblauchs.

Glukosinolate
senken das Cholesterin und können Blutgerinnsel auflösen

Sind erkennbar am typischen »Kohlgeruch« und der Schärfe von Radieschen, Kresse und Meerrettich. Möglichst roh genießen, denn 30 bis 60 Prozent der Schutzstoffe gehen beim Kochen verloren.

Karotinoide
wirken antioxidativ und verhindern die Oxidation des LDL-Cholesterins, beugen so Arteriosklerose vor

Färben Pflanzen gelb bis orangerot, findet man aber auch in dunkelgrünem Gemüse. Bisher erforscht sind 600 verschiedene Karotinoide. Der bekannteste Vertreter ist das Betakarotin. Herzschützer Nr. 1 ist das rote Lykopen. Enthalten in Guaven, Grapefruits und gekochten Tomaten.

Phytosterine
senken das Cholesterin und Blutfett

Binden Cholesterin bereits im Darm. Gute Lieferanten sind alle fettreichen Pflanzen und Pflanzenteile, vor allem Nüsse und Samen.

Saponine
senken das Cholesterin und Blutfett

Die Bitterstoffe finden sich vor allem in Hülsenfrüchten, Knoblauch und Zwiebeln.

Phytinsäure
wirkt antioxidativ und beeinflusst den Blutzuckerspiegel

Steckt drin, wo Ballaststoffe draufsteht. Phytinsäure reguliert den Zuckerstoffwechsel, indem es Enzyme bindet, die Kohlenhydrate abbauen. Senkt so das Insulin im Blut.

Polyphenole
wirken antioxidativ, antithrombotisch, hemmen Entzündungen, regulieren den Blutdruck und beeinflussen den Blutzuckerspiegel

Flavonoide färben Pflanzen bunt und verstärken die Wirkung von Vitamin C 20 fach, von Vitamin E 50-fach. Herz und Kreislauf freuen sich besonders über Anthozyane in roten bis blauen Früchten und das hellgelbe Querzetin in Preiselbeeren und Zwiebeln. **Phenolsäuren** befinden sich in Randschichten von Früchten, Gemüse und Getreide. Die Phenolsäure im Apfel wirkt genauso antioxidativ wie 1500 Milligramm reines Vitamin C. Das Resveratrol im Rotwein wirkt 300-mal stärker als Vitamin E.

Phytoöstrogene
wirken antioxidativ und senken das Cholesterin

Wirken ähnlich wie das menschliche Östrogen, nur viel schwächer. Wichtigste Vertreter sind Isoflavone und Lignane. Isoflavone stecken in Soja, Lignane finden sich in Erbsen, Linsen, Bohnen und Leinsamen.

47. tipp

Messen Sie oxidativen Stress

Sie beißen in einen Apfel, lassen ihn liegen – und er wird braun. Das ist Oxidation. Im Fall des Apfels ist es gut so, zeigt es doch, dass er noch lebt und nicht bereits sein Apfelleben ausgehaucht hat.

Ein Blick unters Auto zeigt: Rost. Oxidation. Ist die Butter arg gelb, ranzig? Oxidation. Sauerstoff hinterlässt seine Spuren. Er zerstört. In Form von freien Radikalen, von wild gewordenen Sauerstoffmolekülen. Das, was diese freien Radikale am Apfel machen, am Auto, an der Butter, das tun sie auch in Ihrem Körper. Freie Radikale stehen für Degeneration, für Altern, für Verfall, für Krankheit. Für Krebs und für Herzinfarkt.

DAS LOHNT ZU WISSEN

- Sauerstoffradikale schleichen als Elektronenräuber durch den Körper, zerstören alles. Das nennt man oxidativen Stress. Diese freien Radikale entstehen in Ihrem Körper einfach dadurch, dass Sie essen. Sie entstehen vermehrt durch Medikamente, Umweltgifte, UV-Strahlung, Rauchen, Vielfliegen und durch Stress.
- Freie Radikale zerstören jede Zelle, greifen das Erbgut an, schlagen Kerben in die Blutgefäße, führen zu Krebs, Herzinfarkt, Schlaganfall. Sie machen die Augen kaputt, spielen eine Rolle bei der Entstehung oder beim Verlauf von Alzheimer, von Parkinson, Diabetes, multipler Sklerose, Rheuma und Allergien. Sie machen chronisch müde und depressiv. All das nennt man dann auf Neudeutsch »free radical diseases«.
- Man kann sich vor oxidativem Stress schützen. Ganz einfach mit Antioxidanzien. Mit Selen, Zink, Magnesium, den Vitaminen C und E, Betakarotin (in Mischung mit anderen Karotinoiden) und den 400 antioxidativen Biostoffen aus Obst und Gemüse.

AM PULS DER ZEIT

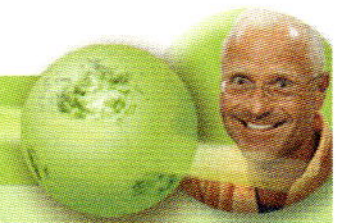

Messen, dann handeln

Oxidativen Stress kann man messen. An der Zelle selbst. Mit der Redox-Analyse von Dr. Hamann und Dr. Heinrich von der Uni Rostock. Die benutzen Orthomolekularmediziner (Info-Adresse siehe Seite 160). Oder einfacher: z. B. mit Zellen aus der Mundschleimhaut; sie zeigen, ob Ihr Körper ausreichend gewappnet ist mit Antioxidanzien. Fragen Sie Ihren Arzt einmal nach einem guten Test auf Zellschäden – dann kann er nämlich individuell auf Sie maßgeschneidert ein Zellschutzprogramm verschreiben.

Ich nehme ein ausbalanciertes Präparat, aus einer Ampulle oder aus einem länglichen Tütchen, mit allen Nährstoffen und wichtigen sekundären Pflanzenstoffen. Und das nehm ich zu meiner großen Schüssel Obstsalat. Wenn es mir schlecht geht, ich jeden Tag auf der Autobahn bin, viel Stress habe oder für einen Triathlon trainiere, dann nehme ich drei Ampullen. Das ist mein Grundzellschutz. Dann messe ich. Wie steht es denn um mein Magnesium, um mein Selen? Und wenn es nicht ganz optimal ist, füll ich es extra nach. Optimal? Doch, ja. Irgendwann ging mir auf, dass ich nicht James Bond heiße. Dass ich womöglich nur einmal lebe. Jetzt. Drum täglich optimal.

Der Herzschutz-Cocktail

Um Ihr Herz im gesunden Takt und Ihren Kreislauf gesund zu halten, sollten Sie mal Ihre Speicher messen lassen. Und sind sie leer, dann füllen Sie sie täglich auf. Mit Natur – und Nahrungsergänzung.

Eiweiß: Halten Sie Ihren Eiweißspiegel hoch – eventuell mit einem guten Eiweißkonzentrat. Das eine biologische Wertigkeit von über 130 hat.

Vitamin C: Stabilisiert Blutgefäße, senkt Lipoprotein (a), senkt Blutdruck, ist ein Antioxidans, senkt Fibrinogen, senkt Homozystein. Nehmen Sie 1 bis 3 Gramm Vitamin C täglich zu sich. Das schaffen Sie mit Orangen nicht. Sie müssten 2 bis 6 Kilo essen.

Vitamin E: Antioxidans, verhindert Lipidoxidation. Besorgen Sie sich beim Apotheker 400 Milligramm *natürliches* Vitamin E.

Folsäure plus: B-Vitamine senken Ihr Homozystein. Ihr Herz braucht täglich 400 Mikrogramm Folsäure, 10–40 Milligramm Vitamin B6 und 5–15 Mikrogramm Vitamin B12.

Magnesium: Optimiert die Funktion der Herzzelle, beugt Rhythmusstörungen vor, senkt den Blutdruck. 400 Milligramm Magnesium täglich schützen Ihr Herz. Wenn Sie es abends einnehmen, können Sie zudem gut schlafen und leiden nicht unter Muskelkrämpfen.

Kalium: Das zweite Entspannungssalz neben Magnesium heißt Kalium. Das gibt's sogar in einer Tablette verpackt. Und das aus gutem Grund. Sie brauchen täglich 2–4 Gramm.

Mangan: Optimiert die Herzzellfunktion. Mit 2–5 Milligramm Mangan schützen Sie Ihr Herz.

Chrom: Beugt Diabetes vor. Schützt vor Herzinfarkt. Sie brauchen 150–200 Mikrogramm.

Selen: Antioxidans, optimiert die Zellfunktion. 200 Mikrogramm täglich schützen vor Herzinfarkt.

Eisen: Im Blut nachmessen. Wenn es fehlt, vom Arzt verordnen lassen. Nicht, ohne auch den Kupferspiegel zu messen.

Zink: Sie brauchen täglich 150–200 Mikrogramm.

Coenzym Q_{10}: Experten empfehlen, sobald man 45 ist, 100 Milligramm.

Lysin: Diese Aminosäure schützt Ihre Gefäße (eventuell in Kombination mit Prolin). Sprechen Sie einmal mit Ihrem Arzt darüber. Vorbeugen ist besser als entkalken.

L-Carnitin: Dieser Herzschützer steckt auch in einem guten Eiweißkonzentrat.

Omega-3-Fettsäuren: Regelt Blutgerinnung, vermindert »Zusammenkleben« des Blutes, senkt Blutdruck, senkt Lipoprotein (a), senkt Blutfette, senkt Fibrinogen. Fisch gibt's auch aus der Kapsel.

Fällt Ihnen etwas auf? Natürlich: Es ist nicht die eine Substanz, das eine Mittelchen aus der Natur, das Ihr Herz, das Sie gesund hält. Wenn Sie's genau nehmen, sind es eben immer all die essenziellen Stoffe, die das Leben leichter und fröhlicher machen.

49. tipp

Vitaminpillen braucht es nicht?

Hier lesen Sie, warum Vitamine immer wieder negative Schlagzeilen bekommen.

Die Zeitschrift der Deutschen Herzstiftung druckte in 4/2003 einen Bericht ab: Vitaminpillen, leere Versprechungen. Tenor: »Weder Herzinfarkte noch Krebserkrankungen lassen sich mit Vitaminpräparaten verhindern, geschweige denn heilen.« Die Hope-Studie, die Gissi-Studie und die HPS-Studie würden beweisen, dass weder Vitamin C noch Vitamin E noch Betakarotin positive Effekte hervorriefen. Liebe Herzschützer, was soll das? Im Jahre 2003?

Liebe Deutsche Herzstiftung! Euer Argument klingt so wie: Alle Autos können nicht über 180 Kilometer in der Stunde fahren. Das beweisen scheinbar der Fiat Panda, der Kia und der Smart. Tja ... Die Wahrheit dieser Aussage hängt offenbar von der gekonnten Auswahl der Demoautos ab. Da gibt's, liebe Herzstiftung, ganz viele andere Autos, die das Gegenteil beweisen. Und wer sich ein kleines bisschen mit BMW, Mercedes ... beschäftigt, der weiß das.

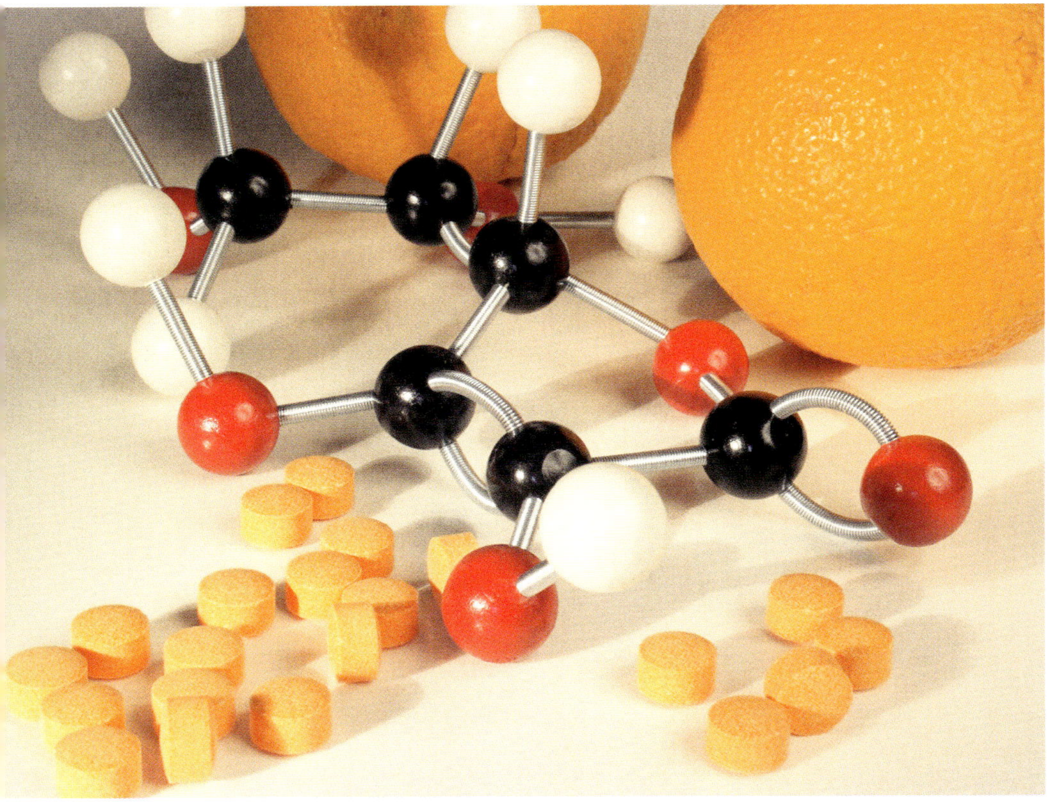

Was andere Studien zeigen

Sie finden sie in diesem Buch – und in meinen anderen. Z. B.: Die Bostoner Studie an 85 000 Frauen, die zeigt, das Risiko, einen Herzinfarkt zu erleiden, sinkt mit Vitamin C um 28 Prozent (siehe Seite 140). Oder die ASAP-Studie. US-Forscher gaben 520 Probanden täglich 136 IE Vitamin E und 250 Milligramm Vitamin C. Und nach drei bzw. sechs Jahren stellten die Forscher fest, die Arteriosklerose schritt bei den Menschen, die Vitamine bekamen, viel langsamer fort (bis zu 33 Prozent) als bei denen, die keine bekamen.

Eine Frage der Dosis

Warum man in einer Studie keine Wirkung feststellt, ist oft auch eine Frage der Dosis. Kein Mensch würde die Wirkung einer Unterdosis Aspirin, sagen wir ein Milligramm, testen. Aber bei Vitaminen legt man Studien genau so falsch an – und triumphiert. Über was eigentlich? Über wen?

Man muss kombinieren

Hohe Dosen einzelner Vitamine helfen. Punkt. Allerdings nicht immer. Vitamine, Spurenelemente, sekundäre Pflanzenstoffe arbeiten immer zusammen. Ein Orthomolekularmediziner wird immer mehrere Antioxidanzien, die sich gegenseitig unterstützen, in den richtigen Dosen verschreiben. Und dazu gleich noch eine Studie: die SuViMax-Studie mit 13 000 Teilnehmern. Dort gab man Präparate mit Betakarotin, Vitamin C und E, Selen und Zink. In der Vitamingruppe sank das Krebsrisiko um 31 Prozent, die Sterberate um 37 Prozent. Aber die Deutsche Herzstiftung schreibt: »Vitaminpillen, leere Versprechungen.«

Und man muss was ändern

Hohe Dosen einzelner Vitamine sind dann in meinen Augen sinnlos, wenn Sie nix am Lifestyle ändern. Wenn Sie also nicht gleichzeitig mehr Obst und Gemüse essen, weniger tierisches Fett – und sich viel mehr bewegen. Denn: Den Krebs, den Infarkt verhindert die Pille schon – nur wozu? Wollten Sie nicht eigentlich mehr Lebensenergie, mehr Lebensfreude, mehr Leichtigkeit? Die bringt Ihnen nicht die Vitaminpille, sondern der Forever-Young-Lifestyle.

Wen hat man denn untersucht?

Es ist ein Unterschied, ob man eine Gruppe Kranker untersucht oder eine Gruppe Gesunder. Beim Kranken ist manchmal vieles zu spät. Nach 30 Jahren schweren Rauchens werden Ihnen 20 Milligramm Betakarotin natürlich nichts mehr helfen. Und es ist eine Frage, was man untersucht. Meist wird eine Wirkung daran gemessen, ob das Vitamin vom Sterben abhält oder nicht. Ich finde, es ist auch schon eine Wirkung, wenn es vor dem zweiten Infarkt schützt. Und das tut Vitamin E in der CHAOS-Studie.

Fazit: Wir brauchen neue Studien

Man sagt also hierzulande: Es gibt keine Studien, die beweisen ... Es muss noch geforscht werden. Ja, der Meinung bin ich schon auch. Es gibt wenige gute Studien. Warum? Ganz einfach: Wer soll das bezahlen? Wir brauchen eine Studie über 20, 30 Jahre, doppelblind, plazebokontrolliert an Tausenden von Teilnehmern, die zeigt, sinnvolle Nahrungsergänzung erhält die Gesundheit. Ich denke, diese Studie gibt es nicht, weil man mit der Erhaltung der Gesundheit so wenig verdient.

In diesem Herzschutzartikel steht zudem drin: »Auch setzen manche Patienten die verordneten Medikamente ab, weil sie sich durch die Vitaminpillen geschützt fühlen.« Wissen Sie: Das glaube ich nicht. Ich glaube nicht, dass der Mensch so dumm ist. Aber ich glaube, dass die Pharmaindustrie davor Angst hat.

50. tipp

HGH hält das Herz jung

Das Wachstumshormon (HGH) hält das Herz jung. Tun Sie rechtzeitig etwas dafür – mit richtigem Essen und Bewegung.

Das Geheimnis von Radgiganten und Schwimmassen: Hormone helfen. Sportler wissen das genau. Aber auch Sie, lieber Normalbürger, könnten davon profitieren, wenn es um Ihr Herz geht. Das Dopinghormon HGH ist uns allen aus der eifrigen Presse bekannt. Dass es aber auch ganz entscheidend hilft, eine Herzinsuffizienz zu lindern, ja zu beheben, das ahnen wir erst seit wenigen Jahren. Herzinsuffizienz, also Herzschwäche, tritt allein in den USA 400 000 Mal jährlich neu auf. Beispielsweise nach einem Herzinfarkt.

Ein Jungbrunnen – auch fürs Herz

So richtig bekannt wurde HGH (englisch: Human Growth Hormone) 1991, als Dr. Daniel Rudman dieses Hormon 60- bis 80-jährigen Amerikanern spritzte. Und zwar dreimal die Woche. Bereits nach einem halben Jahr zeigte die Kur Wirkung: Die Probanden wurden »jünger«, bis zu 30 Jahre. Mit ihnen ihr Herz. Steht alles im »New England Journal of Medicine«. Durch die Hormonspritzen nahm die Muskelmasse zu und die Fettmasse ab, die inneren Organe – ja auch das Herz – wurden größer und die Haut glatter. Eine echte Sensation.

Am Puls der Zeit

Eigentlich sollten Sie lange und tief schlafen, um HGH in Ihrem Körper zu stimulieren. Geht nicht immer? Dann meditieren Sie. Das ist auch Tiefschlaf und lockt Wachstumshormone. Wie das geht, lesen Sie auf Seite 115.

Wäre da nicht ein leidiges Problem: Die Verjüngung funktioniert nur, solange der Doktor immer wieder spritzt. Vier Wochen nach jeder Kur lässt die Wirkung nach. Außerdem sind die Spritzen teuer. Geradezu abartig teuer. Macht aber nix. HGH können Sie selber machen. Mit Bewegung, richtiger Ernährung und erholsamem Tiefschlaf.

DAS LOHNT ZU WISSEN

Mit zunehmendem Alter nimmt HGH kontinuierlich ab. Der Level eines 60-Jährigen erreicht kaum das Viertel des Wertes eines 20-Jährigen. Wenn man nix tut!

Daniel Rudmans Entdeckung hat weltweit zu tausenden Studien geführt, die den alterungshemmenden Effekt von HGH bestätigen. Unter anderem senkt HGH den Blutdruck, erhöht gutes HDL-Cholesterin und senkt schlechte LDL-Werte. Und es verbessert die Herz-Kreislauf-Funktionen.

DAS REZEPT

Die drei Bs, die HGH locken

- **B**ewegung. Machen Sie regelmäßig Ausdauer- und Krafttraining. Schöner Nebeneffekt: Sie verlieren Pfunde. Auch das kurbelt die HGH-Produktion wieder an.
- **B**esser essen. Heißt: ausgewogen. Mit viel Obst, Gemüse, Fettsäuren aus Fisch, Oliven und Eiweiß. Vorsicht: Zucker, Stärke und Alkohol sind HGH-Killer.
- **B**-Vitamine. Sie fördern die Produktion des Wachstumshormons genauso wie Kalzium, Magnesium, Kalium und Zink.

Werten Sie die Kartoffel wie Zucker

Die Kartoffel ist mit das Größte, was die Natur hervorgebracht hat: Eine gesunde Knolle, die Kalzium liefert, die proppenvoll ist mit Vitamin B, Eisen, Vitamin C – und Kohlenhydraten.

Mehr brauche der Mensch zum Überleben nicht, nur noch das Glas Milch dazu. Dachte man lange. Nun quellen aber die schlechten Nachrichten unter der Schale hervor. Schon 2001 schrieb das New-York-Time-Magazin: »*Kartoffeln, die von einer zunehmend trägen und übergewichtigen Bevölkerung in großen Portionen gegessen werden, sind wahrscheinlich eine Hauptursache für die alarmierend hohe Rate an Herzkrankheiten und Diabetes in den USA.*« Die gesunde Knolle ein Krankmacher? Warum ist das so? Ganz einfach: Kaum kaut man die Kartoffel, wird purer Zucker daraus. Die vielen schnellen kleinen Glukosemoleküle locken das Heißhunger- und Fettspeicherhormon Insulin. Und solange das Insulin im Körper schwimmt, können wir nicht abnehmen – das macht dick, alt und krank. Warum sagt das bei uns keiner so deutlich? Bei uns ist die Kartoffel eine heilige Kuh. Weil jeder Deutsche davon 75 Kilo pro Jahr isst – und 40 Prozent davon nicht als natürliche Kartoffel, sondern als Chips, Fritten, Püreepulver, Tiefkühlgratin, Kloßmehl, Reibekuchen ...

Die Dosis macht's

Verstehen Sie mich nicht falsch: Gegen die zwei kleinen Pellkartöffelchen, die als Beilage auf dem Teller liegen, hat kein Mediziner was. Auch ich nicht. Die machen Sie nicht dick. Nur die 55 Prozent Kohlenhydrate, die man Ihnen bislang empfohlen hat, die machen Sie dick.

Das Gleiche gilt übrigens auch für Brot, Bier, Süßwaren und vor allem für all die vielen guten Getränke, die auch in der Krise noch ein Umsatzplus verzeichnen: die Softdrinks und Fruchtnektars. Lauter Kohlenhydratlieferanten, die sich auf unseren Hüften niederlassen, unsere Gefäße verfetten.

Am Puls der Zeit

Kartoffeln, Reis, Brot – sind das Lebensmittel?

Vor 6000–8000 Jahren begann der Mensch sesshaft zu werden. Er begann mit Ackerbau und Viehzucht. Er hatte plötzlich Nahrung in Hülle und Fülle, die er sich vorher mühsam täglich erjagen musste mit all den Risiken. Was denn für Nahrung? Ganz einfach: Getreide, Reis, Kartoffeln. Kohlenhydrate, die man nicht jagen muss. Und dieser Tatsache verdanken wir die Zivilisationskrankheiten. Das metabolische Syndrom. Das zunehmende Übergewicht der Menschheit, die Zuckerkrankheit, den Herzinfarkt etc. Wir verdanken dies den in der Fabrik aufgeschlossenen Kohlenhydraten, der gekochten Kost. Der vitaminleeren Kost. Die Natur hat uns die – notwendigen – Kohlenhydrate immer mit Vitaminen verpackt geliefert. Nämlich in Form von Obst. Der Mensch mahlt das Korn aus, schält den Reis, brät sich Pommes. Das war's. Wer von der Natur abweicht, bekommt Probleme.

52. tipp

Naschen Sie vier Teelöffel süße Herzmedizin: Honig

Dr. Biene rät: Ersetzen Sie Zucker durch Honig – und das Herz schlägt länger.

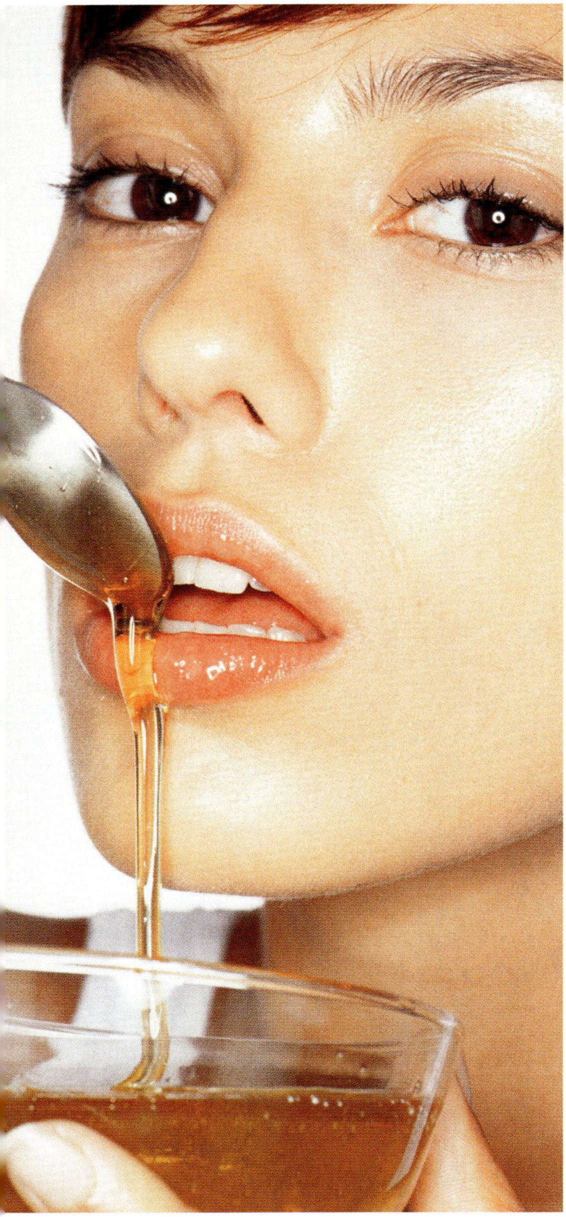

Forscher der University of Illinois spürten im Honig Herzmedizin auf: Antioxidanzien. Die Stoffe, die Sie mit der Vitaminpille schlucken, um jede Ihrer 70 Billionen Körperzellen vor den freien Radikalen zu schützen. Die aggressiven Sauerstoffmoleküle, die Ihre Adern verstopfen, das Erbgut schädigen und Krebs wuchern lassen.

Im Honig stecken also Antioxidanzien in Form von Vitaminen, Spurenelementen und sekundären Pflanzenstoffen, die die Biene aus der Blüte holt. Jeder Teelöffel Honig schützt Sie und Ihr Herz mit Vitamin C, Flavonoiden, Karotinoiden. Und – das müssen Sie zugeben – süßer schmeckt keine Medizin.

DAS LOHNT ZU WISSEN

Nicht alle Honigsorten liefern gleich viel dieser Gesundstoffe. Aber Sie kön-

AM PULS DER ZEIT

Wie Honig Wunden heilt

Wie stark die Wirkung des süßen Stoffes der Biene ist, können Sie selbst testen. Wenn Sie eine kleine Wunde haben, streichen Sie Honig darauf. Sie heilt schneller. Denn Honig nimmt es sogar mit Antibiotika auf. Israelische Forscher behandelten die Wunden von Patienten, die die Schulmediziner schon aufgegeben hatten, mit Honig. Nach drei Wochen waren die Verletzungen geschlossen.

Hitliste
Wer liefert die meisten Antioxidanzien?

1. Buchweizenhonig
2. Tannenhonig
3. Kleehonig
4. Orangenblütenhonig
5. Eukalyptushonig
6. Salbeihonig

nen sie sehen. Denn es gilt die einfache Formel: Je dunkler der Honig, desto mehr Antioxidanzien enthält er. Buchweizenhonig liefert nämlich 20-mal so viele Antioxidanzien wie Salbeihonig.

Lockt Honig nicht das Dickmacherhormon Insulin? Weniger als Zucker. Er hat einen mittleren GLYX (glykämischen Index) und passt besser in die Herzschutzküche als der Haushaltszucker.

Noch mehr gesunde Süßen: Apfel- oder Birnendicksaft oder kleingeschnittene Trockenfrüchte. Meiden Sie Traubenzucker (außer wenn Sie in einen gefährlichen Unterzucker kommen). Und behandeln Sie Zucker wie ein Gewürz, das man mit Gold aufwiegt.

Praxis-Tipp

Der Durchschnittsdeutsche nimmt 34 Kilo Zucker pro Jahr auf. Zucker liefert außer Süße nichts als Kalorien. 34 Kilo entsprechen 136 000 Kalorien. In Fettkilos umgerechnet: 19,5 Kilo Körperfett. Ersetzen Sie so viel Zucker wie möglich durch Honig – Gefäße und Herz sagen danke. Und die Hüfte auch.

DAS REZEPT

Honig-Hafer-Rauten

Herzgesunde Nascherei

Für etwa 30 Stück

- **125 g Butter**
- **250 g kernige Haferflocken**
- **125 g flüssiger Honig (z. B. Buchweizen- oder Tannenhonig)**
- **50 g frisch gemahlene Mandeln**
- **je 1/2 TL Zimt und Piment**
- **1 Prise Salz**
- **15 Mandelkerne**
- **Backpapier für das Blech**

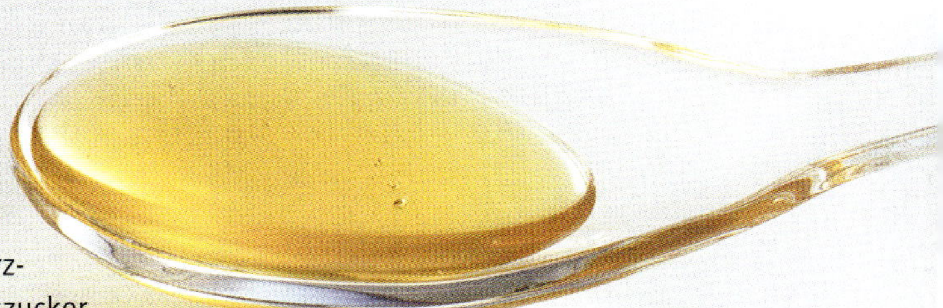

1 Die Butter in einem Topf zerlassen, über die Haferflocken gießen und gut verrühren. Den Honig, gemahlene Mandeln, Zimt und Piment sowie das Salz dazugeben und alles mit den Knethaken des Handrührers gründlich vermischen. Den Teig 30 Minuten stehen lassen.

2 Den Backofen auf 200 °C vorheizen. Ein Backblech mit Backpapier belegen. Den bröseligen Teig auf dem halben Blech knapp zentimeterdick verstreichen und fest drücken. Mit einem Messer Rauten von 4–5 cm Kantenlänge markieren.

3 Die Mandeln überbrühen, abschrecken und häuten, dann die Kerne halbieren. Jede Raute mit einem halben Mandelkern belegen.

4 Im Ofen (2. Schiene von unten, Umluft 180 °C) in 15 Minuten goldbraun backen, dann sofort in Rauten schneiden und auf dem Blech vollständig auskühlen lassen. In einer Keksdose aufbewahren.

53 tipp

Diesen Stinker mag das Herz

Wer sein Leben täglich mit Knoblauch würzt, verlängert es um sage und schreibe fünf Jahre. Nein, diese Menschen müssen nicht einsam sein.

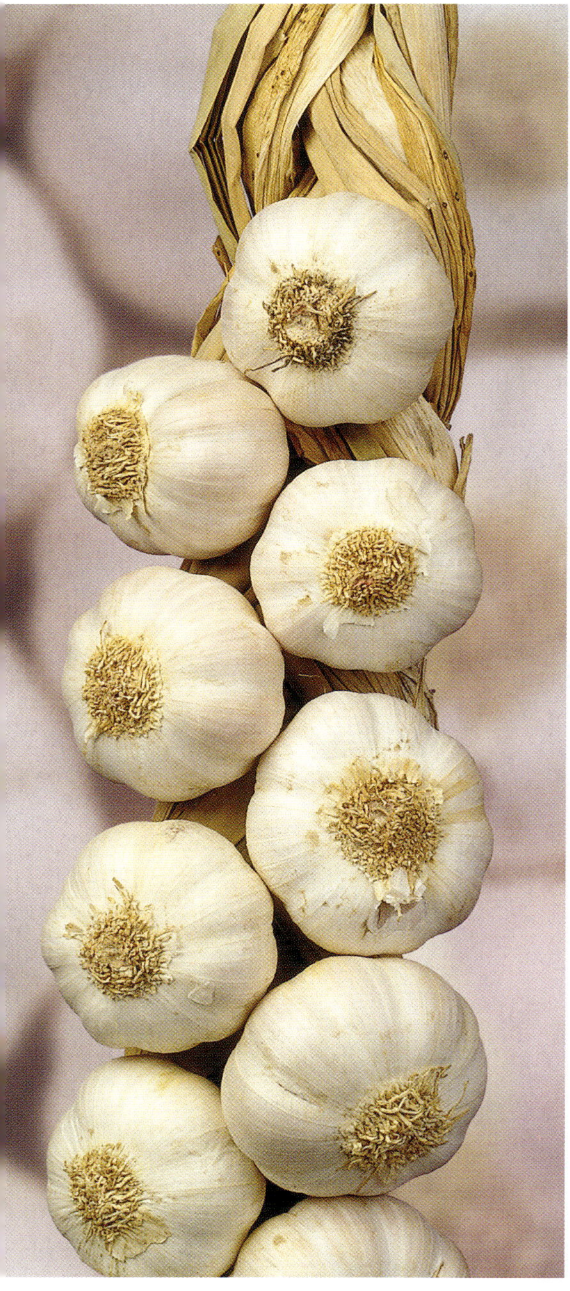

In China, in einer Provinz mit dem Namen Shandong, leben die meisten Knoblauchbauern. Sie leben fünf Jahre länger als beispielsweise Chinesen in Henan, Guangdong oder Sichuan. Forscher vermuten: Die knoblauchreiche Küche der Shandong-Bewohner konserviert das Leben. Zahlreiche Studien bestätigen: Knoblauch ist gut für Herz und Kreislauf. Die schwefelhaltigen Aromastoffe Alliin und Allizin senken hohe Blutfettwerte um bis zu 14 Prozent. Sie senken den Blutdruck, lösen Blutgerinnsel auf, fangen freie Radikale.

Nur, man muss sehr, sehr viel Knoblauch essen. Die Folge: Einsamkeit. Darum raten Experten: Zwei bis drei Gramm frischer Knoblauch täglich reichen, in Kombination mit anderen Herzschutzlebensmitteln wie Olivenöl, Zitronensaft, Fisch und Wein.

DAS LOHNT ZU WISSEN

Noch mehr Fitmacher für Kreislauf und Immunabwehr: Im Knoblauch steckt viel Vitamin C, Vitamin A und Selen. Die Vitamine schützen Zellen. Auch Herzzellen. Selen hilft dem Körper, Schwermetalle aus-

AM PULS DER ZEIT

Knoblauch danach ...
Indische Forscher fanden im Mäuseversuch heraus: Eine besondere Medizin ist Knoblauch auch nach dem Infarkt. Antioxidanzien aus der Knolle fangen im Blut Radikale ab, die Herzzellen angreifen und damit die Heilung verhindern.

zuschwemmen, und verhindert, dass Cholesterin oxidiert wird.

Adenosin, das ebenfalls in Knoblauch enthalten ist, verdünnt das Blut. Beugt gefährlichen Gerinnseln vor.

Knoblauchs Schwester, die Zwiebel, nützt auch dem Herz. Wer seinen Speiseplan täglich mit einer rohen Zwiebel aromatisiert, der senkt seinen Cholesterinspiegel und beugt Blutgerinnseln vor.

Schneidet man Knoblauch auf, verwandelt sich der Inhaltsstoff Alliin in das natürliche Antibiotikum Allizin. Es tötet wie Penizillin Bakterien ab. Verglichen mit dem Antibiotikum hat es eine Wirkkraft von einem Prozent. Zudem schützt es vor Krebs. Allizin spaltet auch die Welt in Knoblauchliebhaber und Knoblauchhasser. Sein Schwefel ist für den typischen Knoblauchgeruch verantwortlich.

DAS REZEPT

Eingelegte Knoblauchzehen

Pillenglas der Natur

Für etwa $^1/_4$ l

- **12 Knoblauchzehen**
- **Salz**
- **1 kleiner Zweig Rosmarin**
- **5 Thymianzweige**
- **2 kleine rote Chilischoten**
- **2 Lorbeerblätter**
- **6–8 Pimentkörner**
- **175–200 ml guter Weißweinessig**

1 Die Knoblauchzehen schälen. In reichlich kochendem Salzwasser 10 Sekunden blanchieren, dann abgießen, eiskalt abschrecken, gut abtropfen lassen und trockentupfen.

2 Den Rosmarin und Thymian abbrausen und trockenschütteln. Die Chilischoten waschen und ebenfalls trocknen. Die Knoblauchzehen, Rosmarin, Thymian, Lorbeer, Chilischoten und Piment abwechselnd in zwei kleine saubere Gläser (ca. $^1/_8$ l Volumen) mit Twist-off-Deckel schichten.

3 Den Essig mit 1 TL Salz verrühren, einmal aufkochen lassen und über die Knoblauchzehen gießen. Sie müssen ganz vom Essig bedeckt sein. Gläser gut verschließen und mindestens 4 Wochen an einem dunklen, kühlen Ort ziehen lassen.

TIPP: Gewürfelte Knoblauchzehen schmecken im Salat, Knoblauchscheibchen würzen Nudelsaucen, und ganze Zehen passen zu gegrilltem Fleisch oder Fisch.

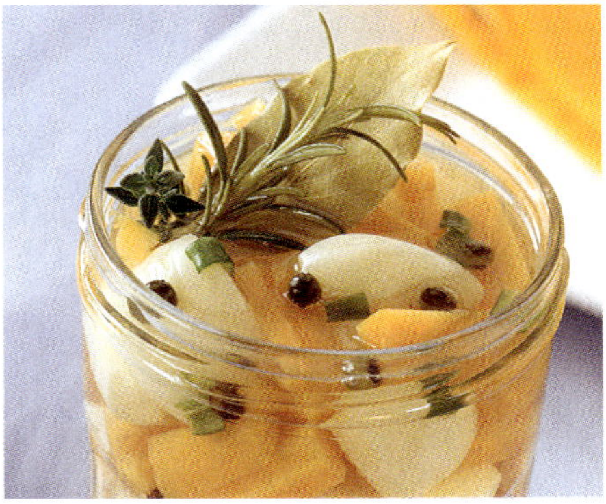

PRAXIS-TIPP

- Am besten entfaltet die Knolle ihre Wirkung, wenn Sie die Zehen sehr klein hacken oder zerdrücken und roh genießen.
- Wer's beim Kochen milder mag, kann die Zehen ganz lassen. Sie werden dann aromatisch süßlich.
- Nach knoblauchreichem Mahl: Kauen Sie Gewürznelken, Kardamom oder Kaffeebohnen. Auch Petersilie mildert den Geruch.
- Ob auch Knoblauchkapseln das Herz schützen, ist bisher nicht belegt.

54. tipp

K–a–f–f–e–e, trink nicht so viel Kaffee …

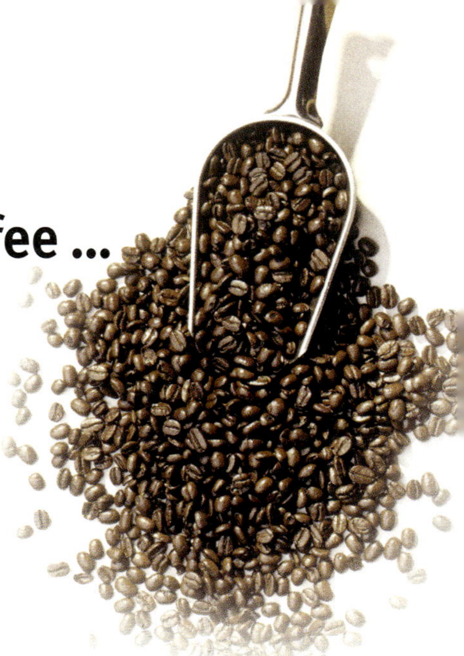

… schwächt die Nerven, macht dich blass und krank. Forscher würden das Liedchen heute vielleicht ein bisschen anders dichten.

Darf man nun? Darf man nicht? Ständig tauchen in den Medizinnews neue Kaffeeschlagzeilen auf. Aktuell – für Diabetiker gilt: Noch nicht mal ohne Sahne … Koffein beeinflusst den Insulinhaushalt und erschwert Patienten mit Altersdiabetes die Kontrolle ihres Blutzuckerspiegels – aber nur, wenn sie keine Diät einhalten. Wenn sie Torte und Braten mit Knödel essen, dann lässt das Koffein den Blutzuckerspiegel um 50 Prozent ansteigen, das schädliche Insulin um 20 Prozent. Und Sie wissen ja: 75 Prozent der Diabetiker sterben an Herzinfarkt. Weil Zucker, erhöhter Zucker im Blut die Blutgefäße schädigt, deren Innenhaut rau macht, verletzt und so zu Arteriosklerose und folglich Herzinfarkt führt. So: Das gilt für Diabetiker, die Torte und Braten essen. Und wahrscheinlich auch ihren Kaffee mit Zucker trinken. Andere Studien zeigen, Kaffee beugt Diabetes vor: Im »Lancet« konnte man lesen, niederländische Forscher hätten herausgefunden, dass Kaffeevieltrinker nur ein halb so großes Diabetesrisiko hätten wie Menschen, die weniger als zwei Tassen täglich tränken.

Treibt Kaffee den Blutdruck hoch? Wissenschaftler der renommierten John-Hopkins-Universität beobachteten 1000 Männer über 30 Jahre hinweg. Das Ergebnis: Einen chronischen Bluthochdruck entwickelten Kaffeetrinker genauso häufig wie Abstinenzler.

Wer allerdings unter Bluthochdruck leidet, muss mit Kaffee schon vorsichtig sein – er erhöht den Blutdruck für ein paar Stunden.

In einer aktuellen Schweizer Studie tranken Probanden starken Espresso oder die entkoffeinierte Version. Das Ergebnis: Bei Kaffeetrinkern erhöhte nur Espresso den Blutdruck. Wer seltener Kaffee trinkt, spricht allerdings auf beide Sorten an (auch auf den entkoffeinierten Kaffee). Der Blutdruck steigt um 12 mmHg – kurzfristig. Nun rätseln die Forscher, welche Stoffe außer Koffein aus der Kaffeebohne wach machen.

Am Puls der Zeit

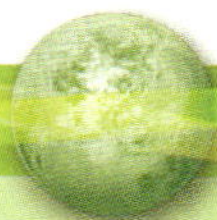

Vorsicht: Homozystein

Menschen sind so himmlisch verschieden, und was dem einen hilft, in die Gänge zu kommen, ist beim anderen das Gaspedal in die Arteriosklerose. Wer über zwei Wochen lang täglich einen Liter Kaffee trinkt, der erhöht seinen Homozysteinspiegel um 20 Prozent. Homozystein fördert Schlaganfall und Herzinfarkt. Studien zeigen: Wer einen hohen Homozysteinspiegel hat, der senkt ihn, wenn er von den vier oder mehr Tassen täglich runterkommt.

Hitliste
Wer liefert wie viel Koffein?

1	Tasse entkoffeinierter Kaffee (150 ml)	3 mg
2	Tasse Espresso (30 ml)	40 mg
3	Tasse Instantkaffee	65 mg
4	Tasse aufgekochter Kaffee (150 ml)	80 mg
5	Tasse Filterkaffee (150 ml)	115 mg

Den Cholesterinspiegel erhöht Kaffee nur aufgebrüht als Aufgusskaffee, aber nicht gefiltert.

Mancher Mensch fühlt sich durch Kaffeegenuss noch gestresster: Das Stresshormon Epinephrin steigt durch Vielkonsum um 32 Prozent an.

Forscher der Mayoklinik (Rochester, Minnesota) fanden heraus: Kaffee senkt das Parkinsonrisiko.

Was tun? Genießen Sie. Nach Paracelsus: wohl dosiert. Zwei Tassen pro Tag. Kaffee ist ein wunderbares Naturprodukt. Wenn Sie Kaffee lieben, dann genießen Sie ihn ruhig.

DAS LOHNT ZU WISSEN

Kaffee liefert auch Zellschutzstoffe: Kaffeesäure und Chlorogensäure zählen zu den wirkungsvollen Antioxidanzien, die Herzinfarkt vorbeugen. Kaffeesäure verhindert die schädliche Oxidation des LDL-Cholesterins und hält so die Gefäße jung. Zudem schützt die Säure erstaunlicherweise vor Magenkrebs. Eine Tasse Kaffee liefert sieben Milligramm Kaffeesäure. (Diese steckt übrigens auch in der Getreideschale). Sehr interessant: Die Firma Nestlé fand in ihrem eigenen Produkt, Instantkaffee, viermal mehr Antioxidanzien als im grünen Tee.

Eine norwegische Studie zeigte, dass Kaffee die Lust auf Süßes weckt. Kaffee mit Kuchen – das ist halt nur sonntags gut fürs Herz.

DAS REZEPT

Bananen-Kaffee

Sanfter Wachmacher

Für 1 Drink

- **1 kleine Banane (ca. 120 g)**
- **1/8 l kalte Sojamilch**
- **2 EL Eiweißpulver**
- **75 ml heißer Espresso**
- **1/2 TL brauner Rohrzucker**
- **Kakaopulver zum Bestäuben**

1 Die Banane schälen, grob zerteilen und in den Mixer geben. Die Hälfte der Sojamilch dazugießen und alles fein pürieren.

2 Das Eiweißpulver und die restliche Sojamilch dazugeben, nochmals alles kurz und kräftig durchmixen.

3 Die Bananenmilch in ein hohes Glas gießen, den gesüßten Espresso über den Rücken eines Teelöffels in die Bananenmilch einlaufen lassen, so dass zwei Schichten entstehen. Mit dem Kakao bestäuben.

PRAXIS-TIPP

- Kennen Sie Ihren Blutdruck? Über 135/80 mmHg? Dann sollten Sie nicht in Kaffee baden. Aber zwei Tassen sind schon okay.
- Koffein erhöht die Produktion des Stresshormons Epinephrin und kann in hohen Dosen (ab 500 mg) Angstzustände verschlimmern. Und Menschen mit Angstsymptomen haben eh schon ein 4,5fach erhöhtes Risiko, einen plötzlichen Herztod zu erleiden.

55.tipp

Magnesium statt Magnum

Mein Lieblingsherzschutzmittel heißt Magnesium, das Salz der inneren Ruhe.

Dr. Dolf Künzel schrieb in seinem Buch über »Das neue Leben nach dem Herzinfarkt«: *In dieser fernsehaktiven Zeit kennen Jüngere vermutlich eher die Wirkung von Magnum als die von Magnesium. Leider! Magnesium ist als einfache, schlichte, billige Substanz in den Schatten von Designer-Präparaten gedrängt worden. Obwohl es – nicht nur nach meiner Meinung – eine gesicherte, zuverlässige und nebenwirkungsarme Behandlung ermöglicht.«* Genau.

Magnesium ist das Herzmineral schlechthin.

- Es verbessert die Sauerstoffversorgung der Zellen, vor allem der Herzmuskelzellen.
- Es entspannt die glatte Muskulatur, weitet die Blutgefäße und senkt einen zu hohen Blutdruck.
- Es kurbelt die Durchblutung an, beugt Durchblutungsstörungen und allen in deren Folge auftretenden Beschwerden vor.
- Es verdünnt das Blut und sorgt dafür, dass es flüssig bleibt.
- Es kann wirksam vor Herzinfarkt, Angina pectoris und Schlaganfall schützen.
- Es beugt Herzrhythmusstörungen vor.

Die Gabe von Magnesium bei Herz-Kreislauf-Krankheiten ist heute ganz selbstverständlich. Magnesiuminfusionen nach Herzinfarkten sind medizinischer Standard. Ebenso wie die tägliche 600-Milligramm-Magnesiumdosis seit Jahren bei Herzrhythmusstörungen und Erkrankungen der Herzkranzgefäße verordnet wird. In vielen Fällen als alleiniger Streiter für die Herzgesundheit, nicht nur als Begleiter zu anderen Medikamenten. Nur: Was ist mit vorbeugen?

Die deutsche Bevölkerung hat im Durchschnitt einen sehr niedrigen Magnesiumspiegel. Nämlich in der unteren Hälfte des Normalbereiches, meist im unteren Drittel. Der Durchschnitt aus 43 000 einzelnen Messungen in meiner Praxis liegt bei 0,76 mmol/l.

Am Puls der Zeit

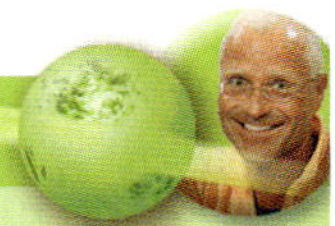

Ganz einfach gegen Herzrhythmusstörungen

Tabletten gegen Herzrhythmusstörung haben Nebenwirkungen. Mein Papa kann ein Lied davon singen. Der hat einmal Tambocor, das einstmals beliebteste Mittel gegen Herzrhythmusstörungen, geschluckt. Es ginge auch anders, ebenfalls wirksam, ohne Nebenwirkungen: Aus meiner Praxis weiß ich, dass 95 Prozent der Herzrhythmusstörungen allein durch mehr Magnesium und Kalium beseitigt werden könnten. Natürlich nicht von heute auf morgen. Dazu müssen Sie Magnesium und Kalium so lange nehmen, bis Ihr Blutspiegel im oberen Drittel des so genannten Normalbereiches liegt. Also das Magnesium über 1,0 und das Kalium über 5,0. Das ist das entscheidende Kriterium. Ich hebe den Magnesium- und Kaliumspiegel bei meinen Patienten an. Und finde sehr häufig keine Herzrhythmusstörungen mehr vor. Übrigens: Ich kenne das Schlagtot-Argument, dass die Salze ja zu 97 Prozent in der Zelle und nur zu drei Prozent im Blut seien und die Messung daher nichts aussage. Ist meinen Patienten völlig gleichgültig. Die freuen sich einfach und sind gesund.

Das Herz mag aber 1,0 mmol/l. Fakt ist, dass Sie am Tag 600 Milligramm brauchen, um Ihr Herz effektiv zu schützen. Schwierig mit der Nahrung aufzunehmen. Besser, Sie statten Ihrer Apotheke einen Besuch ab.

Hoher Magnesiumspiegel = niedriges Infarktrisiko

Dass Magnesium vor Infarkt schützt, ist nicht neu. Zeigt z. B. die Framingham-Studie. Die Forscher untersuchten die mehr als 5000 Einwohner über zwei Jahrzehnte. Und man stellte fest: Das Risiko, an einem Herzinfarkt zu sterben, nimmt mit steigendem Magnesiumspiegel ab. Je höher also der Magnesiumspiegel, desto geringer das Herzinfarktrisiko.

Gemessen wurde dieser bemerkenswerte Zusammenhang bis zu einer Magnesiumhöhe von 0,9 mmol/l. Bereits damals regten die Studienleiter dringend an zu prüfen, was bei höheren Magnesiumspiegeln passiert. Ob man damit das Risiko für den Herzinfarkt nicht noch mehr minimieren könne. Dies hat man bis heute noch nicht untersucht.

Ich kann die Vermutung der Framingham-Forscher bestätigen. Ich habe nämlich seit 22 Jahren Erfahrungen mit höheren Magnesiumspiegeln. Ich hebe ihn möglichst über 1,0 an. Und finde praktisch keine Rhythmusstörungen, die häufige Todesursache bei infarktgeschädigten Herzen, mehr vor. Wie viele Infarkte könnten verhindert werden, wenn jeder seinen Magnesiumspiegel auf den gesunden, normalen Wert von 1,0 mmol/l brächte? Und nicht bei üblichen 0,76 mmol/l stehen bleibt?

Schwangeren Frauen mit hohem Blutdruck hilft Magnesiumsulfat. Der Hochdruck ist gefährlich: Brechreiz, Krämpfe, Hirnblutungen. Weltweit sterben 50 000 Frauen daran. Ich verkünde seit Jahren, dass »normale« Magnesiumspiegel, also über 0,9 mmol/l, diesen tödlichen Blutdruckanstieg verhindern können, 600 Milligramm Magnesium am Tag können Leben retten – mitunter zwei.

Übrigens: Frauen, die in Regionen mit weichem Wasser leben, erleiden häufiger einen Herzinfarkt. Weiches Wasser hat ganz besonders wenig Magnesium.

Zu wenig Magnesium lässt die Bildung freier Radikale überhand nehmen. Das verbraucht mehr Vitamin E, einen der wichtigsten Radikalfänger im Körper. Magnesiummangel bedeutet daher Mangel an Vitamin E. Was seinerseits bedeutet: Freie Radikale setzen die Gefäße unter oxidativen Stress. Der schlägt Kerben in die Wände der Blutgefäße. Arteriosklerose droht. Legen Sie ihr mit Magnesium große Steine in den Weg. Und nehmen Sie das Herzschutzvitamin E. 400 Milligramm.

Praxis-Tipp

- **Besorgen Sie sich ein Magnesiumpräparat, als Brausepulver oder Tablette. Idealerweise als Magnesiumzitrat. In Wasser aufgelöst, stocken Sie gleich noch Ihr Flüssigkeitssoll auf. Magnesiumzitrat ist zwar teurer, aber wird etwa doppelt so gut aufgenommen wie das billigere Magnesiumkarbonat oder das Magnesiumoxalat.**
- **Darf man das mit Kalzium zusammen einnehmen? Ja. Sie ergänzen sich. Die gegenseitige Behinderung, von der immer so viel erzählt wird, ist minimal. Völlig wurscht.**
- **Abführmittel schaden dem Herz: Wer über mehrere Wochen Abführmittel einnimmt, der beeinträchtigt den Salzhaushalt seines Körpers. Wertvolles Magnesium geht verloren. Das führt zu Herzrhythmusstörungen.**

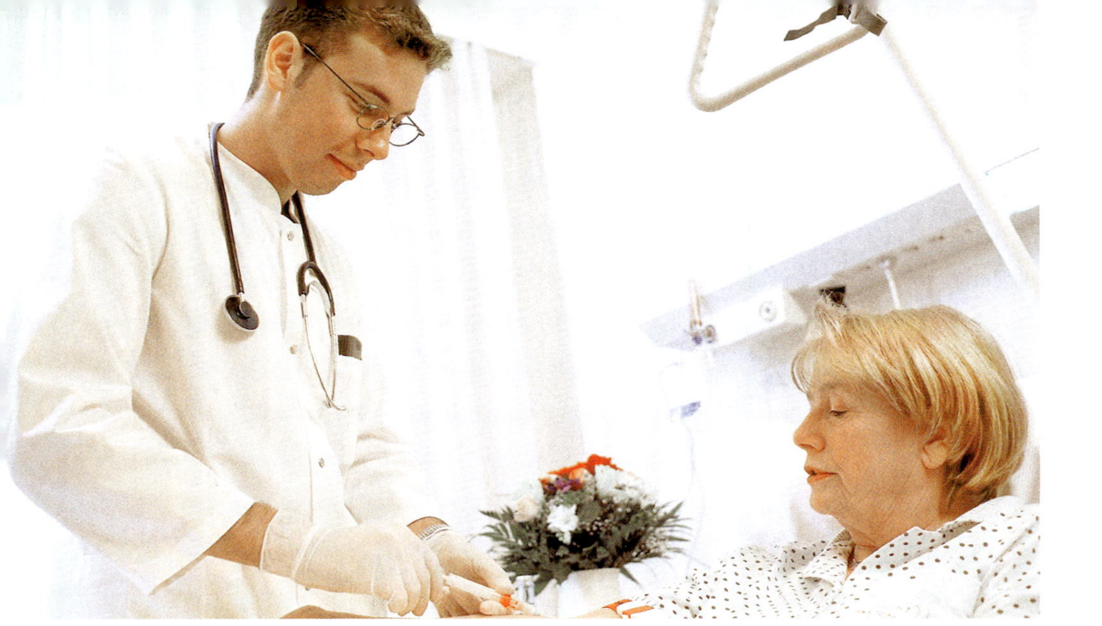

Aus meiner Praxis: Die traurige Geschichte eines Patienten

Ein 42-jähriger junger Mann, lassen Sie ihn mich Herrn A. nennen, schrieb mir, was er mit seinem Hausarzt erlebte. Herr A. (99 Kilo, 1,82 Meter) erzählte, dass er seit Jahren zu den Menschen gehöre, die mit Müdigkeit, Antriebslosigkeit, Konzentrationsmängeln, Vergesslichkeit, Schlafstörungen, Übergewicht leben, *»weil der Arzt gesagt hat, dass das normal ist und der größte Teil der Bevölkerung diese Symptome aufweist. Da diverse Untersuchungen keine organischen Defekte zu Tage gefördert haben, ließ ich mich in den letzten 15 Jahren immer mit einigen beruhigenden Worten aus der Sprechstunde meines Hausarztes entlassen.«*

2002 ließ dieser Patient ein Blutbild machen. Heraus kam ein Gesamtcholesterinwert von 429 mg/dl und ein Blutfettwert von 266 mg/dl. Überirdisch hoch. *»Der Arzt verordnete mir ein cholesterinsenkendes Medikament, das ich aus eigenem Entschluss nach kurzer Zeit wieder absetzte.«*

Dann joggte Herr A. und stellte seine Ernährung um. Im Juni 2003 hatte er zwölf Kilo weniger und einen Gesamtcholesterinwert von 275 und einen Blutfettwert (Triglyzeride) von nur noch 51 mg/dl. Er fühlte sich immer noch nicht viel besser. Er beschloss, einen Bluttest zu machen. Der Arzt weigerte sich erst. Der junge Mann bestand auf der Blutuntersuchung. Und was stellte der Arzt fest? 11,9 mmol/l Homozystein (ab 10 ein deutliches Risiko). Und er fand zu niedrige Werte für Magnesium, Selen, Zink, er diagnostizierte eine Unterfunktion der Schilddrüse, er stellte einen extrem hohen Lipoprotein-(a)-Wert fest. Und sagte: *»Ist alles in Ordnung.«* Verschrieb lediglich Aspirin und Thyranojod 100 für die Schilddrüse, die ja auch für hohe Cholesterinwerte zuständig ist.

Herr A.: *»Von einer Notwendigkeit zur Auffüllung der Vitamin- und Mineralstoffdepots wollte er nichts wissen. Mit unseren heutigen Nahrungsmitteln könne man bei vernünftiger Ernährungsweise alle notwendigen Vitamine und Mineralstoffe zu sich nehmen – auch Jod und Selen. Alles andere sei Geschäftemacherei.«*

Herr A. hatte seit einiger Zeit auch lang anhaltende Stiche in der linken Brust. Der Arzt meinte: *»Meine Beschwerden in der Brust seien wohl eher Muskelkrämpfe.«*

Wollen Sie meinen Kommentar hören? Also gut: Erstens sag ich jetzt nichts, weil ich tatsächlich größten Respekt vor Kollegen habe und weiß, was tägliche Praxis bedeutet. Und zweitens: Der Patient dieses Arztes hat mit 42 Jahren fünf Herzinfarkt-Risikofaktoren.

Die fünf Herzinfarkt-Risikofaktoren von Herrn A

- Lipoprotein (a). Der Arzt sagt, kann man nix tun. Kann man sehr wohl. Mit Vitamin C und der Aminosäure Lysin (S. 39). Ganz neu: mit Carnitin (das ja Lysin enthält).
- Homozystein. Gefährlicher als Cholesterin. Kann man was tun. Ganz einfach: Mit Folsäure, Vitamin B1 und B6 (S. 99). Aber das zu verschreiben, ist für diesen Hausarzt »Geschäftemacherei«.
- Übergewicht. Kann man etwas dagegen tun. Tat Herr A. ja. Er läuft.
- Hoher Cholesterinspiegel. Kann man immer senken. Weniger mit Diät, entscheidend mit Bewegung (Seite 28f.).
- Hohe Triglyzeridwerte: Läuft man weg. Hat er ja geschafft.
- Und er hatte leere Magnesium-, Zink- und Selenspeicher. Macht übrigens alles müde.
- Die Gabe von Magnesium bei Herz-Kreislauf-Krankheiten ist heute ganz selbstverständlich. Standard ist die tägliche 600-Milligramm-Magnesiumdosis bei Erkrankungen der Herzkranzgefäße. Hat sich hier noch nicht herumgesprochen. Wie viele Infarkte könnten verhindert werden, wenn jeder seinen Magnesiumspiegel auf den gesunden, normalen Wert von 0,9 mmol/l brächte? Ähnliches gilt für Selen und Zink. Lesen Sie mehr auf Seite 110f.

Dieser Patient, Herr A., ist bereits lange Zeit sehr müde, hat Risikofaktoren, die man im Blut nachlesen kann, und Schmerzen im Herz – und fühlt sich von seinem Arzt im Stich gelassen. Sicher ein Ausnahmefall in Deutschland. Aber kommt doch immer wieder mal vor!

DAS REZEPT

Woran erkennt man einen guten Arzt?

- Sie warten (in der Regel) nicht lange im Wartezimmer.
- Er nimmt sich ausreichend Zeit für Sie (Sie müssen aber seine Grenzen akzeptieren). Sie fühlen sich niemals »abgefertigt«.
- Er spricht mit Ihnen – und hört Ihnen zu.
- Er berührt Sie mit seinen Händen. Abtasten gehört immer noch zur Medizin.
- Er tut nicht so, als ob er alles weiß, und scheut sich auch nicht, in Ihrer Gegenwart ins Internet zu gucken – oder greift auch zum Hörer und ruft einen Facharzt an.
- Er überweist Sie in jedem Fall an einen Facharzt, wenn er nicht weiterhelfen kann.
- Er sagt nicht: Vitamintabletten brauchen Sie nicht.
- Er redet Ihnen gewohnte alte Medikamente nicht aus – außer es gibt ein wirklich besseres. Das kann ruhig auch günstiger sein.
- Er kümmert sich um Ihre Gesundheit (nicht nur um die Krankheit). Wenn er Sie nicht selbst an die Hand nimmt und mit Ihnen laufen geht, dann gibt er Ihnen weiterführende Tipps, wo und wie Sie selbst präventiv tätig werden können.
- Er guckt Ihnen in die Augen – und nimmt auch Ihre Seele ernst.
- Er gibt Ihnen Tipps fürs Internet, nennt Ihnen Selbsthilfegruppen, wo Sie sich selbst schlauer machen können.
- Er macht Ihnen Hoffnung.
- Er fragt nach Ihren finanziellen Möglichkeiten. Und bevor er eine IgeL-Leistung (individuelle Gesundheitsleistung, die Sie selbst zahlen müssen) verschreibt, sucht er nach Möglichkeiten, wie man eine Leistung vielleicht doch noch ganz legal mit der Kasse abrechnen kann.

Kurz und gut: Ihr Arzt ist für Sie da.

56.tipp

Laufen & meditieren Sie gegen Stress und Angst

Sind Sie ein eher ängstlicher Mensch? Dann dürfen Sie einfach loslaufen und ein paar Minuten meditieren – Sie senken damit Ihr Infarktrisiko um das Sechsfache.

44 Jahre war Heiner Lauterbach. Im so genannten besten Alter. Bestes Alter heißt bei Männern meistens: auf der Höhe ihrer beruflichen Karriere. Und damit: Stress, Stress und noch mal Stress. Bei Lauterbach waren es die unzähligen Film- und Serienrollen, die er sich aufhalste. Und die vielen Zigaretten und Schnäpse, die er brauchte, um sich von der Anspannung am Set wieder runterzubringen. Da machte sein Herz nicht mehr mit. Lauterbach musste in die Klinik, bekam Sonden in die Herzkammer eingeführt. Ursache: ein Vorhofflattern.

AM PULS DER ZEIT

Der unterschätzte Krankmacher Stress

Die bedrohliche Karriere der Modekrankheit Stress: Die Weltgesundheitsorganisation (WHO) erklärte ihn zu einer der größten Gesundheitsgefahren des 21. Jahrhunderts. 70 Prozent aller Krankheiten, sagt die WHO, seien stressbedingt. Wie gefährlich Stress dem Herz werden kann, belegt eine jüngere Studie mit Männern, die mehr oder weniger an Angst leiden. Ergebnis: Ängstliche und damit gestresste Menschen leben mit einem sechsmal höheren Risiko, am plötzlichen Herztod zu sterben, als mutigere Zeitgenossen. Zum Vergleich: Rauchend steigt das Herztodrisiko »nur« um das Doppelte.

Typischer Fall. Mit Herzerkrankungen ist das wie mit einem Cocktail: Die Mischung macht's. Trifft Bluthochdruck, zu viel Alkohol und Zigaretten, schlechte Ernährung, zu wenig Bewegung auf Stress, verursacht Stress den Infarkt.

Nun können die wenigsten von uns dem Stress aus dem Weg gehen. Aber wir können ihm davonlaufen. Sage ich schon lange. Und der Stressforscher Edgar Wilhelm, der an der FH Münster Stresspräventionsprogramme für Auszubildende entwickelt: *»Vom Stress erholt man sich nur, indem man aktiv ist und z. B. Sport treibt.«*

Man muss also laufen. Dann wird man seinen Stress los. Und wer dazu noch meditiert, warum nicht gleich beim Laufen, kennt Stress nicht. Wer meditiert, erkrankt zu fast 90 Prozent seltener an Herz-Kreislauf-Krankheiten. Warum? Weil Meditation zwei Risikofaktoren entgegenwirkt, die das Herz belasten: Stress und Angst. Der Körper erholt sich durch das intensive Abschalten in nur wenigen Minuten wie durch mehrere Stunden Tiefschlaf. Das Herz beruhigt sich, schlägt langsamer, auch die Atemfrequenz nimmt ab. Der Milchsäurespiegel (Stress pur) sinkt und der Blutdruck auch.

DAS LOHNT ZU WISSEN

Stress schlägt Kerben in die Adern. Und dort lagert sich's ab. Das liegt an den Adhäsionsmolekülen (so was wie Klebstoff) und Interleukin, die der Körper unter Stress ausschüttet. Interleukin lockt Immunkörper aus dem Blut an die Zellwände, und der Klebstoff pappt sie schön fest. So dass die Gefäße langsam enger und enger werden.

Stress lockt in Ihrem Körper so genannte AGEs (Advanced Glycation Protein Endproducts). AGE heißt auf Deutsch so viel wie Milchkaramellbonbons in den Adern. Stoff für den Infarkt. Siehe Seite 47 .

Wer regelmäßig meditiert, beugt neurologischen Leiden, Erkältungen, Infektionen und sogar Krebs vor. Meditieren senkt den Bluthochdruck deutlich, kann verengte Gefäße wieder von Ablagerungen befreien und normalisiert Cholesterinwerte.

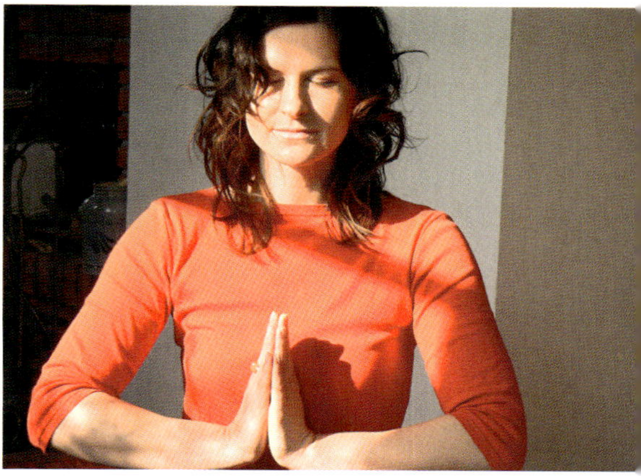

DAS REZEPT

Die Minuten-Meditation

Sie brauchen nur einen ruhigen Ort und einen Stuhl. Bestimmen Sie drei Ruhepausen in Ihrem Tagesablauf, und meditieren Sie 8 Minuten nach dem Aufstehen, 2 Minuten in der Mittagspause und 5 Minuten vor dem Einschlafen. Nach vier Wochen können Sie die Phasen um ein, zwei Minuten erhöhen.

Stellen Sie sich einen Wecker oder Ihr Handy auf die Zeit, die Sie meditieren wollen: 2, 5 oder 8 Minuten.

Setzen Sie sich bequem auf einen Stuhl. Lassen Sie Ihre Schultern locker, strecken, räkeln Sie sich, und gähnen Sie nach Herzenslust.

Stellen Sie die Füße breitbeinig auf den Boden. Legen Sie Ihre Arme auf die Oberschenkel oder auf einen Tisch. Lassen Sie Ihren Kopf sanft nach vorne fallen, oder legen Sie ihn auf Ihre Arme. Schließen Sie die Augen. Und atmen Sie so lange wie möglich aus, dann ganz weich und ruhig tief in den Bauch. Stellen Sie sich vor: Mit jedem Atemzug fluten Sie Ihren Körper mit frischer Energie, beim Ausatmen werden Sie alles Alte und Verbrauchte los.

Konzentrieren Sie sich, indem Sie im Rhythmus des Ein- und Ausatmens immer wieder ein Kunstwort im Geiste vor sich hinmurmeln: Ooom, Ooom, Ooom. Oder umami, umami, umami. Immer weiter, im selben Rhythmus.

Lassen Sie sich auf keinen Fall von irgendjemandem oder irgendetwas ablenken. Überlassen Sie auftauchende Gedanken, Gefühle und innere Bilder einfach sich selbst. Bleiben Sie unbeirrt immer nur bei Ihrem ständigen monotonen Singsang.

Machen Sie weiter, bis Sie der Wecker wieder in den Alltag zurückholt. Fällt Ihnen das Aufwachen schwer? Dann beherzigen Sie dieses deutliche Signal von Ihrem Körper: Sie sollten unbedingt Ihre Nachtruhe um ein bis zwei Stunden verlängern.

PRAXIS-TIPP

Sie können jederzeit und überall aus dem Alltag aussteigen, im Auto, am Schreibtisch oder in der Supermarktschlange. Machen Sie die Blitzmeditation: Ganz einfach tief ausatmen, mehr ausatmen als einatmen und die Schultern fallen lassen.

Musik ist Trumpf

Musik ist Medizin. Sie beruhigt, heilt, lindert Schmerzen. Nicht nur die Seele profitiert von schönen Klängen, auch das Herz.

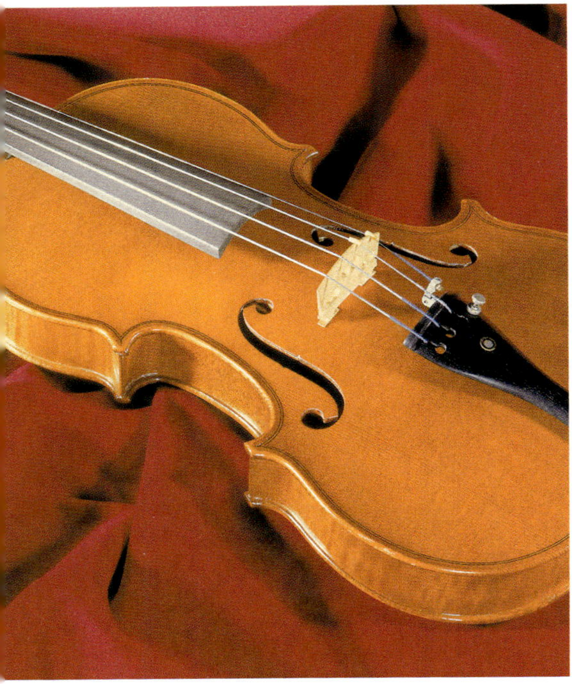

David war zwar kein Arzt. Aber er hatte heilende Hände, mit denen er zuweilen die Harfe spielte. Für Saul, seinen König. Der litt an Schwermut. Und die Klänge taten ihm gut. Steht alles in der Bibel. Im Abendland wahrscheinlich das früheste Zeugnis über den Erfolg einer Therapie, auf die seit Jahrtausenden die ganze Welt schwört: Altägyptische Priester heilten mit Tönen, arabische Krankenhäuser beschäftigten Gitarristen, Harfenspieler und Trommler. Und noch heute gehört die Musik unverzichtbar zu den Heilungszeremonien der Ureinwohner Australiens, Südafrikas, Neuguineas und Südamerikas.

In Europa dagegen geriet dieses Wissen in den letzten Jahrhunderten in Vergessenheit. Auch wenn die Musiktherapie in den letzten Jahrzehnten wieder entdeckt wurde – ihr Einsatz beschränkte sich auf die Psychotherapie. Und sie galt lange Zeit als esoterische Spinnerei.

Das hat sich mittlerweile geändert. Heute weiß man, dass Musik messbar im Organismus Veränderungen hervorruft. Musik kann Blutdruck, Atmung und Herzschlag positiv beeinflussen. Zudem dämmt die wohlige Klangberieselung die Ausschüttung von Stresshormonen. Auch das schützt das Herz.

DAS LOHNT ZU WISSEN

Musik kann heilen. Beispielsweise verbessert sie die Rehabilitation von

Am Puls der Zeit

Warum der Anästhesist neuerdings auf »Play« drückt

Zahlreiche klinische Studien mit OP-Patienten belegen, dass Musik neben Stress auch Angst und Schmerzen reduziert. Patienten, die während der Operation Musik hören durften, brauchten weniger Schmerz- und Beruhigungsmittel. Die Soundnarkose funktioniert sogar im Kreißsaal. Sie erleichtert Müttern und Kindern die Geburt. Dass die Musik nicht nur Menschen gut tut, sondern auch Pflanzen, zeigt eine US-Studie. Demnach werden Erdbeeren, die mit Vivaldis »Vier Jahreszeiten« heranwachsen dürfen, 20 Prozent größer als unbeschallte Beeren.

Herzinfarkt- und Schlaganfallpatienten. Sie kann auch den geistigen Verfall von Alzheimerkranken verzögern.

Wissenschaftler fragten sich: Warum macht der Mensch Musik? Antwort: Musik ist der Ausdruck der inneren Rhythmen des Menschen, vom Herzschlag über die Atmung bis hin zu verschiedenen Zyklen der Hirnaktivität. So erklärt sich, warum wir umgekehrt durch den Rhythmus der Musik den Organismus beeinflussen können.

»Keine Kunst wirkt auf den Menschen so unmittelbar, so tief wie die Musik«, sagte Arthur Schopenhauer (1788–1860). Moderne Mediziner geben dem Philosophen Recht. Musik rührt an unsere Seele. Sie entspannt psychisch und physisch. Seele und Muskel. Sprich: das Herz.

DAS REZEPT

Kleine Musiktherapieschule

Musik ist keine Pille, die a priori gut tut. Den einen nerven die penetranten Werbejingels der Radiosender, den anderen ein hysterisches Saxofonsolo von John Zorn. Es kommt darauf an, welche Musik man hört. Und wie man sie hört.

Lassen Sie im Zweifelsfall die Finger von ausgemusterten Kuschelrock-Compilations, die im Handel als Entspannungs-CD über die Theke gehen. Sie müssen die Musik mögen, die Sie hören. Sonst hilft sie nicht.

Nichts gegen Ihre Rolling-Stones-Plattensammlung. Zum Entspannen sollten Sie allerdings besser ruhige Musik in den Player legen. Klassik und Volksmusik ist gut. Oder die Sounds, mit denen die Jugend chillt – sprich, sich in Bars entspannt: Hintergrundmusik, genannt Ambient und Easy Listening.

Meiden Sie Stücke, bei denen der Gesang im Vordergrund steht. Reine Instrumentalstücke entspannen am besten. Und Musik mit sphärischen, hallenden und warmen Klängen.

Der Takt der Musik sollte gleichmäßig und langsam sein. Die Taktfrequenz etwas unterhalb der Schlagfrequenz des menschlichen Herzens. Also etwa bei 70 Schlägen pro Minute. Kaufhäuser spielen Musik mit dieser Taktfrequenz, um Ihre Kunden zu beruhigen. Na ja, Sie müssen den Rat ja nicht zu wörtlich nehmen und den Suma-Marktleiter um seine Wildecker-Herzbuben-CD anhauen.

Hören Sie die Musik nicht, während Sie arbeiten oder angestrengt über ein Problem nachdenken. Legen Sie sich gemütlich auf die Couch, und geben Sie sich voll und ganz den Klängen hin. Achten Sie darauf, dass die Umgebung ruhig ist. Oder setzen Sie einen Kopfhörer auf – und marinieren Sie Ihr Herz in akustischem Baldrian. Eine wunderbare Konservierungsmethode.

Praxis-Tipp

Damit der Pulssenker Musik effektiv wirkt, sollten Sie ihn einsetzen, wenn Anspannung und Ängste am schlimmsten an Ihnen nagen: im Wartezimmer Ihres Arztes, im Flugzeug, im Stau, eine Stunde vor der Prüfung, fünf Minuten nach dem Ehestreit. Kaufen Sie sich einen Discman oder meinetwegen einen ipod. Passt in jeden Aktenkoffer, in jede Handtasche. Den kramen Sie hervor, wenn die Stresshormone wieder mal Ihren Körper überfluten. Einfach die Stöpsel in die Ohren stecken und in die Klangwolke abtauchen.

58. tipp

Konsultieren Sie den Nussknacker

Haben Sie einen Nussknacker? Sollten Sie. 100 Gramm Nüsse pro Woche halten das Herz jung.

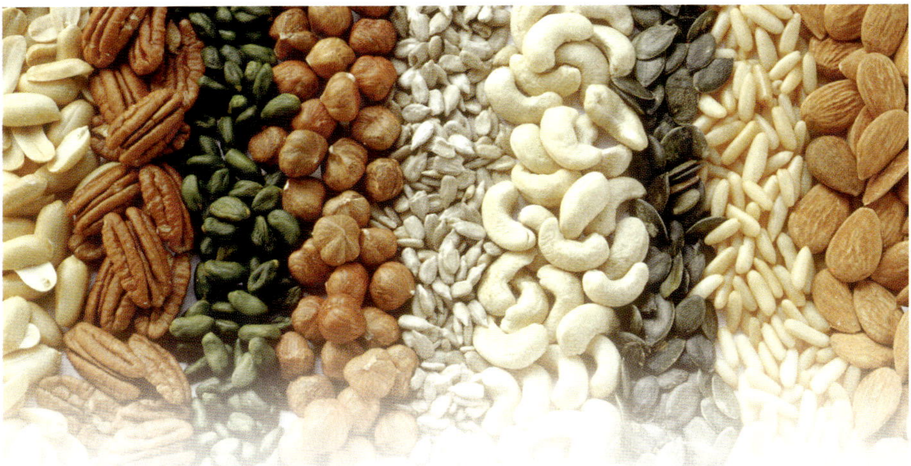

Nüsse machen dick? Nein. Studien zeigen: Wer täglich etwa 15 Gramm Nüsse knabbert, der senkt sein Herzinfarktrisiko um 35 Prozent – und bleibt schlank dabei. In einer japanischen Studie aßen die Probanden Pekannüsse und erhöhten den Fettanteil ihrer Nahrung beträchtlich. Trotzdem wuchsen keine Fettdepots an Hüften und Po, weil die nusseigenen mehrfach ungesättigten Fettsäuren keine Kalorienträger sind, sondern Zellmembranen stabilisieren. Den Adernverstopfer LDL-Cholesterin verminderte die nussreiche Diät sogar um zehn Prozent. Zu demselben Ergebnis kam eine andere Studie, in der die Teilnehmer allerdings Mandeln knusperten. Man weiß aus zahlreichen früheren Studien auch, dass Triglyzeride im Mittel um sieben Prozent sinken, wenn Nüsse die Ernährung anreichern.

Warum das so ist? Ungesättigte Fettsäuren aus Nüssen verbessern den Blutfluss, senken die Cholesterinwerte und hemmen entzündliche Prozesse. Vermutlich wirken Nussfette auch Herzrhythmusstörungen entgegen.

Am Puls der Zeit

Das schlanke Fett der Nuss

Was Menschen – und vermutlich auch Eichhörnchen – vor dem Infarkt schützt, ist der nusseigene Fettcocktail: Besonders die einfach ungesättigte Ölsäure verhindert, dass Arterien verkalken. Viel Ölsäure steckt in Haselnüssen, Mandeln, Macadamias. Weniger Ölsäure, dafür mehr alpha-Linolensäure, die Blutfette senkt, steckt in Walnüssen und Erdnüssen.

Das lohnt zu wissen

Die nusseigene Aminosäure Arginin hält Blutgefäße elastisch und hemmt die Verklumpung von Blutplättchen.

Auch gut fürs Herz: Kalium, Kupfer, Vitamin E (besonders viel in Mandeln und Haselnüssen), B-Vitamine und Ballaststoffe aus Nüssen.

Nüsse liefern den Herzschutzstoff Magnesium. 600 Miiligramm Magnesium täglich mindern das Risiko, am Herz zu erkranken, um 50 Prozent.

Wundermittel Phytosterine. Die nusseigenen sekundären Pflanzenstoffe senken den Cholesterinspiegel, insbesondere das LDL, um 10 bis 15 Prozent. Viel davon steckt in Pistazien.

US-Forscher berichten in der berühmten »Physicians Health Study«, dass sogar schon zweimal die Woche Nüsseessen ausreichen könnte. In ihrer Studie sank das Herzinfarktrisiko um 47 Prozent. An der Studie nehmen über 215 000 Personen teil.

Praxis-Tipp

- Herzschutz konservieren: Nüsse trocken und dunkel aufbewahren – am besten in einem verschlossenen Gefäß im Kühlschrank. Denn die Fitfette in der Nuss werden sonst ranzig und büßen ihre Herzschutzwirkung ein.
- Aromaplus: Rösten Sie Nüsse vor dem Backen in einer Pfanne ohne Fett.
- Walnuss-, Haselnuss-, Pinienkern-, Pistazien- und Mandelöl – sie haben alle einen mehr oder weniger ausgeprägten Nussgeschmack und sind ideal für feine Salate und Rohkost.
- Wenn Nüsse schimmeln, sollten Sie sofort in den Abfall wandern, denn Nusspilzgifte (Aflatoxine) sind stark krebserregend.
- Nuss pur. Gesalzene Nüsse setzen die Blutgefäße unter Hochdruck. Auch in Fett geröstete Nüsse sind wenig empfehlenswert.
- Allergisch? Nüsse gehören zu den häufigsten Auslösern von Nahrungsmittelallergien. Also Vorsicht bei Fertiggerichten. Auf der Packung müssen Spuren von Nusseiweiß nicht angegeben werden.

DAS REZEPT

Schokoknabbereien

Macht Nussknacker neidisch

Für etwa 100 g

- **100 g dunkle Bitterschokolade (mindestens 70 % Kakaoanteil)**
- **1 Prise Zimt, gemahlener Koriander oder abgeriebene Orangenschale (nach Belieben)**
- **100 g gemischte ungesalzene Mandelkerne, Haselnüsse, Pekannüsse und Walnüsse**

1 Die Schokolade hacken und in einer runden Schüssel in einem Wasserbad bei milder Hitze unter Rühren schmelzen lassen. Nach Geschmack mit Zimt, Koriander oder Orangenschale würzen, gut unterrühren.

2 Die Mandeln und Nüsse in die Schokolade tauchen und mit einer Gabel einzeln herausheben. Auf ein Pralinengitter oder Pergamentpapier setzen und gut trocknen lassen. Schokonüsse in einer Dose zwischen Lagen von Pergamentpapier aufbewahren.

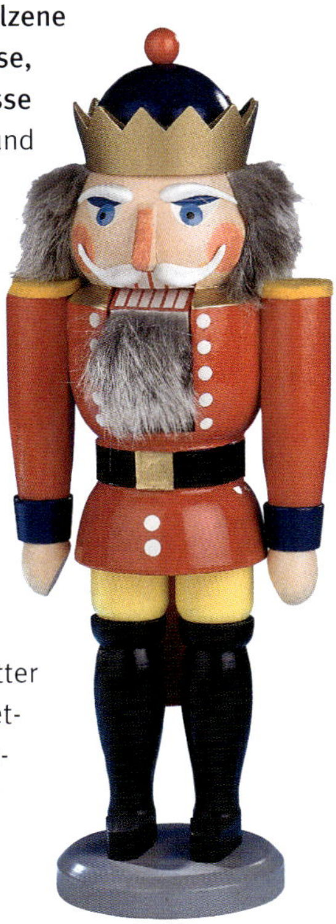

Tanken Sie eine Schüssel Herzmedizin aus Gottes Garten

Entdecken Sie, welche Früchte Ihrem Herz und Gefäßsystem besonders gut tun. Und lassen Sie, wann immer möglich, die Schalen nicht in der Biotonne vermodern, denn in ihnen verstecken sich 70 Prozent der lebenswichtigen sekundären Pflanzenstoffe.

Ananas stärken das Herz mit dem Grundstoff des Herzmedikaments Aspirin, der Salizylsäure. Sie hält das Blut flüssig und verhindert die Verklumpung von Blutplättchen. Steckt auch in Erdbeeren und Orangen.

Äpfel senken mit Pektin und Pottasche zu hohe Cholesterinwerte. Sie schwemmen überschüssiges Kochsalz aus dem Körper und senken so den Blutdruck.

Aprikosen und Bananen halten mit viel Kalium das Herz im Takt, die Gefäße elastisch und den Blutdruck stabil. Unsere Urahnen nahmen übrigens dreimal so viel Kalium wie wir Industriemenschen auf.

Beeren gehören in jede kleine Herzapotheke. Besonders die roten und blauen entspannen mit viel Anthozyanen das Gefäßsystem und beugen so Bluthochdruck vor.

Birnen schützen Herz und Kreislauf mit viel Folsäure. Ihre Mineralstoffe senken den Blutdruck.

Feigen wachen mit reichlich Kalium und Magnesium über Ihr gesundes Herz. Ihre Folsäure baut schädliches Homozystein ab. Dazu braucht der Körper aber die Vitamine B6 und B12. Probieren Sie es mit Rehkeule auf frischen Feigen.

Grapefruits sind für gesunde Menschen ein natürlicher Cholesterinsenker und beugen Arterienverkalkung vor. Sollten Sie bereits Medikamente einnehmen, meiden Sie die bittersüße Frucht, und befragen Sie erst Ihren Arzt. Denn die Grapefruit kann den Abbau von bestimmten Medikamentenwirkstoffen blockieren (siehe Seite 18/19).

Kiwis schützen mit viel Vitamin C die Gefäße und beugt so Arteriosklerose vor.

Pflaumen enthalten getrocknet besonders viel Potassium. Wichtig für die Blutdruckkontrolle. Gute GLYX-niedrig-Quellen sind auch getrocknete Pflaumen.

Quitten empfahl schon Hildegard von Bingen vorbeugend fürs Herz. Ihr Wirkstoff Caffeoylchinasäure hält die Arterien jung.

Sanddornbeeren enthalten neunmal so viel Vitamin C wie die gleiche Menge Zitronen. Auch ihre bioaktiven Substanzen beugen Herzerkrankungen vor.

Weintrauben schützen das Herz mit dem Polyphenol Resveratrol, dem schärfsten Radikalfänger der Natur. Resveratrol hält die Gefäße jung und elastisch, beugt Arteriosklerose vor. Aus dem gleichen Grund gilt übrigens auch Rotwein als Herzmedizin.

Zitronen kurbeln mit Polyphenolen und Zitronensäure den Blutkreislauf an, beugen Gefäßverstopfung vor. Experten raten als zusätzliche Thromboseprophylaxe für Lang-

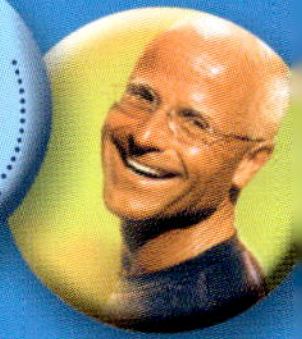

Froh-medizin

Die Praxis

Dürfen wir Sie mitnehmen zu unseren Aktivwochen nach Mallorca?

Mehr dazu unter
www.strunz.com/seminare/

Der Club

Das Diskussionsforum im Strunz-Club

Mehr dazu unter
www.strunz.com/club/

Die Diät

Ein hochinformatives Medizinbuch. Hormonelle Hintergründe endlich verständlich.

Der professionelle Abnehm-Ratgeber des Bestsellerautors zeigt den sicheren und dauerhaften Weg zum erfolgreichen Abnehmen.

[illegible] Seiten

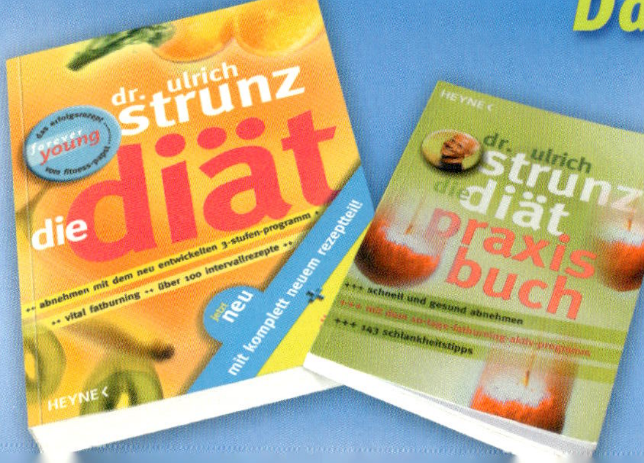

Das Praxisbuch

Das Praxisbuch enthält in kompakter Form und übersichtlichen Do‘s & Don‘ts-Listen alle nötigen Infos zur Durchführung der erfolgreichen forever young Diät.

Zudem hat der Experte viele leckere Rezepte für jeden Tag zusammengestellt.

176 Seiten

streckenflüge: Alle fünf Stunden ein Glas Wasser mit Zitrone – halb und halb.

Zitrusfrüchte enthalten allesamt viel Kalium und Vitamin C, stabilisieren so den Blutdruck. Und wer's mag, genießt sie auch mit viel weißer Haut und schnipselt die unbehandelte Schale in die Sauce. Denn laut einer kanadischen Studie senkt die Schale von Zitrusfrüchten den Cholesterinspiegel deutlicher als viele verschreibungspflichtige Medikamente. Grund sind die darin enthaltenen polymethoxylierten Flavone.

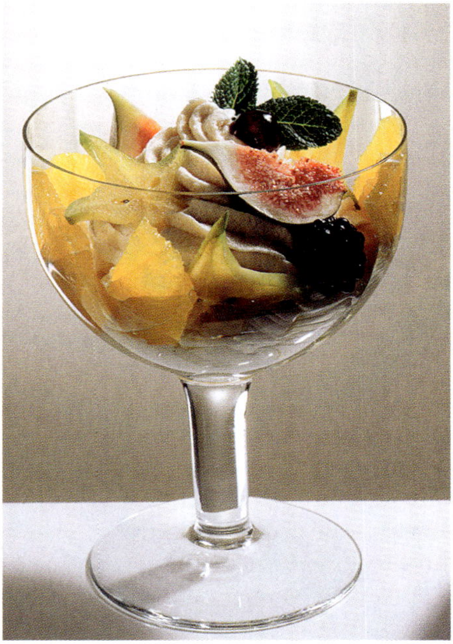

DAS REZEPT

Täglich eine Schüssel Obstsalat

Forever-Young-Schüssel

Für 2 Personen

- **1 EL gehackte Hasel- oder Walnüsse**
- **2 EL Zitronensaft**
- **1 TL Honig oder Fruchtzucker oder Frutilose (Obstsüße; Reformhaus)**
- **1 kleiner säuerlicher Apfel**
- **1 kleine Birne**
- **1 Kiwi**
- **1 kleine Orange**
- **100 g blaue kernlose Weintrauben**
- **100 g Erdbeeren**

1 Die Hasel- oder Walnüsse in einer Pfanne ohne Fett goldbraun rösten. Vom Herd nehmen und abkühlen lassen.

2 Den Zitronensaft mit Honig, Fruchtzucker oder der Frutilose in einer Schüssel gründlich verquirlen. Apfel und Birne waschen, ungeschält vierteln und entkernen. Die Viertel in dünne Spalten schneiden und sofort in dem Zitronensaft wenden, damit sie nicht braun werden.

3 Die Kiwi schälen, halbieren und in Scheiben schneiden. Die Orange schälen, in Spalten teilen und diese halbieren. Die Weintrauben waschen und halbieren. Die Erdbeeren kurz abbrausen, vom Stielansatz befreien und je nach Größe halbieren oder vierteln. Kiwi, Orange, Trauben und Erdbeeren in die Schüssel geben und alles vorsichtig vermischen. Die Nüsse auf den Obstsalat streuen, 5 Minuten ziehen lassen.

TIPP: Je nach Saison und Vorlieben können Sie den Obstsalat mit anderen Früchten beliebig ergänzen oder variieren.

- *Im Sommer:* Beeren wie Himbeeren, Brombeeren, rote und blaue Johannisbeeren, Heidelbeeren untermischen. Oder Steinobst, z. B. Aprikosen, Pfirsiche oder Nektarinen.
- *Im Herbst* Pflaumen oder Zwetschgen und frische Feigen zufügen.
- *Im Winter* Zitrusfrüchte, beispielsweise Mandarinen und Blutorangen, oder frische Litchis beifügen.
- Außerdem können Sie heimisches Obst durch Exoten wie Mango, Papaya und Kapstachelbeeren ersetzen.

Rezitieren Sie das Rezept von Dr. med. Homer

Reimen Sie sich Ihre Gesundheit zusammen …

Über Homer, den griechischen Dichter, weiß man ziemlich wenig. Man weiß noch nicht einmal, ob es ihn überhaupt gab. Nur so viel ist klar: Sollte er wirklich gelebt haben, vermutlich im 8. Jahrhundert vor Christus, dann muss er bei bester Gesundheit gewesen sein und wurde wahrscheinlich sehr alt. Sonst hätte er dieses Mammutwerk wohl kaum vollbracht. Allein die *Illias* umfasst 16 000 Verse, die *Odyssee* 12 000. Woher nahm der Mann diese Kraft?

Eine mögliche Antwort hat ein europäisches Team von Wissenschaftlern vom Gemeinschaftskrankenhaus in Witten-Herdecke parat. Die Forscher ließen 20 Probanden klassische Dichtungen rezitieren und stellten fest, dass das sehr gesund ist. Vor allem der Vortrag der *Odyssee*-Verse fördere eine langsame Atmung und damit einen synchronisierten, regelmäßigen Herzschlag, berichteten die Wissenschaftler. Mit den Ergebnissen der Studie wollen sie neue Therapien für Patienten mit Herzbeschwerden entwickeln. Ist doch schön, die Aussicht – statt im Rehazentrum können sich Herzpatienten bald in einem Theater-Workshop anmelden.

DAS LOHNT ZU WISSEN

Mit tiefen und entspannten Atemzügen kann man den Blutdruck senken. Das hängt mit dem vegetativen Nervensystem zusammen, das den Herzschlag kontrolliert. Es besteht aus zwei Hauptnerven, dem Symphatikus und dem Parasymphatikus. Beide werden durch die Atmung erregt bzw. gehemmt. Atmen wir beispielsweise tief und entspannt, erregen wir den Parasymphatikus und hemmen den Symphatikus. Die Folge: Der Pulsschlag sinkt.

Die Gesundheit mit Atemübungen fit zu halten hat in China seit Jahrtausenden Tradition. Chinesische Mediziner verschreiben ihren Patienten Qigong. Eine Atem- und Bewegungslehre, die wie das Beten oder Rezitieren von Gedichten den Herzschlag verlangsamt und den Blutdruck senkt.

AM PULS DER ZEIT

Auch Gesundbeten funktioniert – solange man es selber tut

Ehrensache, dass italienische Forscher von der Universität ihre Probanden den Rosenkranz auf Latein vortragen ließen. Am Ende ihrer Studie kamen sie dann zu demselben Resultat wie die Kollegen aus Witten-Herdecke: Beten ist gut für das Herz. Es fördert eine ruhige Atmung, die optimal für das Herz-Kreislauf-System ist. Die Forscher sind überzeugt, dass der Rosenkranz »nicht nur als religiöse, sondern auch als gesundheitsfördernde Übung angesehen werden muss«. Sein Zweck bestehe darin, das Wohlbefinden und damit die Aufnahmebereitschaft religiöser Botschaften zu steigern. Zumindest gibt ihnen die Statistik Recht: Mönche und Nonnen, sozusagen Betexperten, sind im Durchschnitt seltener krank als ihre weltlichen Mitbürger. Und sie haben eine höhere Lebenserwartung.

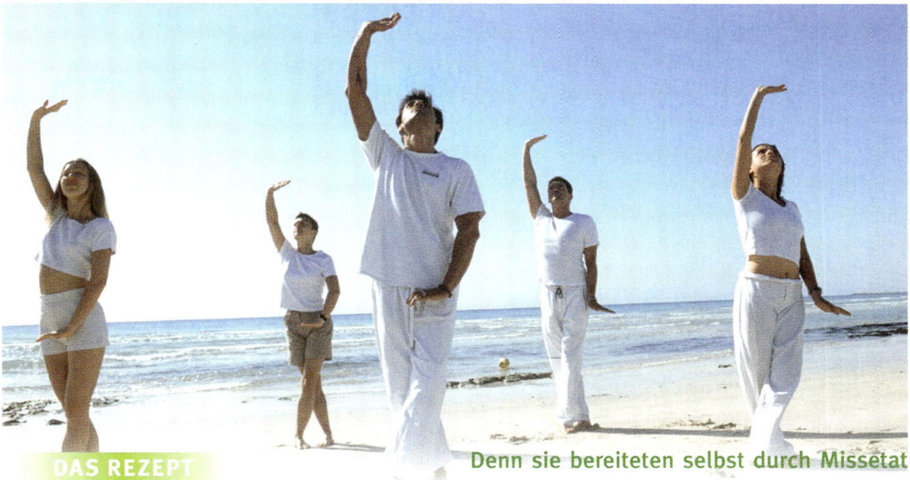

DAS REZEPT

Das gesündeste Versmaß

Für alle, die schon lange nicht mehr auf die Schule gehen und Goethes »Zauberlehrling« und Schillers »Glocke« längst vergessen haben: die Verse, die laut Wissenschaft am meisten das Herz erfreuen. Lesen Sie sie laut vor. Und wenn Sie fertig sind, einfach wiederholen. So lange, bis Sie spüren, wie sich Ihr Atem verlangsamt. Bis Sie beginnen, sich zunehmend wohler zu fühlen.

Odyssee, Gesänge 1 bis 10

Sage mir, Muse, die Taten des viel gewanderten Mannes,

Welcher so weit geirrt nach der heiligen Troja Zerstörung,

Vieler Menschen Städte gesehen und Sitte gelernt hat,

Und auf dem Meere so viel unnennbare Leiden erduldet,

Seine Seele zu retten und seiner Freunde Zukunft.

Aber die Freunde rettet er nicht, wie eifrig er strebte;

Denn sie bereiteten selbst durch Missetat ihr Verderben:

Tore! Welche Rinder des hohen Sonnenbeherrschers.

Schlachteten; siehe, der Gott nahm ihnen den Tag der Zurückkunft,

Sage hievon auch uns ein weniges, Tochter Kronions.

TIPP: Gelangweilt? Keine Lust, immer dieselben Verse zu rezitieren? Dann besorgen Sie sich Homers Werk in der Übersetzung von Johann Heinrich Voß, der die obigen Verse entnommen sind.

PRAXIS-TIPP

Zum Beten müssen Sie nicht in die Kirche gehen. Das können Sie überall tun: zu Hause auf der Couch, im Auto, während Sie im Stau stehen, unter der Dusche, beim Spazierengehen. Sie können aber auch ein Gedicht rezitieren oder den Text von einem Lied. Hauptsache, Sie entspannen und verwöhnen Ihr Herz mit tiefen, ruhigen Atemzügen aus dem Bauch.

Blut: 60 Prozent Fett in Trockenmasse

Armer Kulturautor. War beim Gesundheitscheck und erlebte ein Desaster. Ein blutiger Report mit Happy End und nützlichen Tipps.

Im Grunde führen Kulturautoren kein ungesundes Leben. Wer hart arbeitet, wird Bankdirektor, Chefarzt oder Bundeskanzler. Aber kein Kulturautor. Kulturautoren sind Leute, die im Kino sitzen, wenn andere malochen. Sie schlürfen Vernissagensekt, wenn andere zum Flieger flitzen. Bankdirektoren lieben eben das Geld und Kulturautoren lieben das Schöne. Schöne Bilder, schöne Bücher, schöne Lokale, schöne Frauen. Erst wenn Letzteres und Vorletzteres aufeinander treffen, dann wird es sogar für uns Kulturautoren kritisch. Für unsere Gesundheit. Wir gehen essen & trinken, um Frauen zu treffen. Wir gehen essen & trinken, um Frauen zu vergessen. Dann gehen wir trinken, um darüber nachzudenken ...

Erster (kleiner) Schock

Aber sollte ich nicht eigentlich eine ganz andere Geschichte erzählen? Genau: Ich war beim Arzt. Großer Gesundheitscheck. Blut abnehmen, EKG. Es war acht Uhr morgens, und ich war immer noch nicht so richtig nüchtern. Auf dem Fahrradergometer kippte ich beinahe vom Sattel. Dafür klappte die Sache mit dem Urinbecher richtig super.

Drei Tage später lagen die Ergebnisse vor. Vielleicht sollte ich erwähnen, dass mein Arzt die Kunst beherrscht, Diagnosen wie Arbeitszeugnisse zu formulieren. Er bringt einem die Wahrheit schonend bei. Mit mir sei eigentlich alles in Ordnung, sagte er mir am Telefon. Bis auf das Cholesterin und die Triglyzeride im Blut. Die seien *»nicht ganz optimal«*. 220 ml/dl Cholesterin – damit konnte man ja noch leben. Aber 600 ml/dl Triglyzeride? So viel Blutfett bedroht das Herz. Meine damalige Freundin, privat Hysterikerin und beruflich medizinisch-technische Angestellte, war entsetzt. Darüber, dass ich immer noch Wein im Kühlschrank habe, nach so einem Befund.

Erste Läuterung

Ich versuchte mich zu bessern. Reduzierte meinen Zigarettenkonsum von 40 Stück am Tag auf zehn. Was zur Folge hatte, dass sich mein Gummibärenkonsum von zehn Stück am Tag auf 400 erhöhte. Und damit leider auch mein Gewicht. Ich legte vier Kilo zu. Dafür kaufte ich mir ein Minitrampolin, auf dem ich regelmäßig trainierte. Jeden Morgen, 30 Minuten lang. Außerdem trank ich weniger. Bilanz nach einem halben Jahr: Drei der vier Kilos hatte ich wieder losgebracht. Ich fühlte

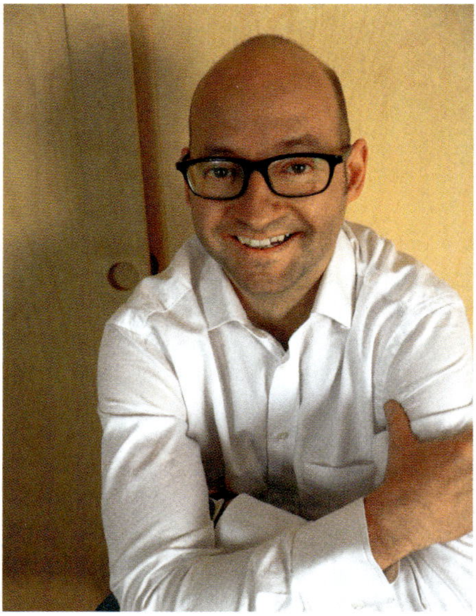

mich wohl. Oder sagen wir mal so: Ich wähnte mich in bester Gesundheit.

Zweiter (großer) Schock

Über Blutuntersuchungen muss man Folgendes wissen: Man kann sie nicht manipulieren. Und wenn, dann nur zum eigenen Nachteil.

Jedenfalls blieb ich sicherheitshalber eine Woche abstinent, bevor ich den Bluttest wiederholte. Das hätte ich mir glatt sparen können. Einerseits. Andererseits weiß ich heute, was ein echtes Rätsel ist: ein Phänomen, das die Wissenschaft nicht erklären kann. Wie kommt ein normalgewichtiger, sportlicher, nüchterner Mann um die 40 dazu, dass sahnige Bloody Mary durch seine Adern fließt – sprich: zu einem Triglyzeridwert von um die 1000?

Erst tröstete ich mich mit Verschwörungstheorien. Hier meine liebsten: 1. Die Idioten im Labor haben die Teströhrchen vertauscht. 2. McDonald's ist schuld. 3. Alkohol ist in Wirklichkeit ein Blutfettsenker (ich sollte ein Buch darüber schreiben).

Zweite Läuterung

Schließlich ließ ich mich dann aber doch noch zu einem dritten Bluttest überreden. Und begann mich zum ersten Mal in meinem Leben à la Strunz-Diät vernünftig zu ernähren. Zwei Wochen später, siehe da: Es hat geklappt. Weitere drei Kilo weg. Alle Werte normal. Alles wunderbar. Ein Befund wie das Ende eines Rosamunde-Pilcher-Romans.

Sie wollen wissen, wie das geht? Hier die vier goldenen Regeln, die mir halfen, meine Horrorwerte binnen zwei Wochen in Traumwerte zu verwandeln:

1. Wenig Alkohol (höchstens ein Glas Wein oder Bier pro Tag)
2. Kein Zucker (keine Süßigkeiten, Torten, Schnecken etc.; Ausnahme: etwas Honig für den Tee)
3. Ernährung nach dem Strunz-Prinzip – heißt: wenige Kohlenhydrate, viel Eiweiß (liefert wertvolle Proteine und macht satt), viel Obst und Gemüse. Wenige »böse« gesättigte Fette (Wurst, Speck, Schmalz, Butter), dafür umso mehr »gute« ungesättigte Fette (Olivenöl, Fisch, Nüsse, Avocado).
4. Viel Wasser oder Kräutertee (mindestens zweieinhalb Liter pro Tag).

DAS REZEPT

... des Kulturautors

Frühstück: ➧ Herzhaft: Hüttenkäse, Joghurt, Salz, Kräuter, Zitronensaft und das Mus einer halben Avocado in einer Schüssel zusammenrühren. Dazu ein Stück Obst. ➧ Süß: 250 g Quark aus dem Becher in eine Schüssel geben. Dann: Frische Früchte der Saison (Birnen, Pfirsiche, Nektarinen, Himbeeren, Erdbeeren, Aprikosen, Feigen) in einen Zerkleinerer geben. Fruchtmus über den Quark gießen (sieht toll aus und schmeckt auch gut).

Mittagessen: ➧ Immer: einen großen bunten Gärtnersalat 2. Gang: Fisch (aus der Pfanne oder Folie) oder Putensteak, dazu ein bis zwei Scheiben Vollkornbrot ➧ Oder: eine große Schüssel selbst gemachter Kräuterquark mit angedünsteten Zwiebeln, dazu ein bis zwei Scheiben getoastetes Vollkornbrot (das eignet sich leichter zum Dippen). ➧ Oder: zweiten Gang weglassen und den Salat mit Thunfisch und Mozarella anreichern, dazu Vollkornbrot.

Abendessen: ➧ Viel Gemüse aus dem Wok, dazu Nudeln und Reis (aber nur als kleine Beilage). ➧ Oder: Wokgemüse plus Fisch oder Huhn ➧ Oder: Nur Gemüse mit Hülsenfrüchten (wegen der Proteine) plus einem kleinen Stück zerkleinertem Feta.

Snacks: Tomatensaft mit Zitrone, Harzer Käse, Nüsse, Dörrobst.

Ein Koffer voller Tricks für das Herz auf Reisen

Hat man mit dem Herz Probleme, reist immer die Angst mit. So machen Sie sich ganz entspannt auf den Weg.

Ich will Sie nicht schockieren. Und verrate Ihnen deshalb jetzt schon, dass die folgende Geschichte gut ausgegangen ist. Und dass Mrs. Dorothy Fletcher lebt. An den schrecklichsten und zugleich schönsten Tag in ihrem Leben erinnert sie sich noch gut. Die 67-jährige Frau aus Liverpool war auf dem Weg zur Hochzeit ihrer Tochter in Florida. Sie weiß noch, wie sie im Flugzeug Platz nahm, wie sie plötzlich Schmerzen in der Brust spürte und sich übergeben musste. Mrs. Fletcher hatte einen Herzinfarkt. Wenige Minuten nach dem Start. Ein Horrorszenario. Die Stewardess rief: »*Ein Arzt, ein Arzt.*« Und dann weiß Mrs. Fletcher noch, dass sie lauter Männerstimmen hörte, die riefen »*Ich bin Arzt*«, »*Ich bin auch Arzt*« und »*Ich auch*«. Insgesamt waren es 14. Alles Kardiologen, die zufällig in dem Flugzeug saßen, um zu einem Kongress zu reisen. Gott sei Dank hatten sie ihre Instrumente im Handgepäck dabei. So retteten sie Mrs. Fletcher das Leben.

So wie ich Ihr Leben retten will. Indem ich Ihnen sage: Reisen sind für Herzkranke nicht ungefährlich. Reisen bedeutet Stress, Aufregung, Klimaveränderungen. Was soll ich Ihnen raten? Dass Sie besser zu Hause bleiben? Ich denke nicht dran. Ich will, dass Sie wegfahren – ohne Angst.

Am Puls der Zeit

Die Angst spielt eine große Rolle

Trotz aller Mühen und Unannehmlichkeiten, die das Reisen mit sich bringt, passiert Herzpatienten laut Experten im Urlaub relativ wenig. Statistisches Material gibt es nur in Bezug auf Flugreisen. Demnach kommen auf eine Million Flugreisende gerade mal acht Notfälle. Zwei bis drei davon sind durch Herzerkrankungen bedingt. Es liegt also gar nicht so sehr an der realen Gefährdung, warum Herzpatienten so ungern die Koffer packen. Sondern mehr an der Angst vor der Hilflosigkeit im Flugzeug, in der Bahn oder auf unbekanntem Terrain.

Das lohnt zu wissen

- Reisen darf man drei Wochen nach Aufdehnen der Herzkranzgefäße (Ballondilatation) oder Einsetzen eines Schrittmachers. Und drei Monate nach einem Herzinfarkt oder einer Herzoperation.
- Nicht reisen sollten: Menschen, die schon beim Gehen oder nach drei Treppenstufen mit Angina pectoris, Luftnot oder zunehmenden Ödemen zu tun haben; Menschen mit häufigen Schwindelanfällen oder plötzlicher Bewusstlosigkeit.
- Patienten mit koronarer Herzkrankheit lassen am besten ein Belastungs-EKG machen. Koffer können gepackt werden, wenn man 100 Watt problemlos schafft.
- Unterlagen mitnehmen: z. B. OP-Bericht, letzten Arztbrief, Marcumar-Ausweis, Ultraschallbericht, Röntgenbericht, Schrittmacherausweis, Defi-Ausweis, Krankenversicherung, Rückholversicherung. Kopien fürs Handgepäck machen.

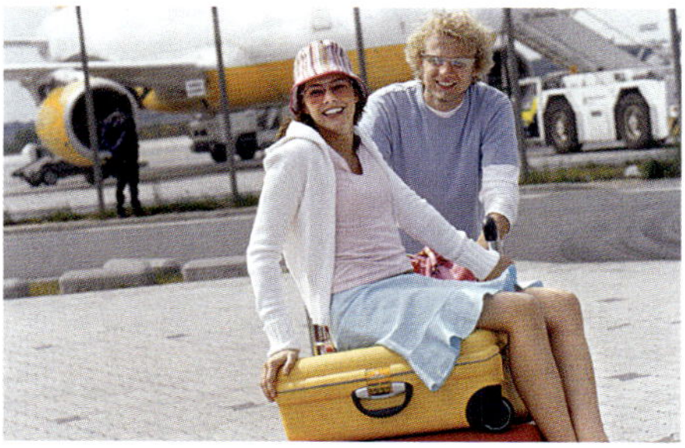

Vorab sich über die ärztliche und Notfallversorgung am Urlaubsort schlau machen.

Extremsituationen meiden: arge Hitze, arge Kälte, über 2000 Meter Höhe, lange Autofahrten, schwere Bergtouren, Wüstensafaris, Wildwassertouren.

DAS REZEPT

Klug reisen

Sie leiden an einer Herzkrankheit und wollen in der nächsten Zeit verreisen? Dann kleben Sie ein Post-it auf diese Seite, und lesen Sie die folgenden Tipps vier Wochen vor dem Reiseantritt noch einmal durch. Damit Sie ohne Zwischenfälle gesund und munter wieder nach Hause kommen.

Konsultieren Sie auf alle Fälle Ihren Arzt. Lassen Sie sich von ihm durchchecken. Und erzählen Sie ihm, welche Verkehrsmittel Sie benutzen wollen, in welches Land Sie fahren und was Sie dort vorhaben. Er soll entscheiden, ob Sie fahren können oder nicht. Und nehmen Sie ausreichend Medikamente mit.

Planen Sie die Reise so gut Sie können. Und vermeiden Sie unnötigen Stress und Zeitdruck.

Sie sollten nicht hektisch schwere Koffer durch den Bahnhof oder Flughafen schleppen. Auch das ist eine Sache der guten Organisation.

Lassen Sie die ersten Tage nach der Ankunft ruhig angehen. Kurieren Sie Ihren Jetlag aus, akklimatisieren Sie sich.

Erkundigen Sie sich, ob es vor Ort eine Klinik mit kardiologischer Behandlungsmöglichkeit gibt.

Trainieren Sie Ihr Herz vor dem Reiseantritt durch leichte Bewegung. Z. B. durch Laufen oder Nordic Walking.

Egal, ob Sie lange im Flugzeug, im Zug oder im Auto sitzen – eine Thrombose (auch bekannt als Economy Class Syndrom) kann auch Ihrem Herz gefährlich werden. So können Sie sich schützen: Sprechen Sie mit Ihrem Arzt über Aspirin oder Heparin vor dem Flug. Stülpen Sie Ihre Thrombosestrümpfe über. Bewegen Sie möglichst oft die Beinmuskulatur durch Anheben der Fußspitzen. Versuchen Sie gelegentlich aufzustehen und ein paar Schritte zu gehen. Vermeiden Sie enge Gürtel und einschnürende Wäsche. Und trinken Sie mindestens 100 Milliliter Wasser pro Stunde.

PRAXIS-TIPP

Weil die Angst bei Ersterkrankten besonders groß ist, raten Ärzte, die ersten Reisen nach einem Herzinfarkt oder Herzanfall über Veranstalter zu buchen, die spezielle Trips für Herzkranke anbieten. Diese Reisen kosten zwar ein wenig mehr. Dafür sind dann aber unterwegs immer gut ausgerüstete Notfallmediziner mit dabei. Und es werden zusätzlich Sprechstunden, Therapieseminare und herzspezifische Sport- und Bewegungsveranstaltungen angeboten. Nähere Informationen kriegen Sie über die Deutsche Herzstiftung, Tel.: 069-955128-0.

63.tipp

Saunend wird es einem warm ums Herz

Wenn der Alltag sich grau färbt – dann nehmen Sie doch hitzefrei. Sauna oder Dampfbad trainieren die Abwehrkräfte, machen glücklich und das Herz gesund.

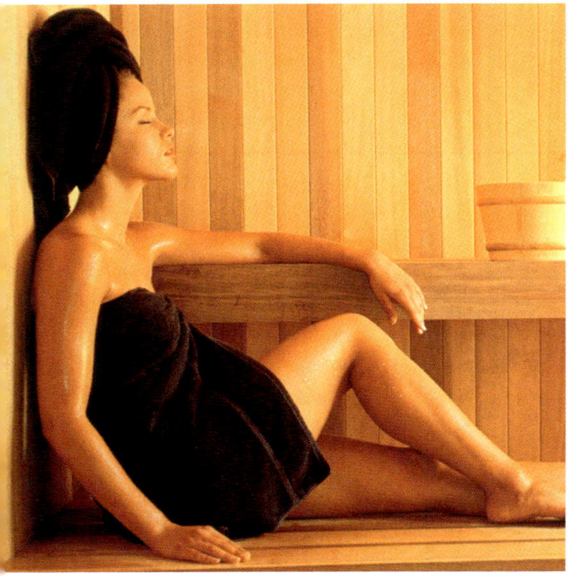

»Alt werden? Gesund bleiben? Den Frohsinn bewahren? Geh in die Sauna, dort findest du alles!«, sagt ein altes Sprichwort. Finnen schwitzen seit 2000 Jahren für die Gesundheit und brachten die trockene Hitze der Sauna zu uns. Falls auch an Ihr Ohr das Gerücht drang, Saunen sei schlecht fürs Herz, dann vergessen Sie es. Japanische Wissenschaftler haben kürzlich das Gegenteil nachgewiesen: Herzinfarktrisikokandidaten, Diabetiker oder Patienten mit hohem Cholesterinspiegel konnten durch regelmäßiges Saunen ihre Gefäße regenerieren. Bekannt ist mittlerweile auch, dass die thermischen Reize durch den Wechsel von Hitze und Abkühlung das Herz-Kreislauf-System trainieren und den Blutdruck senken. Der Doktor schickt Herzkranke nach einem Infarkt oder einer Bypassoperation zur Rehabilitation in die Sauna. Sollten Sie betroffen sein, fragen Sie auf jeden Fall Ihren Arzt. Er sagt Ihnen, wie oft und wie lange Sie schwitzen dürfen.

DAS LOHNT ZU WISSEN

Das Dampfbad regt die Durchblutung an, öffnet die Poren und reinigt sie. Feine Nebelschwaden dringen tief in die Lunge ein, das Dampfbad lindert Bronchitis, Asthma – und auch Hautleiden. Kreislaufschwache bevorzugen das besser verträgliche Tepidarium, und Hochdruckkandidaten senkt das Sanarium nachweislich den Blutdruck. Das Heißluftbad in der Sauna hilft gegen Rheuma und Bluthochdruck. Und allesamt schützen sie vor Erkältungskrankheiten. Im Prinzip funktionieren alle Hitzeoasen gleich: Das Aufheizen und Abkühlen des Körpers härtet ihn ab, ist ein passives Kreis-

AM PULS DER ZEIT

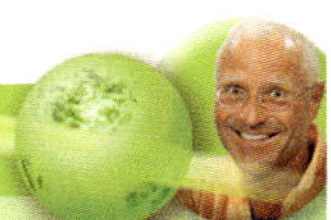

Ein Bad für die Seele

Gehen Sie in die Sauna – und das Herz lacht. Warum die Seele von der Hitzekur profitiert, hat einen wissenschaftlichen Namen: Endorphine. Das sind körpereigene Morphine, die Schmerzen vertreiben und die Lebensgeister gut gelaunt stimmen.

lauftraining ohne Anstrengung, ein Training für die Gesundheit ohne Fitnessgeräte. Die Gefäße weiten sich, das Blut zieht schneller seine Bahnen. Und das beugt Durchblutungsstörungen vor und minimiert damit die Gefahr von Blutgerinnseln, die eine Thrombose auslösen können.

Das Tauchbad oder die kalte Dusche danach zieht die Gefäße wieder zusammen. Der Wechsel trainiert die Elastizität der Gefäße, stimuliert den Kreislauf und die Abwehrkräfte. Studien zeigen: Die Zahl der Immunzellen steigt nach Besuch der Wärmeoase messbar an. Schwitzend scheidet man Gifte aus, entschlackt den Körper.

Menschen mit schwerem Bluthochdruck, Herzerkrankungen, Krampfadern, akuten Infekten, rheumatischen Gelenkentzündungen, Überfunktion der Schilddrüse oder Augenerkrankungen sollten erst einmal mit ihrem Arzt sprechen.

DAS REZEPT

Richtig saunieren

So sollten Sie bei jedem Saunagang vorgehen:

1. Gehen Sie leicht und unbeschwert in die Sauna. Essen Sie mindestens zwei Stunden davor nichts Schweres. Und nehmen Sie sich zwei Stunden Zeit. Der größte Feind der Sauna: Hektik.
2. Tauen Sie kalte Füße in einem Fußbad erst einmal auf.
3. Beginnen Sie mit einer Dusche. Danach sollten Sie sich gut abtrocknen. Nur dann kann jede Pore feine Tröpfchen Schweiß aus dem Körper schicken.
4. Nehmen Sie ein Handtuch zum Unterlegen und ein zweites zum Abtrocknen mit. Und nicht vergessen: Duschgel, Badeschuhe.
5. Maximaler Reiz in minimaler Zeit: In der Sauna reichen 8 bis 12 Minuten, um das Saunaziel Entspannung, Entschlackung und Überwärmung zu erreichen. Und auch im Dampfbad sollten Sie nicht länger als 10 bis 15 Minuten bleiben. Wichtig: Sobald es Ihnen schwindelig wird, hinausgehen.
6. Kurz vor dem Verlassen setzen Sie sich einen Moment auf und lassen die Beine nach unten baumeln.
7. Nach dem Verlassen: Kurz an der Luft abkühlen – und dann Tauchbad nehmen oder kalt duschen. Brause auf kräftigen Guss stellen. Mit kaltem Wasser am rechten Fuß beginnen und den Strahl das Bein hinauf bis zur Hüfte führen. Links wiederholen. Dann den rechten Arm vom Handgelenk bis zur Schulter abduschen, links wiederholen. Manchen tut es gut, mit einem warmen Guss zur Entspannung abzuschließen.
8. Nun 15 bis 30 Minuten ruhen.
9. Anfänger machen einen Durchgang, Fortgeschrittene zwei. Der dritte wird von vielen Experten verboten – er lockt Stresshormone, und die haben in der Sauna nichts verloren.
10. Nach dem Saunen: trinken, trinken, trinken. Sie haben Schmutz aus Ihrem Körper gespült, füllen Sie Ihre Speicher mit klarem Wasser wieder auf: Mineralwasser liefert die verlorenen Mineralien gleich mit.

PRAXIS-TIPP

- **Anfänger und Menschen mit labilem Kreislauf sollten in der Sauna besser unten sitzen. Sie können später nach oben klettern.**
- **Gönnen Sie Ihrer Haut nach dem Saunen die wohlverdienten Streicheleinheiten: Sie braucht eine schützende Fettschicht. Eincremen bringt zurück, was das Wasser der Haut genommen hat: Fett und Feuchtigkeit.**

64. tipp

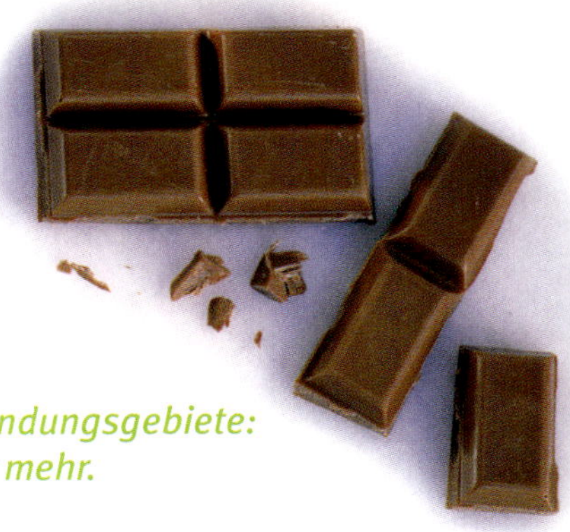

Naschen Sie Bitterschokolade auf Rezept

Darreichungsform: 1 x täglich 25 Gramm. Anwendungsgebiete: Herzinfarktprävention. Nebenwirkung: Ein Jahr mehr.

Sauer macht lustig – und bitter macht gesund. Hätten Sie's geahnt? Naschkatzen haben eben doch Recht. Soeben fanden Forscher heraus: Schon täglich eine kleine Portion Bitterschokolade macht die Arterien elastischer, so eine Studie der University of California in San Francisco.

Im Grunde nichts Neues, weiß man schon von den Kuna-Indianern. Die leben auf einer kleinen karibischen Insel und sind schokoladensüchtig. Sie trinken fünf Tassen Schokolade pro Tag. Bluthochdruck gibt's auf der Insel nicht, haben Forscher entdeckt. Den haben nur die Kuna-Indianer, die weg aufs Festland nach Panama gezogen sind. Die Forscher vermuten, dass Flavonoide (Pflanzenfarbstoff) aus der Kakaobohne den Blutdruck senken. Und die stecken auch in der Tafel Bitterschokolade. Die schützt das Herz.

Am Puls der Zeit

Süße Fakten aus dem Internet

Das hab ich aus dem Internet: »Schokolade ist Gemüse. Schokolade wird aus den Bohnen des Kakaostrauchs gewonnen. Bohnen sind Gemüse. Zucker wird aus Zuckerrüben gewonnen. Beides gehört in die Kategorie Gemüse. Also ist Schokolade ein Gemüse. Um einen Schritt weiterzugehen – Schokoriegel enthalten auch Milch. Also sind Schokoriegel gut für die Gesundheit.« Wenn Sie jetzt gelacht haben, sind Sie schon einen Schritt weiter entfernt vom Herzinfarkt.

Wirkungsweise

- Die Flavonoide der Bitterschokolade senken das Risiko, an Herzinfarkt zu erkranken, weil sie das Blut flüssig halten. Sie verhindern, dass Blutblättchen sich verklumpen und eine Thrombose auslösen.
- Sie bieten Zellen Schutz vor freien Radikalen, die Gefäße zerstören. Die Arteriosklerose vorantreiben.
- Nach Schokoladengenuss sinken gefäßschädigende Gewebshormone (Eicosanoide) im Blut. Das beugt Entzündungsprozessen in den Blutgefäßen vor.

Nebenwirkung

Studien zeigen: Schokoladenfans leben ein Jahr länger als solche, die keine Bitterschokolade genießen.

Verwechselwirkungen

Wer zur Milchschokolade greift, hat nicht mehr als ein Scheinmedikament (Plazebo). Denn nur Bitterschokolade liefert ausreichend flavonoidhaltiges Kakaopulver.

Das lohnt zu wissen

- Herzschutzdosis: 25 Gramm Bitterschokolade liefern genauso viele Flavonoide wie 6 Äpfel, 4,5 Tassen Schwarztee oder 28 Gläser Weißwein.
- Schlankstoff: Bitterschokolade lockt kaum Insulin, hat einen niedrigen GLYX (siehe Seite 74ff.). Darf auch von Abnehmern genascht werden.
- Schokostory: Die Bohnen des Strauchs *Theobroma cacao* werden geröstet

und zu Kakaomasse gemahlen. Die Masse kommt mit Milch, Zucker, Kakaobutter oder Sahne in den Mixer. Dort wird konchiert. Tagelang, damit sich alle Stoffe besonders gut verbinden und die Masse ihren Schmelz erhält. Zum Schluss formt man die Creme zu Tafeln, Nikoläusen oder Pralinen.

Wer liefert wie viel Kakao: (Edel-)Bitterschokolade: mind. 60 %; Halb- oder Zartbitterschokolade: mind. 50 %; Vollmilchschokolade: mind. 30 %; Milchschokolade: mind. 15 %; Schokoriegel: in Spuren; Weiße Schokolade: 0 %.

Schokoliebe: Der Aztekenherrscher Montezuma soll täglich 40 Tassen Schokolade getrunken haben, um bei seinen Haremsdamen nicht schlapp zu machen. Dass Kakao ein Aphrodisiakum ist, konnte bisher wissenschaftlich nicht bestätigt werden. Aber wer dran glaubt ... Ich tu's.

Seelentröster: Wir greifen so gerne in die Schokoladenkiste, wenn wir gestresst oder traurig sind. Warum nur? Weil Schokolade Glücksstoffe liefert: Phenylethylamin beispielsweise. Der Stoff, aus dem die Liebe ist. Genauer: das Gefühl, verliebt zu sein. Oder Anandamid, ein Opiat, das natürlich nur in homöopathischen Dosen in der Schokolade steckt. Aus Schokofett und Zucker bastelt sich unser Körper das Glückshormon Serotonin. Allerdings reicht die Portion Schokolade immer nur kurz, dann sackt die Stimmung bald wieder in den Keller. Als echter Stresskiller eignet sich also Schokolade nicht.

Die Schweizer sind nicht nur Weltmeister im Schokoladenherstellen, sondern auch im Naschen. 12,3 Kilogramm Schoki schmelzen jährlich in einem Schweizer Mund. Wir schaffen immerhin 9,9 Kilo, ein Amerikaner 5,3 Kilo. Die Schlusslichter bilden: Spanien, Italien (je 3,5 Kilo) und schließlich Japan (2,1 Kilo).

Praxis-Tipp

- Kälte konserviert die empfindliche Kakaobutter, schützt sie vor dem Ranzigwerden. Darum sollten Sie Schokolade im Kühlschrank aufbewahren.
- Herzschutz hoch zwei: Die Nussschokolade liefert Flavonoide aus der Kakaobohne und dazu das Gesundfett aus der Nuss.
- Weiße Schokolade besteht nicht aus Kakaomasse, sondern nur aus Zucker, Milch und Kakaobutter. Leider. Also eignet sie sich nicht als Herzschutzmittel. Auch in Schokoriegeln steckt oft nur noch wenig von den Gesundstoffen der Kakaobohne.

DAS REZEPT

Heiße Gewürz-Schokolade

Balsam für Herz und Seele

Für 1 Drink

- **30 g Bitterschokolade (mindestens 70 % Kakaoanteil)**
- **200 ml Magermilch**
- **etwas fein abgeriebene Orangenschale (unbehandelt)**
- **je 1 Messerspitze Cayennepfeffer, Zimt und gemahlener Piment**

1 Die Schokolade in kleine Stücke brechen.

2 In einem Topf die Milch erhitzen, die Schokolade dazugeben. Dann die Orangenschale, den Cayennepfeffer, Zimt und Piment zufügen und die Milch mit dem Schneebesen so lange rühren, bis sich die Schokolade aufgelöst hat.

3 Die Schokoladenmilch in ein Glas oder einen Becher gießen und nach Belieben mit einer Orangeschalenspirale garnieren. Den Drink mit einem Teelöffel servieren.

Hering schlägt Karpfen

Sie können Ihr Herzinfarktrisiko auf köstliche Weise um 70 Prozent senken. Essen Sie 30 Gramm Seefisch pro Tag.

Dass regelmäßige Fischmahlzeiten Ihr Herz auf Trab bringen, wusste schon Ernst Jünger. Dass aber Fisch nicht gleich Fisch ist, das lesen Sie hier. Entscheidend im Fisch ist sein Anteil am Herzöl Omega 3. Und da ist der Salzwasserfisch unschlagbar. Wissen die Eskimos schon lange.

Die Inuits in Grönland essen viel, viel Fett. Sie neigen seit zwei Jahrzehnten auch ein bisschen zum Ansetzen einer Schutzschicht gegen die Kälte. Weil sie, statt im Hundeschlitten zu stehen (ist anstrengend), auf dem Motorschlitten sitzen (ist gemütlich). Nur: Die Arterien sind frei. Völlig unverkalkt. Eskimos kennen keinen Herzinfarkt. Der Grund ist einfach: Sie essen öligen Fisch. Und der liefert die Omega-3-Fettsäuren, die dafür sorgen, dass der Körper viele gute Eicosanoide bildet. Viele Fremdwörter. Große Wirkung. Gute Eicos halten die Gefäße glatt und geschmeidig. Das Blut strömt ohne zu verklumpen durch den Körper. Zudem fegen Omega-3-Fette schädliche Blutfette direkt aus den Adern, senken den Blutdruck. Grönländer essen täglich 400 Gramm Fisch. Das tun Japaner häufig auch. Deswegen haben sie ein ebenso gesundes Herz. Sie wollen Ihr Herzinfarktrisiko um 70 Prozent mindern? Dann essen Sie täglich 30 Gramm Fisch. Das fanden niederländische Forscher in einer großen Studie heraus.

Was Seefisch noch alles für das Herz tut

- Seefische liefern die langkettigen Omega-3-Fette DHA und EPA. Aus Rapsöl, Leinöl und Nüssen können Sie sich mit der alpha-Linolensäure versorgen, die auch zu den Omega-3-Fetten zählt – allerdings lange nicht so wirksam ist wie Fischfett. Da braucht man dann größere Mengen. Alle drei Fettsäuren schützen vor Gicht, Rheuma, Hauterkrankungen (z. B. Schuppenflechte), Prostatakrebs, stärken Knochen und lindern Depressionen. Wir brauchen ein Gramm Omega-3-Fettsäuren pro Tag. Schenken de facto unserem Herzen aber nur ein Zehntel davon.
- Coenzym Q10 aus Seefisch bekämpft freie Radikale und ackert dort, wo Leben entsteht: in den Zellkraftwerken (Mitochondrien) der Herzzellen, die Nährstoffe in Energie umsetzen. Es senkt den Blutdruck, verhindert, dass LDL-Cholesterin schädlich wird, lässt unser Herz länger schlagen.
- B-Vitamine: Sie sorgen im Körper dafür, dass Herz und Kreislaufsystem

Am Puls der Zeit

Von den Finnen lernen

Finnische Forscher waren ziemlich irritiert, als sie herausfanden, dass die männliche Bevölkerung im Osten des Landes eine der höchsten Herzinfarktraten der Welt hat – obwohl sie viel Fisch essen. Im Westen Finnlands ist die Herzinfarktrate aber nur halb so hoch. Der Grund: Die im Osten lebenden Finnen essen Süßwasserfische, die arm sind an Omega-3-Fettsäuren. Außerdem enthalten diese Süßwasserfische viel Quecksilber. Dieses Schwermetall erhöht das Herztodrisiko auf das Dreifache. Und Quecksilber, liebe Mitbürger, finden Sie leider auch in unseren Gewässern.

funktionieren. Fisch liefert viele B-Vitamine, je nach Sorte unterschiedlich.

Eiweiß: Das gesündeste Eiweiß ist Fischeiweiß. Damit dürfen Sie jeden Tag Ihr Herz schützen.

Diese Fische sind reich an Omega-3-Fett. Die Hitliste hat folgende Reihenfolge: Lachs, Hering, Makrele, Sardinen, Thunfisch, Dornhai (Schillerlocken).

DAS REZEPT

Thunfischspieße mit Kräuterjoghurt

Highlight der Herzschutzküche

Für 2 Personen

- **300 g Thunfischfilet**
- **3 EL Zitronensaft**
- **1 EL Olivenöl**
- **Salz, schwarzer Pfeffer**
- **1 Knoblauchzehe**
- **200 g Naturjoghurt**
- **3 Zweige Thymian**
- **1/2 Bund glatte Petersilie**
- **4 Basilikumblätter**
- **1 kleine gelbe Paprikaschote**
- **1 kleine Zucchino**
- **1 kleine rote Zwiebel**
- **8–10 Salbeiblätter**

1 Den Thunfisch trockentupfen und in 2 cm große Würfel schneiden. 2 EL Zitronensaft mit dem Öl, Salz und Pfeffer verrühren. Den Knoblauch schälen und durch die Presse dazudrücken. Fischwürfel in der Marinade wenden und 30 Minuten ziehen lassen.

2 Für den Dip den Joghurt mit dem übrigen Zitronensaft verrühren. Den Thymian und die Petersilie abbrausen, trockenschütteln, die Blätter von den Stielen zupfen und mit dem Basilikum fein hacken. Unter den Joghurt mischen, salzen und pfeffern.

3 Die Paprika waschen, putzen und in Stücke schneiden. Zucchino waschen, putzen und in knapp zentimeterdicke Scheiben schneiden. Die Zwiebel schälen und sechsteln. Die Salbeiblätter abreiben. Abwechselnd Paprika-, Zucchini- und Zwiebelstücke, Salbei und Fischwürfel auf Schaschlikspieße reihen. Salzen und pfeffern, mit der Marinade bestreichen.

4 Die Spieße auf den Rost legen und unter dem Elektrogrill des Backofens von jeder Seite 5 Minuten grillen, dabei öfter mit der Marinade bestreichen. Die Spieße mit dem Kräuterjoghurt anrichten. Nach Belieben Zitronenschnitze dazu reichen.

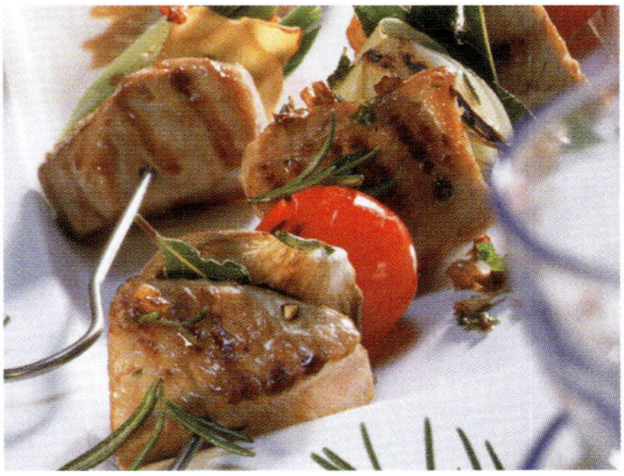

Praxis-Tipp

- **Keine Angst vor Konserven oder Tiefkühlfisch:** Beides steht frischem Fisch in seinem Herzschutzpotenzial keineswegs nach.
- Frischen Fisch erkennen Sie an den Augen. Im Idealfall stehen sie vor, sind klar und fest. Liegt der Fisch schon zu lange, sind sie milchig und leicht eingefallen.
- Fischkasper sollten sich Omega-3-Fettsäuren in der Apotheke besorgen. Gibt's in Kapseln. Eine aktuelle Studie zeigt: Die Kapseln verringern nach einem Herzinfarkt das Risiko, wieder zu erkranken, um 26 Prozent.

Mit Soja schlägt die Stunde später

Der weiseste Rat aus Fernost heißt: täglich ein Sojaprodukt. Damit wartet man seinen Lebensmotor Herz.

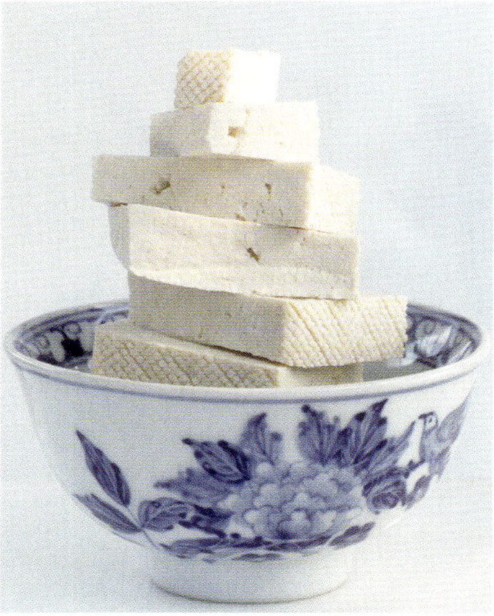

Asiaten lieben Soja. Und Asiaten haben gesunde Herzen, glatte Gefäße, sind nur halb so oft herzkrank wie Amerikaner und Europäer. Unzählige Studien beweisen, dass Soja neben anderen asiatischen Nahrungsmitteln das Herz gesund hält. In einer Metastudie aus dem Jahr 1995 durchforstete der US-Wissenschaftler Anderson mit seiner Arbeitsgruppe an der Universität Lexington über 40 Studien und kam zu dem Ergebnis: Wer täglich 47 Gramm Sojaeiweiß isst, senkt sein LDL-Cholesterin um 12,9 Prozent. Wer hohe Cholesterinwerte hat, dem reichen sogar schon 25 Gramm, um die Blutfette zu vermindern. Ohne Nebenwirkungen. Was man von dem Cholesterinsenker Lipobay nicht gerade behaupten kann.

Was macht die Sojabohne so gesund? Gut fürs Herz ist a) das hochwertige Sojaeiweiß, b) seine ungesättigten Fette. Ihre Isoflavone recyclen Vitamine. Machen aus gebraucht neu. Phytosterine aus der Bohne senken hohe Blutfettwerte und blockieren die Aufnahme von Cholesterin aus dem Darm in die Blutbahn.

Am Puls der Zeit

Zehnmal mehr Herzschutz

Asiaten versorgen sich täglich mit etwa 50 mg Phytoöstrogenen aus Sojabohnen. Deutsche Alltagskost liefert weniger als 5 mg (aus Erbsen, Bohnen, Linsen), bietet also kaum Herzschutz. 2004 haben Wissenschaftler der American Heart Society Sojabohnen die Lizenz zum Herzschützer verliehen.

DAS LOHNT ZU WISSEN

- Tauschen Sie öfter mal das Salzfass gegen das Fläschchen Sojasauce: Kürzlich fanden Forscher in der dunklen Würzsauce Stoffe, die das Blut verdünnen.
- Sojabohnen sind Schlankpillen: Sie liefern den Fatburner Eiweiß – mehr als Fisch oder Fleisch. Und das fast ohne Fett.
- Antikrebsmittel: Eine ganze Gruppe sekundärer Pflanzenstoffe der Sojabohne verhindern die Krebsentstehung. Vor allem feit die Bohne gegen hormonabhängige Tumore, wie Brust-, Prostata-, Eierstock-, Gebärmutterkrebs.
- Knochenstärker: 400 Milliliter Sojamilch täglich schützen Frauen nach der Menopause vor brüchigen Knochen.
- Wechseljahre hinauszögern: Die pflanzlichen Hormone Genistein und Dadzein

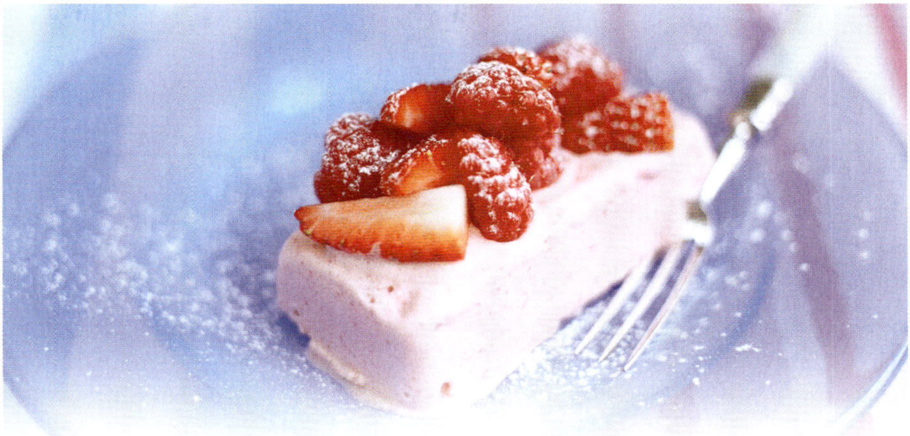

aus Sojaprodukten sind der Grund, warum Asiatinnen erst viel später in die Wechseljahre kommen und warum sie seltener Hitzewallungen plagen.

Praxis-Tipp

- Kreative Köpfchen machen Tofu zur Delikatesse. Chinesischer Tofu ist besonders fest und formstabil. Wird daher gerne zum Kochen oder Braten verwendet. Ideal für Salat ist der mittelfeste japanische Tofu. Seidentofu ist sehr weich. Eignet sich für Pudding und cremige Saucen. Wichtig: Tofu immer, immer kräftig würzen, sonst sagen die Geschmackspapillen *»Nein, danke!«*
- Eine spezielle Fermentation macht aus Sojabohnen Tempeh. Bei der Verwandlung entstehen die tempehtypischen Geschmacksstoffe, Vitamine multiplizieren sich: 100 Gramm Tempeh decken 130 Prozent des Vitamin-B12-Bedarfs. Gut fürs Blut. Gut fürs Herz.
- Die Sojapille taugt nichts: Versuche mit isolierten Gesundstoffen aus der Sojabohne schlugen fehl. Daher lieber die Bohne anstatt Isoflavonkapseln.

DAS REZEPT

Tofu-Himbeer-Eis

Naschwerk für ein langes Leben

Für 270 g oder 4 Portionen

- **200 g Himbeeren**
- **200 g Seidentofu**
- **1 EL Fruchtzucker**
- **2 EL Himbeersaft**
- **etwas abgeriebene Schale einer unbehandelten Zitrone**

1 Die Himbeeren kurz abbrausen, verlesen und vorsichtig trockentupfen. Den Tofu in Würfel schneiden.

2 Himbeeren, Tofu, Fruchtzucker und Himbeersaft fein pürieren. Das Püree nach Belieben durch ein Sieb streichen, um die Kernchen zurückzubehalten. Die Tofumasse mit der Zitronenschale aromatisieren.

3 Die Masse in der Eismaschine nach Herstellerangabe in 15–20 Minuten zu einem cremigen Eis verarbeiten. Oder in eine Metallschüssel füllen und 2–3 Stunden gefrieren lassen, dabei die Eismasse alle 20 Minuten mit einem Schneebesen kräftig durchrühren.

4 Vor dem Servieren das Eis mit einem Eisportionierer in Kugeln abstechen, anrichten. Nach Belieben mit einigen frischen Himbeeren garnieren.

67. tipp

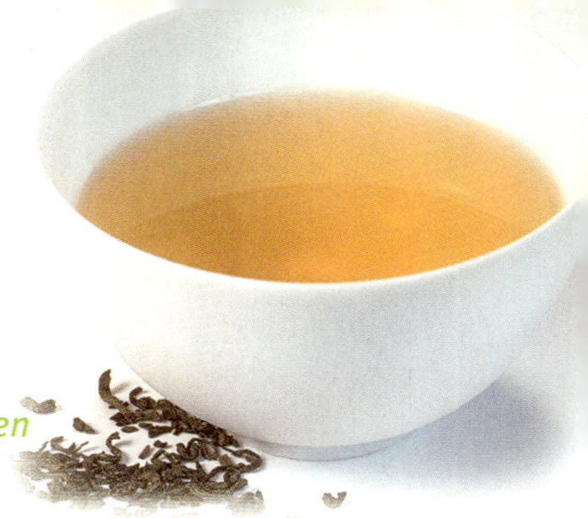

In Spuren wichtig: Selen, Zink, Mangan …

Spurenelemente heißen so, weil sie in winzigen Dosen Wunder vollbringen. Auch am Herz.

Darum empfehle ich Kokosnuss. Sie enthält Selen. Ein potenzielles Antioxidans und eine potente Lebensversicherung für Ihr Herz. Am besten in Kombination mit Vitamin C. Wer davon nicht genug hat, kann auch Nahrungsselen schlecht verstoffwechseln. Sie brauchen 200 Mikrogramm Selen am Tag. Wie kriegen Sie das? Indem Sie Kokosnuss essen. Sie liefert am meisten Selen (800 µg pro 100 g), doppelt so viel wie Pistazien und viermal so viel wie Fisch. Wie viel Selen im Lebensmittel steckt, hängt nämlich vom Schwermetallgehalt des Bodens ab und ob er sauer ist. Was nicht im Boden steckt, liegt nicht auf dem Teller. Und deswegen muss man hierzulande Kokosnüsse essen, weil die nicht hier wachsen. Wenn sie hier wachsen würden, steckte kein Selen drin. Darum sollten alle, die nicht täglich Kokosnuss essen, mal ihren Selenspiegel messen lassen. Und ihn auf die herzschützenden 150–200 µg/ml anheben. Glauben Sie mir: Geht besser mit guter Nahrungsergänzung als mit großen Nüssen.

Praxis-Tipp

Haben Sie schon mal beim Arzt messen lassen, wie es um Ihre Spurenelemente steht? Um Kupfer, Eisen, Selen, Zink, Chrom und Mangan? Das sollten Sie dem Herzen zuliebe tun. Und dann auffüllen – auf die oberen Normwerte.

Und noch mehr Spurenelemente fürs Herz

Die Teetasse ist Herzschutzgebiet: Schwarzer Tee enthält viel Mangan (in 100 Gramm stecken 73,4 Milligramm), grüner Tee hat Epikatechine im Blatt. Auch die schützen, wie erst kürzlich entdeckt, vor dem Herzinfarkt.

Eisen, Kupfer, Selen und Zink: Diese vier sind Bausteine zahlloser Enzyme im Körper. Viele dieser Enzyme sind unerlässlich im Kampf gegen die freien Radikale. Wenn sie nicht arbeiten, schreitet die Arteriosklerose voran. Aktuelle Studien zeigen: Hohe Spiegel an Eisen gehen mit weniger Herzinfarkten einher. Da wurde übrigens auch lange etwas anderes behauptet. So etwa 1992 gab es eine US-Studie, die tatsächlich behauptet hat: Eisen erhöht den oxidativen Stress im Körper. Und erhöht damit das Herzinfarktrisiko. Hielt sich natürlich lange das Gerücht. Höre ich heute noch von meinen Patienten. Kennen Sie Ihren Eisenspiegel?

Zink beugt Arteriosklerose vor: Eine regelmäßige und ausreichende Zufuhr von Zink hat eine schützende Wirkung gegenüber den bei der Arteriosklerose auftretenden Gefäßverletzungen. Zink lässt eben Wunden schneller heilen. Das wissen Sie vielleicht von Penatencreme, die auch Zink enthält. So heilt Zink auch Wunden in den Gefäßen.

Auch das Chrom hat es in sich. Es beugt nachweislich Diabetes vor. Und inzwischen wissen Sie: Jeder dritte Diabetiker stirbt an Herzinfarkt.

Genießen Sie Herzschutz aus dem Teebeutel

Die feine englische Art, etwas fürs Herz zu tun, heißt: Abwarten und Tee trinken. Täglich mindestens zwei Tassen.

Niederländische Forscher gossen 4800 Testpersonen täglich zwei Tassen Schwarztee ein. Das Ergebnis der Studie: 375 Milliliter Tee halbierten das Herzinfarktrisiko. Teeeigene Polyphenole verzögern Prozesse, die zu Cholesterinablagerungen führen. Polyphenole sind Antioxidanzien und fangen freie Radikale ab, die das LDL-Cholesterin zum Schaumzellenproduzenten oxidieren, Zellen zerstören oder ihr Erbmaterial angreifen. Auch im Mund sorgen Polyphenole für ein gesundes Milieu. Mit dem Spurenelement Fluor, das Tee in Mengen liefert, zerstören sie Zahnbelagbakterien. Die ja auch das Herzinfarktrisiko erhöhen.

Wie viele Adernschutzstoffe ein Tee liefert, hängt von Sorte, Herkunft, Wasserqualität und Aufgusszeit ab. Wer den Beutel zehn Minuten ziehen lässt, der hat mehr Gesundstoffe in der Tasse.

Am Puls der Zeit

Bruder Grüntee

Grüntee ist in. Er unterscheidet sich von seinem schwarzen Bruder nur in der Behandlung nach der Ernte. Seine Blätter stammen vom selben Strauch *(Camellia sinensis L.)*. Grüntee wird nicht fermentiert, so bleiben Katechine und das grünfarbige Chlorophyll erhalten. Gießen Sie Grüntee nicht mit kochendem Wasser auf, sondern lassen Sie es auf 80 Grad abkühlen. Denn kochendes Wasser zerstört die Grüntee-Zauberstoffe.

Grüner Tee bietet nicht – wie lange angenommen – einen besseren Herzschutz. Nur der halbfermentierte Oolong-Tee liefert deutlich weniger Arzneien der Natur.

In 100 Gramm schwarzen Teeblättern stecken 73,4 Milligramm Mangan: purer Herzinfarktschutz.

Tee + Zitrone + Honig = pure Herzmedizin. Vitamin C und honigsüße Flavonoide mischen sich mit Teephenolen, beugen Arteriosklerose vor.

Das Rezept

Ingwer-Eistee

Herzerfrischender Gesundtrunk

Für 1 Drink

- **2 TL schwarzer Tee (z. B. Ceylontee)**
- **1 TL Fruchtzucker**
- **2 TL Zitronensaft**
- **1 Messerspitze gemahlener Ingwer**
- **Eiswürfel**

1 Die Teeblätter mit 200 ml kochendem Wasser aufgießen und 4 Minuten ziehen lassen, dann abseihen.

2 Zucker und Zitronensaft in den heißen Tee rühren. Mit Ingwer würzen.

3 Ein hohes Becherglas mit Eiswürfeln zu zwei Dritteln füllen und den heißen Tee darüber gießen. Keine Angst – das Glas platzt nicht! Mit einem Trinkhalm servieren.

Varianten: Statt mit Ingwer können Sie den Eistee auch mit gemahlenem Kardamom, frischer Pfefferminze oder Zitronenmelisse aromatisieren. Er lässt sich auch gut mit Orangen- oder Kirschsaft mixen.

Tanken Sie täglich Ihr Herzelixier: Tomatensaft

Trinken Sie täglich ein großes Glas Tomatensaft. Sie senken den Blutdruck – und das Herz freut sich über Lykopin.

Rot – weiß – grün. Italienische Flagge. Ein schönes Zeichen für Herzschutz flattert im Wind. Rot steht für Tomate. Weiß steht für Käse, für Mozarella (für Eiweiß). Grün steht für Basilikum (ein ziemlich beruhigendes Kraut). Aber bleiben wir zunächst bei der Tomate. Irgendwie kaum zu glauben, dass es eine Zeit gab, bevor man sie Paradies- oder Liebesapfel nannte, in der sie den Ruf hatte, eine Giftpflanze zu sein. Nun: Die Blätter sind tatsächlich giftig, aber die Frucht ist pure Medizin. In der EURAMIC-Studie untersuchte man das Fettgewebe von gesunden Menschen und solchen, die einen Infarkt hatten. Und man fand heraus, dass die gesunden alle einen höheren Lykopinwert haben. Und damit ein um 48 Prozent geringeres Herzinfarktrisiko. Sensationell. Man muss also nur Tomatensaft trinken und Spaghetti Napoletana essen, und schon senkt man sein Infarktrisiko um die Hälfte. Und beugt auch noch Krebs vor. Aber nur, wenn die Tomate reif geerntet wurde (tut meist nur der Biobauer um die Ecke) und wenn sie gekocht wurde. In rohen Tomaten steckt kaum Lykopin, es entsteht erst durch Erhitzen.

Am Puls der Zeit

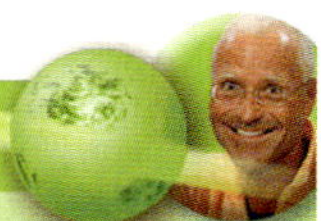

Was macht Lykopin zum Zauberstoff?

Wird das LDL-Cholesterin im Körper durch wild gewordenen Sauerstoff (freie Radikale) oxidiert, entstehen Schaumzellen und die Plaques, die sich an der Gefäßwand ablagern, zu Arteriosklerose führen – die Schnellstraße zum Herzinfarkt. Lykopin verhindert die Oxidation von LDL. Da Lykopin die freien Radikale unscharf macht, wie kaum ein Vitamin es vermag, beugt es auch Krebs vor. Es senkt als natürliches Chemotherapeutikum das Risiko, an Prostatakrebs zu erkranken.

Das lohnt zu wissen

- Lykopin hat eine Halbwertszeit von zwei bis drei Tagen. Das heißt, dann ist die Hälfte verschwunden. Deswegen muss man täglich für Nachschub sorgen, man braucht etwa sechs Milligramm am Tag.
- Wer nicht acht- bis zehnmal die Woche die Tomate auf den Speiseplan setzt, kann Lykopin auch als Nahrungsergänzung einnehmen. Am besten zusammen mit anderen natürlichen Karotinoiden und Antioxidanzien wie Vitamin C, E und dem Spurenelement Selen aufnehmen.
- Kaliummangel kann genauso wie Magnesiummangel Herzrhythmusstörungen verursachen. Kalium senkt einen hohen Blutdruck. In klinischen Studien mit Hochdruckpatienten senkten sich mit täglich zwei Gramm Kalium nach vier Monaten die Werte um zehn Prozent. Und das ist doch was. Ohne Nebenwirkungen. Ohne dass Sie unendlich schlapp und müde sind. Viel Kalium steckt in Tomaten. Täglich eine Tomate schützt nachweislich vor Herzinfarkt. Auch gute Lieferanten: Bananen und Aprikosen.

DAS REZEPT

Tomatensauce

Herzschutz auf Vorrat

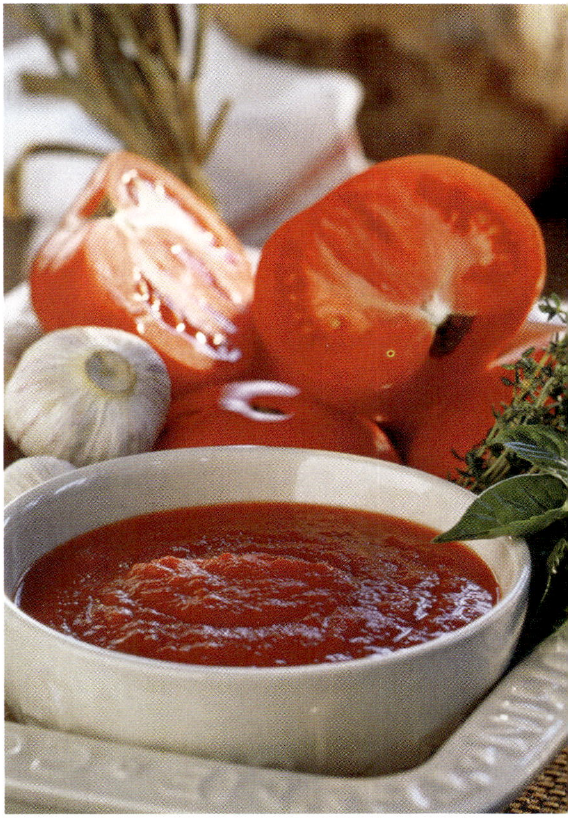

Für 4 Gläser à 150 ml:

- 2 rote Paprikaschoten (etwa 350 g)
- 2 Zwiebeln
- 2 Knoblauchzehen
- 3 Zweige Petersilie
- 6 Basilikumblätter
- 1 kg reife Tomaten
- 2 EL Olivenöl
- 5 Pimentkörner
- 2 Gewürznelken
- 1 Lorbeerblatt
- Salz, schwarzer Pfeffer
- 1 EL Weißweinessig

1 Die Paprikaschoten waschen, halbieren, putzen und in Stücke schneiden. Die Zwiebeln und die Knoblauchzehen schälen und fein würfeln. Die Petersilie abbrausen, trockenschütteln, abzupfen und hacken. Die Basilikumblätter abreiben und grob hacken. Die Tomaten waschen und achteln.

2 Das Öl in einem breiten Topf heiß werden lassen. Die Zwiebeln darin bei mittlerer Hitze glasig dünsten. Die Paprikaschoten und den Knoblauch dazugeben und etwa 3 Minuten dünsten. Tomatenstücke, Petersilie, Basilikum, Pimentkörner, Nelken und Lorbeerblatt einrühren, salzen und pfeffern. Langsam zum Kochen bringen und zugedeckt bei schwacher Hitze etwa 1 Stunde köcheln lassen.

3 Die Masse durch ein Sieb streichen und noch etwa 30 Minuten offen einkochen lassen, bis die Masse musig ist. Mit Salz, Pfeffer und dem Essig abschmecken. Die Tomatenmasse sofort heiß in vier kleine Gläser füllen und mit einem Twist-off-Deckel verschließen. Abkühlen lassen und an einem kühlen, dunklen Ort aufbewahren. Die Tomatensauce hält sich dort 3 bis 4 Wochen.

Praxis-Tipp

- Kaufen Sie Ihre Tomaten im Bioladen oder beim Gemüsemann Ihres Vertrauens. Denn nur die ganz reifen, frisch geernteten, tiefroten Früchte liefern viel Lykopin. Die unreif geernteten Wasserbälle aus dem Treibhaus tun das nicht.
- Klein, aber oho! Kirschtomaten liefern besonders viel Lykopin.
- Hat die Tomate gerade keine Saison, tut es auch die qualitativ hochwertige aus der Dose. Sie wurde reif geerntet und liefert auch viel von dem Herzschutzstoff Lykopin.

70.tipp

Vitamin C putzt die Adern durch

Das Vitamin der frischen Früchte hält die Gefäße sauber, macht sie stark – und lockt wertvolles NO.

Mallorca. Der Orangenbaum hängt voller Einpfünder. Süß und saftig. Pflücken. Schälen. Den Duft einatmen. Schnitzel für Schnitzel einen Jungbrunnen genießen. Askorbinsäure dringt ins Blut. Ascorwas? Kennen Sie unter Vitamin C. Passt als Antioxidans auf, dass LDL-Cholesterin sich nicht in hässliche Schaumzellen verwandelt. Passt auf, dass Ihre Gefäße schön glatt bleiben. Und stark werden. Vitamin C kurbelt nämlich den Aufbau von Kollagen an, dem Bindegewebe, das die Arterienwand stärkt. Sorgt dafür, dass die beiden Eiweißbausteine Lysin und Prolin in die Gefäße eingebaut werden. Fehlt Vitamin C (oder einer der beiden Bausteine), produziert die Muskelzelle der Arterienwand einen Ersatzbaustoff. Und weil er miserabel ist, versucht die Muskelzelle, Qualität mit Quantität auszugleichen. Das nennt man dann arteriosklerotischen Tumor. Der verstopft die Gefäße erst recht.

Vitamin C hilft dabei, dass das LDL-Cholesterin nicht oxidiert wird. Zum »bösen« LDL mutiert, der Form, in der es zur Arteriosklerose beiträgt. Prof. Klaus Pietrzik von der Universität Bonn formuliert das so: *»Es gilt als erwiesen, dass Vitamin C in biologischen Systemen als Antioxidans wirkt und gemeinsam mit anderen Antioxidanzien (z. B. Vitamin E) die Bildung von Lipidhydroperoxylradikalen verhindert und damit vor degenerativen Erkrankungen schützen kann. Speziell vor diesem Hintergrund wurden die Empfehlungen zur täglichen Vitamin-C-Zufuhr angehoben. Und die Experten haben als unbedenkliche und tolerierbare tägliche Aufnahme 2 g Vitamin C bei langfristiger regelmäßiger Einnahme festgelegt.«*

Gesunde Zellen basteln sich Stickoxide (NO, siehe Seite 82f.). Die entspannen die Muskelzellen, Gefäße weiten sich, das verhindert Thrombosen. Wer einen hohen Cholesterinspiegel hat, der hat wenig von dem heilenden Stickoxid. Vitamin-C-Gaben sorgen für mehr NO. Eine japanische Studie zeigt: Menschen, die mit der Nahrung 1200 Milligramm Vitamin C täglich aufnahmen, litten seltener unter Gefäßkrankheiten.

Pille oder Orange? Essen Sie die Orange. wenn es geht, pflücken Sie sie direkt vom Baum. Lassen Sie sie nicht lange liegen. Und nehmen Sie zusätzlich täglich: 1 bis 3 Gramm Vitamin C aus der Apotheke, das hält Ihr Gefäßsystem jung, schützt Sie vor Herzinfarkt.

Am Puls der Zeit

Schwindsucht

Obst und Gemüse wird oft geerntet, bevor es reif ist, damit man es lange und weit transportieren kann. Aber erst in den letzten Reifetagen entwickeln die Früchte den Großteil ihrer Vitamine. Wertvolle Inhaltsstoffe schwinden. Brokkoli liefert heute beispielsweise 25 Prozent weniger Vitamin C als noch vor 20 Jahren. In Möhren und Spinat finden sich 57 Prozent weniger, Erdbeeren haben 67 Prozent Vitamin C über die Jahre verloren und Äpfel sogar 80 Prozent. Trotzdem ist Obst und Gemüse immer noch besser als die Vitamin-C-Pille. Denn Früchte liefern Flavonoide, die die Wirkung von Vitamin C vervielfachen.

DAS LOHNT ZU WISSEN

- Mit Vitamin C beugt man auch Schlaganfall vor. Eine japanische Studie an 880 Männern und 1241 Frauen, über 40 Jahre lang durchgeführt, zeigte, dass vor allem Menschen mit wenig Vitamin C im Blut einen Hirnschlag erleiden.
- Die Ratte stellt ihr Vitamin C selbst her. Ist sie im Stress, stellt sie mehr her. Kann man messen. Bei der Laborratte. Ist Gift im Futter, stellt sie ebenfalls mehr her. Sie schützt sich also durch körpereigene Vitamin-C-Produktion vor Stress und vor Giften. In Erkältungs- und Stresszeiten braucht Ihr Körper mehr. Er verbraucht auch mehr.
- Übergewichtige und Raucher sollten auf alle Fälle auf eine Extraportion Vitamin C achten. Dicke Menschen haben mehr Zellen, die geschützt werden müssen, Raucher haben mehr Gifte im Körper, die entschärft werden müssen.
- Vitamin C steckt in: Sanddorn, schwarzer Johannisbeere, roter Paprika, Brokkoli, Fenchel, Rosenkohl, Papaya, Kiwi, Erdbeeren, Grapefruit, Orangen, Zitronen.

DAS REZEPT

Romanasalat mit Zitrusfrüchten

Pumperlgesunde Rohkost

Für 2 Personen

- 1 kleiner Kopf Romanasalat (ca. 100 g)
- 1 kleiner Fenchel
- 1 rosa Grapefruit
- 1 Orange
- 1 Kiwi
- 2 Zweige Minze
- 1 EL Zitronensaft
- Salz, schwarzer Pfeffer
- $^1/_2$ TL flüssiger Honig
- 2 EL kaltgepresstes Olivenöl

1 Den Salat waschen, trockenschleudern, putzen und in Stücke schneiden. Den Fenchel waschen, halbieren, den Strunk keilförmig herausschneiden. Die Hälften in sehr feine Streifen schneiden.

2 Die Grapefruit und die Orange mitsamt der weißen Haut sorgfältig schälen, die Filets zwischen den Trennwänden herausschneiden und den abtropfenden Saft auffangen. Die Kiwi schälen und in dünne Spalten schneiden. Die Minze abbrausen, trockenschwenken und abzupfen.

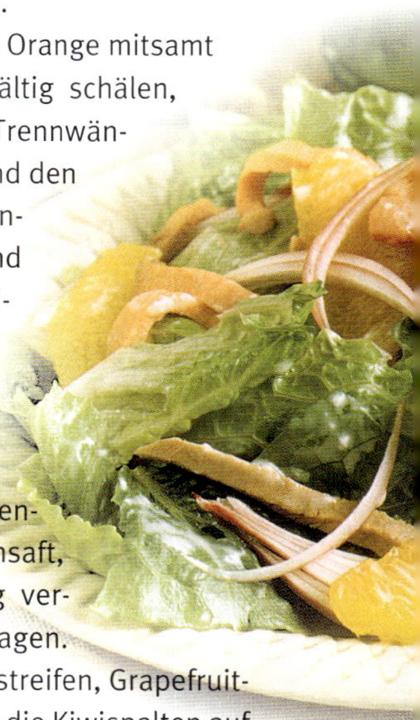

3 Den abgetropften Grapefruit- und Orangensaft mit dem Zitronensaft, Salz, Pfeffer und Honig verrühren, das Öl unterschlagen.

4 Romanasalat, Fenchelstreifen, Grapefruit- und Orangenfilets sowie die Kiwispalten auf zwei großen Tellern arrangieren, mit dem Dressing beträufeln. Mit den Minzeblättern garnieren.

PRAXIS-TIPP

- Mischen Sie sich Acerola-Saftkonzentrat in ihr Mineralwasser. Die Acerolakirsche ist die vitaminreichste Frucht.
- Die Orangen vom Biobauern enthalten die doppelte Menge an Vitamin C.
- Der Kochtopf treibt die Herzgesundheit aus den Lebensmitteln, zerstört einen Hauptteil des Vitamins. Daher: Vitamin-C-reiches Obst und Gemüse möglichst roh essen. Ausnahme ist Kohl. Kochen weckt das in Kohlblättern versteckte Askorbinogen erst aus seinem Dornröschenschlaf.

Vitamin E: Glauben Sie nicht alles, was in der Zeitung steht

Was stimmt denn nun: Braucht das Herz Vitaminschutz, oder lebt es sich länger ohne?

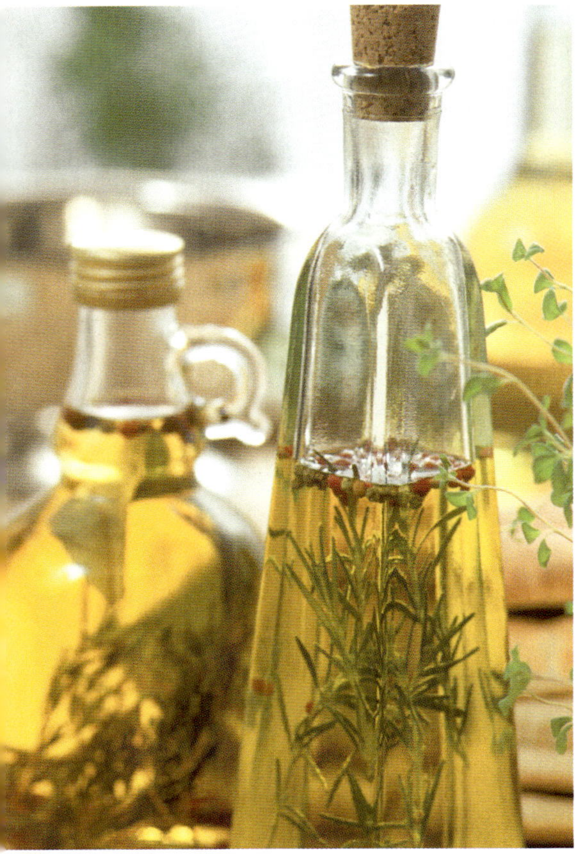

Vitamin E (Tocopherole) ist ein wichtiges Antioxidans. Es arbeitet überall dort in Ihrem Körper, wo Fette sind. Schützt sie vorm Ranzigwerden. Mangelt es an Vitamin E, oxidieren die Fette in Ihrem Blut – und das LDL wird agressiv, das verursacht nun mal Arteriosklerose und Herzinfarkt.

Die Presse schreibt aber: Vitamin E hat ausgedient. Schützt das Herz nicht. Im Grunde schreiben sie das mit Recht. Denn die Daten sind erdrückend: Eine Gruppe von Forschern aus Cleveland hat sieben Studien zu Vitamin E (insgesamt 81 788 Patienten) untersucht. Und sie haben festgestellt: Egal ob die Menschen Vitamin E nahmen oder nicht, gestorben sind gleich viele an Herzinfarkt.

Warum man Vitamine grundsätzlich kombinieren muss

Der Herzdoktor in einer Studie verschreibt Vitamin E. Dann untersucht er nach ein paar Jahren, ob das Vitamin E was gebracht hat, und stellt fest: Ne, hat nix gebracht. Vitamin E schützt das Herz nicht. Warum ist das so? Vitamin E arbeitet in der Zelle. Dort entschärft es ein freies Radikal. Das macht es selbst ein bisschen böse. Es wird selbst zum schwachen Radikal. Zum Glück nur ganz kurz, wenn genug Vitamin C da ist. Vitamin C regeneriert das Vitamin E wieder. Macht aus ihm wieder einen potenten Radikalfänger. Nun wissen Sie, warum Vitamin E in Studien manchmal nicht wirkt. Vitamin E muss man immer mit Vitamin C verabreichen. Nicht in homöopathischen Dosen, wie sie die DGE empfiehlt, sondern im Grammbereich, also naturnah. Und plötzlich werden die Gefäße wieder jung. Das weiß übrigens jede Ratte. Laut einem Bericht des »Focus« macht die sich das nötige Vitamin C selbst. Täglich zwischen 5 und 100 Gramm – umgerechnet auf den Menschen.

Die Kunst des hohen C

Vitamin E alleine hilft halt nicht. Ist nach 40 Minuten verbraucht. Wird im Körper nur

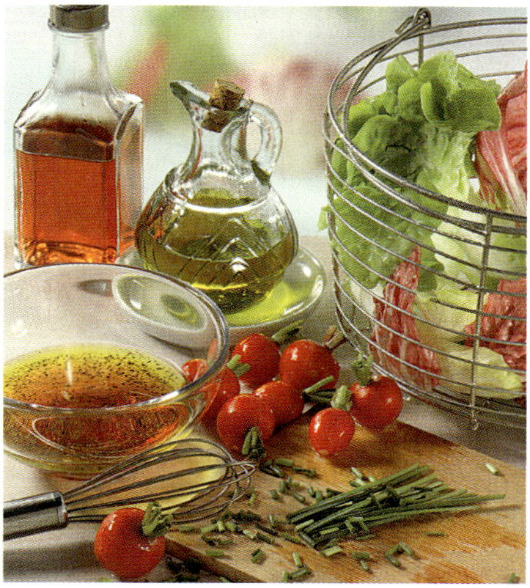

durch Vitamin C am Leben erhalten. Das ist längst durch den Biochemiker Prof. Esterbauer aus Graz bewiesen. Sie brauchen also Vitamin C plus Vitamin E. Dann tut das Ihrem Herz gut. Und zum Vitamin C brauchen Sie Flavonoide, die seine Wirkung auf das Zigfache verstärken. Darum sollten Sie auch Obst dazu essen.

Weiß jeder Bauer: Vitamin D macht das Herz gesund

Weiß man schon lang: Hat ein Huhn nicht genug Vitamin D, kriegt es ein schwaches Herz. Darum tut ihm der Bauer Vitamin D ins Futter. Beim Menschen ist es wurscht.

Eine US-Studie an 10 000 Frauen stellte fest: Wer regelmäßig Vitamin D nahm, erkrankte seltener an Herzinfarkt. Das Knochenvitamin senkt das Herzinfarktrisiko um ein Drittel. Warum tut es das? Weil die Adern nicht verkalken. Vitamin D fördert die Kalziumaufnahme in den Knochen, holt also überschüssiges Kalzium aus dem Blut. Das kann sich nicht an der Gefäßwand anlagern. Interessant: Bonner Wissenschaftler fanden heraus, dass Patienten, die eine Herzinsuffizienz haben, um 50 Prozent niedrigere Vitamin-D-Werte haben als gesunde Kontrollpersonen.

Wie kommen Sie an Ihr Vitamin D?

Über Licht. Bildet die Haut, wenn Sie täglich 30 Minuten draußen spazieren gehen. Sie können natürlich auch laufen. Und es steckt im Fisch, den sie dreimal pro Woche essen, in Eiern und Pilzen.

DAS REZEPT

Zitronen-Vinaigrette

Vitamin E plus C fürs Herz

- **2 EL Zitronensaft**
- **$^1/_2$ TL Honig**
- **Salz, schwarzer Pfeffer aus der Mühle**
- **2 EL Olivenöl**
- **1 EL frisch gehackte Kräuter**

Zitronensaft, Honig, Salz, Pfeffer und Olivenöl in einer Schüssel verquirlen. Mit den frischen Kräutern über den Salat geben.

PRAXIS-TIPP

Pflanzenöle liefern viel Vitamin E – brauchen sie allerdings zum Großteil selbst, um sich vorm Ranzigwerden zu schützen. Viel steckt auch in Nüssen. Das, was Sie brauchen, kriegen Sie aber mit der Nahrung nicht – außer Sie setzen die Ölflasche an und trinken. Ich messe im Blut, was fehlt, geh lieber zum Apotheker. 400 Milligramm natürliches Vitamin E schützen täglich mein Herz. Natürlich in Kombination mit den anderen Antioxidanzien, 1 bis 3 Gramm Vitamin C, Selen, sekundäre Pflanzenstoffe. Mein Vitamin D tanke ich täglich laufend – und die Sonne trägt ihren Teil dazu bei.

72. tipp

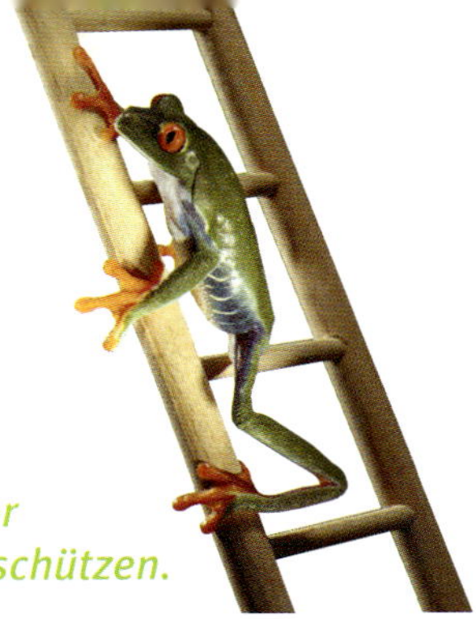

Behalten Sie den Wetterfrosch im Auge

Hitze und Kälte mag das schwache Herz nicht. Vor extremen Temperaturen sollten Herzkranke sich schützen.

Unser gängiges Bild von der Hölle muss ein Südländer geprägt haben. Wahrscheinlich litt er unter Herz-Kreislauf-Beschwerden, war herzinfarktgefährdet. Solchen Menschen können hochsommerliche Temperaturen tatsächlich infernalische Qualen bereiten. Vor allem, wenn die Hitzeplage durch schwüle Luft verschlimmert wird. Dann drohen empfindlichen Menschen Kopfschmerzen, Schwindelanfälle, Schlafstörungen, Herzrasen. Im Extremfall sogar ein Infarkt. Wenn der Herbst wieder kühlere Temperaturen bringt, können schwache Herzen beruhigter schlagen. Wenigstens bis zum Winter. Dann wird es wieder kritisch. Denn leider kann auch Kältestress dem Herz gefährlich werden. Solange man sich nicht schützt und regelmäßig vorbeugt.

Am Puls der Zeit

Für Panik besteht kein Grund

Rein statistisch steigert extreme Kälte die Mortalitätsrate um 20 Prozent. Wie viele Todesopfer extreme Hitzewellen in Deutschland fordern, ist dagegen nicht bekannt. Lediglich das Land Baden-Württemberg hat in einer 30 Jahre langen Studie über den Hitzetod Buch geführt. Demnach wurden während starker Hitzeperioden im Durchschnitt 170 zusätzliche Todesfälle gezählt. Glücklicherweise haben die Autoren der Studie auch Ursachenforschung betrieben. Ergebnis: Nicht – wie vermutet – das Alter war ausschlaggebend für den Tod der Hitzeopfer. Sondern mangelnde Fitness und falsches Verhalten. Heißt: Extreme Temperatur ist keine Gefahr, der man hilflos ausgesetzt ist.

Das lohnt zu wissen

- Extreme Hitze stresst das Herz. Vor allem Menschen mit einer koronaren Herzerkrankung sollten vorsichtig sein, wenn die Luft zu warm wird. Weil dann das Herz stärker pumpen muss, um den Kreislauf in Gang zu halten. Verstopfte Herzkranzgefäße decken nicht mehr den durch die gesteigerte Herzaktivität notwendigen Sauerstoffbedarf. Mögliche Folgen: Angina pectoris bis Herzinfarkt.
- Steigt in der Hitze auch noch die Luftfeuchtigkeit an, nimmt die Infarktgefahr zusätzlich zu. Kann der Schweiß nicht mehr ausreichend verdunsten, überlastet das die Wärmeregulation. Im schlimmsten Fall kann sich der Körper nicht mehr runterkühlen. Der Kreislauf bricht zusammen. Und das kann den Infarkt verursachen.
- Auch bei trockener Hitze kann es zum Infarkt kommen, allerdings aus einem anderen Grund: Durch starkes Schwitzen verliert der Körper viel Wasser. Dadurch wird das Blut »dicker«, ein Blutgerinnsel kann entstehen und ein Herzkranzgefäß verstopfen. Man kriegt einen »Herzinfarkt«.
- Bei frostigen Temperaturen müssen Patienten mit Herzinsuffizienz aufpassen. Weil sich bei Kälte die Blutgefäße zusammenziehen, um einen Wärmeverlust zu

verhindern. Der Widerstand in den Blutgefäßen steigt, und die Durchblutung nimmt ab. Dann kann es zu einem Schock mit akuter Atemnot kommen. Das Herz bekommt zu wenig Sauerstoff und muss stärker arbeiten. Addieren sich seelischer Stress oder körperliche Belastung, kann das für Menschen mit Herzschwäche sehr gefährlich werden. Wenn Kälte Angina pectoris auslöst, sprechen Experten auch von einer Kälteangina.

DAS REZEPT

Goldene Wetterregeln für Herzschwache

Bei Hitze

- Trinken Sie ausreichend, mindestens zweieinhalb bis drei Liter. Sollten Sie normalerweise wegen einer Herzschwäche nicht so viel trinken dürfen, fragen Sie Ihren Arzt nach dem geeigneten Quantum.
- Trinken Sie Mineralwasser oder Fruchtsaftschorlen. Ab und zu eine Gemüsebrühe, um den Salzverlust durch das Schwitzen auszugleichen. Meiden Sie Alkohol und stark gekühlte Getränke.
- Bewegen Sie sich – aber nur morgens oder abends, wenn es nicht so heiß ist.
- Essen Sie lieber mehrere kleinere Mahlzeiten als wenige große. Leicht! Keine fetten Braten, wenig Kartoffeln und Nudeln, dafür umso mehr frisches Obst und Gemüse.
- Sie nehmen Medikamente? Dann stimmen Sie mit Ihrem Arzt früh die Dosis auf das Wetter ab. Beispielsweise müssen Blutdrucksenker an heißen Tagen reduziert werden.

Bei Kälte

- Meiden Sie Stress und exzessiven Sport – und Schneeschippen. Da hat schon manches Herz seinen letzten Schlag getan.
- Achten Sie vor allem darauf, dass Ihre Füße immer warm bleiben, auch zu Hause. Gehen Sie nie ohne Kopfbedeckung aus dem Haus.
- Atmen Sie im Freien durch die Nase. Und halten Sie sich bei extremer Kälte ein Tuch vor den Mund. Das erwärmt die Luft.
- Trainieren Sie bei eisiger Kälte im Haus auf dem Trampolin, Ergometer oder Stepper.

Im Reizklima

Wagen Sie sich im Gebirge nicht zu hoch hinaus. In der Höhe wird die Luft dünner. Das Herz muss mehr arbeiten, um den Sauerstoffmangel auszugleichen. Und das kann gefährlich werden.

PRAXIS-TIPP

Wetterfühlig?

Viele Menschen reagieren empfindlich, wenn sich das Wetter ändert. Sie leiden unter Kopfschmerzen, Schwindel, Müdigkeit, Schlafstörungen, Nervosität und schlechter Laune. Die Symptome sind natürliche Signale unseres Körpers, damit wir uns rechtzeitig auf Klimaveränderungen einstellen können. In manchen Fällen können diese Leiden Hinweise auf eine unerkannte Krankheit sein. Deshalb unbedingt zum Arzt gehen, wenn wetterbedingte Zipperlein gehäuft auftreten.

Sie sind gesund? Dann mildern Sie die Wetterfühligkeit, indem Sie Ihren Körper desensibilisieren:

Setzen Sie sich der Witterung aus, so oft Sie können. Fordern Sie Ihren Körper mit Reizklima heraus – fahren Sie ans Meer oder in die Berge.

Härten Sie Ihren Körper mit Wechselduschen und Saunagängen ab.

Bewegen Sie sich regelmäßig an der frischen Luft.

73.tipp

Wein – ein Gläschen in Ehren

Machen Sie es wie die Südländer: Schützen Sie Ihr Herz mit Wein. Ab und zu. Ein Gläschen – nicht die ganze Flasche.

Ein Stück Brot, ein paar tiefschwarze Oliven und ein Glas rubinroter Wein. Mehr wünscht sich das Herz nicht. Könnte auch der Doktor aufs Rezept schreiben. Denn eine US-Studie an 22 000 Ärzten zeigt, wer täglich ein Glas Rotwein trinkt, ist besser vor Infarkt gefeit als einer, der kein Glas trinkt. Die Liste der Studien, die belegen, dass ein Glas Wein dem Herz gut tut, ist endlos. Nur wie viel man nun trinken darf, darüber streiten Kardiologen noch. Die Ansichten variieren von einem Glas bis zum halben Liter. Fest steht, es gibt mehr alte Trinker als alte Doktoren – wenn sie sich mäßigen. Eine US-Langzeituntersuchung über neun Jahre an 490 000 Amerikanern zwischen 30 und 104 Jahren fand heraus: Das Risiko, an einem Herzinfarkt zu sterben, sinkt bei ein bis zwei Gläsern Wein täglich um 20 Prozent. Auch Menschen mit Herz-Kreislauf-Problemen haben gegenüber Abstinenzlern mit ähnlichem Krankheitsbild Vorteile – nämlich mehr Lebensjahre, mehr Freude am Leben, mehr Genuss. Das gilt alles nicht für Vieltrinker.

Am Puls der Zeit

Macht's die Farbe?

Rotwein gilt als das Herzelexier schlechthin. Forscher fanden das rote Tannin namens Resveratrol. Der Gerbstoff wirkt 300-mal stärker antioxidativ als Vitamin E, schützt die Gefäße und verjüngt Zellen. Deswegen müssen Weißweintrinker nun aber nicht umsteigen. Auch Weißwein liefert Zellschutzstoffe. Nur ein bisschen weniger. Auch der Alkohol selbst ist ein Herzschutzstoff. Forscher vermuten aber auch: Weintrinker seien die besseren Menschen – zumindest was die Gesundheit betrifft. Wer Wein trinkt, der habe einen besseren Lebensstil. Der achte auf seine Ernährung und mache womöglich mehr Sport.

Was macht Wein so wertvoll?

Wein hält die Blutgefäße elastisch und jung. Er senkt schlechtes LDL-Cholesterin und erhöht gutes HDL-Cholesterin. Seine Vitalstoffe schützen das LDL-Cholesterin vor der fürs Herz so gefährlichen Oxidation, lösen Blutgerinnsel auf, verhindern, dass Fett und Kalk die Gefäßwände zukleistern.

- US-Forscher beobachteten in einer Studie 70 000 junge Frauen über acht Jahre. Das Ergebnis: Drei Gläser Wein pro Woche mindern das Risiko, einen Bluthochdruck zu entwickeln, um 15 Prozent.
- Die Spanier fanden die gesunde Rechtfertigung für ihre täglichen zwei Gläser Rioja im Blut selbst: Zwei Gläser Rotwein senken das Thromboserisiko um 30 bis 40 Prozent.
- Aus der WHO-Monica-Studie geht aktuell hervor: Moderate Trinker haben nur wenige Entzündungsstoffe im Blut. Sie wissen: Arteriosklerose ist eine Kombination aus Verengung und Entzündung. Siehe CRP, Seite 40f.

Das lohnt zu wissen

- Natürliches Antibiotikum: Malvosid aus Wein wirkt ähnlich wie Penizillin gegen Bakterien, die ja auch als Herzinfarktauslöser gelten.

Am besten fürs Herz: junge Weine. Denn durch lange Lagerung nimmt der Gehalt an Resveratrol ab. Schon ein Jahr im Eichenfass drückt den Farbstoffgehalt auf die Hälfte.

Auch nach einem Herzinfarkt hilft Wein wie Medizin. Französische Herzinfarktpatienten, die zwei Gläser Wein tranken, erlitten seltener einen zweiten Infarkt.

Diese Trauben liefern besonders viel gesunde Farbstoffe: Pinot Noir, Barbera, Merlot, Cabernet Sauvignon.

DAS REZEPT

Coq au vin

Zum Abheben gut

Für 4 Personen

- **1 Poularde (ca. 1,2 kg)**
- **Salz, schwarzer Pfeffer**
- **150 g Schalotten**
- **2 Knoblauchzehen**
- **1 Stange Lauch**
- **1 Möhre**
- **150 g kleine Champignons**
- **2 EL Olivenöl**
- **1 TL Butter**
- **1 Lorbeerblatt**
- **6 Thymianzweige**
- **3/8 l trockener Rotwein**
- **1 Bund glatte Petersilie**

1 Das Hähnchen in 8 Portionsstücke teilen, waschen, abtrocknen und rundherum mit Salz und Pfeffer einreiben.

2 Schalotten und Knoblauch schälen und halbieren oder vierteln. Lauch putzen, waschen und schräg in 4 cm große Stücke schneiden. Möhre schälen, ebenfalls in Stücke schneiden, diese längs vierteln. Die Champignons putzen und halbieren.

3 Öl und Butter in einem Bräter erhitzen, die Geflügelteile darin portionsweise von allen Seiten braun anbraten. Herausnehmen.

4 Schalotten, Knoblauch, Möhre, Lauch und Pilze im Bratfett 3 Minuten andünsten. Lorbeer und Thymian dazugeben, salzen und pfeffern. Hähnchenteile in den Bräter geben. Wein darüber gießen und zugedeckt bei milder Hitze 30–40 Minuten köcheln.

5 Fleisch herausnehmen. Die Sauce offen 5 Minuten einkochen lassen, abschmecken. Hähnchen noch kurz in der Sauce erhitzen. Petersilie waschen, hacken und aufstreuen.

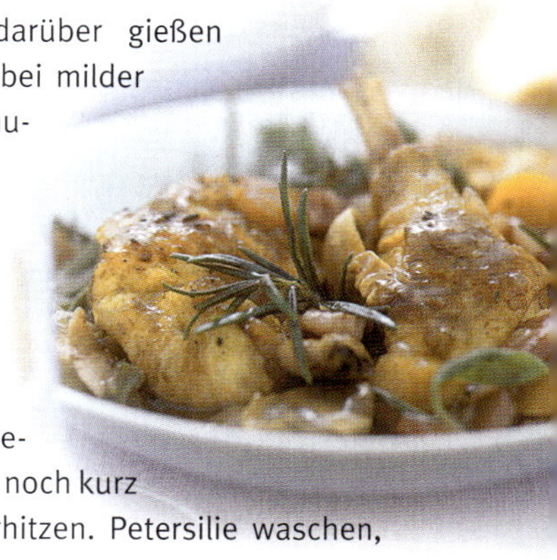

PRAXIS-TIPP

Machen Sie aus Ihrem Glas Rotwein ein Ritual:
Denken Sie bereits mindestens eine Stunde vor dem Genuss daran, die Flasche zu öffnen. Der Wein braucht Luft, entfaltet beim Atmen seine Aromen. Begleitet ein sehr guter Tropfen ein Abendessen, dann sollten Sie den Wein sogar schon vormittags entkorken. Dekantieren Sie ihn in eine breitbauchige Glaskaraffe. So bekommt er noch mehr Sauerstoff. Rotweine, die lange im Fass lagern, produzieren auch Trübstoffe. Die lagern sich am Flaschenboden ab und machen sich im Weinglas schlecht. Trennen Sie die Trübstoffe beim Dekantieren ab. Mehr Aroma im richtigen Glas: In bauchigen Gläsern hat Wein eine besonders große Oberfläche. Viele Sauerstoffmoleküle kommen dort an. Das verleiht dem Wein Fülle, potenziert das Aroma.

Ein Strahlelächeln freut das Herz

Wer gesunde Zähne hat, tut seinem Herzen Gutes. Denn gefährliche Zahnkeime befallen auch den Lebensmotor.

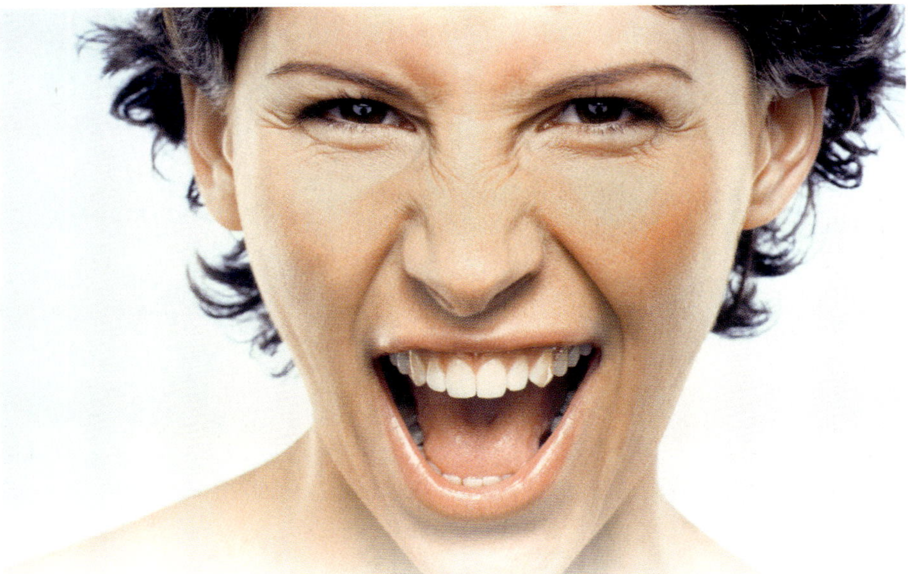

Ein Sportler weiß: Die Gesundheit hängt am Zahn. Pocht er, fällt die Leistung ab. Nun ist es nicht der eine eitrige Zahn, der die Herzen der Nation bedroht, sondern die hygienischen Missstände in der Mundhöhle.

Was hat Zahnpflege mit dem Herz zu tun? Ganz einfach. Wer gesunde Zähne hat, hat auch ein niedrigeres Infarktrisiko, weil Bakterien aus der Mundhöhle auch dem Herz gefährlich werden können. In Zahlen: Menschen mit Zahnfleischentzündung (Parodontitis) erleiden doppelt so oft Herzinfarkte und dreimal häufiger Schlaganfälle. Parodontitis (jeder zweite Deutsche leidet darunter) ist also kein Makel der Schönheit, sondern eine gefährliche Krankheit. Einerseits, weil die Bakterien selbst auch im Körper aktiv werden: Am Herz können die Zahnkeime die Herzklappen besiedeln und zu einer lebensgefährlichen Entzündung (Myokarditis) führen. Andererseits löst die Zahnfleischentzündung, die oft über Jahre dauert, bestimmte gefäßzerstörende Reaktionen des Immunsystems aus. Die Folgen: Gefäße werden löchrig, das Blut gerinnt leichter, verklumpt schneller. Das führt zu Arteriosklerose, zur koronaren Herzkrankheit, zum Infarkt.

Am Puls der Zeit

Putzfaulheit

2,5 Millionen der über 14-jährigen Deutschen putzen sich ihre Zähne nur alle zwei bis drei Tage, und 69 000 pflegen ihre Zähne gar nicht.
Der Durchschnittsdeutsche leistet sich nicht mal zwei Zahnbürsten pro Jahr.

DAS LOHNT ZU WISSEN

In der Zahnmedizin kann die erbliche Neigung zu Parodontitis mittels eines Gentests bestimmt werden. Ein weiterer Test zeigt, welche Bakterien sich im Mund angesiedelt haben. 99 Prozent sind harmlos, gefährlich aber ist *Porphyromonas gingivalis*. Dieser Killerkeim muss mit Antibiotika eliminiert werden.

Bakterien einfach wegspülen: Studien zeigen, dass bereits zweimal täglich 30 Sekunden Gurgeln mit einer antibakteriellen Mundspülung ausreicht, um plaquebildende Bakterien zu minimieren.

Bakterien lieben Zucker. Deshalb wenig Zucker essen oder direkt nach dem Naschen Zähne putzen.

Tee trinken: Im Mund sorgen die teeeigenen Polyphenole für ein gutes Milieu. Das Spurenelement Fluor aus Tee killt ebenso unerwünschte Zahnbelagbakterien.

Vitamin C verknüpft Bindegewebsbausteine (Kollagen) und sorgt so für kräftiges, widerstandsfähiges Zahnfleisch.

DAS REZEPT

Putzfimmel aktivieren

- Einmal täglich mit Zahnseide bzw. Interdentalbürsten die Bakterien bekämpfen.
- Zähne dreimal täglich – nach dem Essen – ca. 2–3 Minuten lang mit kreisenden Bewegungen und sanftem Druck reinigen. Dabei die Zahnbürste im 45-Grad-Winkel zum Zahnfleischrand ansetzen und Zähne mit kleinen rüttelnden Kreisbewegungen säubern; die Kauflächen aller Zähne kräftig bürsten.
- Handarbeit? Eine britische Studienauswertung (CHOCHRANE-Review) zeigt, dass elektrisches Zähnebürsten gegenüber normalen Zahnbürsten im Grunde keine Vorteile für die Zahngesundheit bringen.

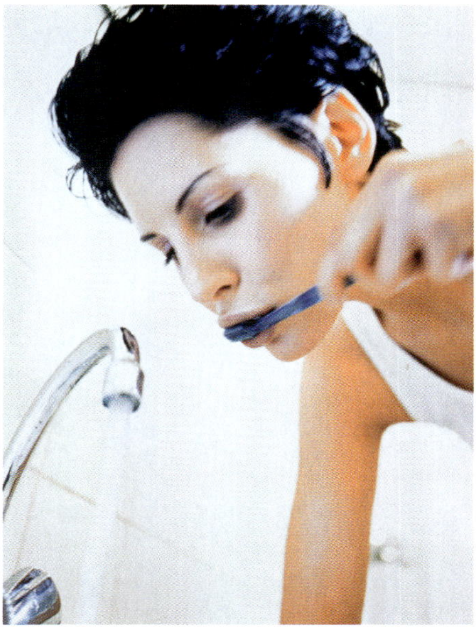

- Kaugummis, die Xylit enthalten, können auch die Zähne reinigen – wenn keine Bürste zur Verfügung steht.
- Regelmäßig alle sechs bis acht Wochen die Zahnbürste erneuern, da Bakterien gerne die Borsten besiedeln – und dann erfüllt die Bürste ihre Funktion nicht mehr.
- Ab zum Doc: Einmal pro Halbjahr zum Zahnarzt zur Kontrolle gehen. Und einen Termin bei der netten Dentalhygienikerin machen.

PRAXIS-TIPP

- **Häufiger Zahnfleischbluten? Ein Risikoindikator für Ihr Herz! Ab zum Zahnarzt. Parodontitis muss behandelt werden.**
- **Salbei ist ein Bakterienkiller: Knabbern Sie an Salbeiblättchen, trinken Sie ab und zu Salbeitee. Aromen aus dem Kraut schmecken den Bakterien gar nicht.**

75. tipp

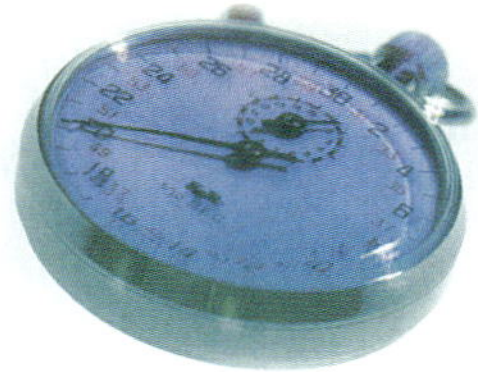

Gewinnen Sie den Wettlauf mit der Zeit

Jede Minute zählt. Bloß nicht Indianer spielen. Bei Schmerzen in der Brust lieber fünfmal umsonst 112 wählen als einmal zu spät.

Um 1600 vor Christus stand in den Papyrusrollen von Ebers:

»Und findest du einen Mann, dessen Brust schmerzt und der auch an Schmerzen an seinem Oberarm und seinem Magen leidet, so sollst du ihm sagen, dass der Tod ihm naht.«

Heute muss man das nicht sagen, man kann was tun, aber schnell. Nur weil viele nicht schnell handeln, holt jeden zweiten Herzinfarktkandidaten der Tod ein.

Bei einem Infarkt aber zählt jede Minute. Also sofort die Notarztnummer (meist die 112) anrufen, ganz schnell ins Krankenhaus. Damit so wenig Herzmuskelgewebe wie möglich durch Sauerstoffmangel zerstört wird. Der Kardiologe in der Klinik muss dann so schnell wie möglich den Blutpfropfen, der das Gefäß verschließt, wieder auflösen. Er legt eine Infusion mit blutverdünnenden Medikamenten. Die Lyse – wie man dieses Verfahren nennt – ist in den ersten drei bis vier Stunden am erfolgreichsten.

Oft wird das Gefäß auch mechanisch geöffnet: Man führt einen Katheder in das verschlossene Gefäß, weitet dieses per Ballondilatation und bringt eventuell einen Stent ein. Sind aber mehrere Gefäße verengt, muss man oft eine Umleitung legen – einen Bypass.

Woher weiß man, dass es ein Infarkt ist? Der Kardiologe erkennt das an Veränderungen im EKG. Und er kann mit dem Troponintest im Blut mit fast 100-prozentiger Sicherheit feststellen, ob ein Infarkt vorliegt oder nicht.

Am Puls der Zeit

Sorgenkind Frau

Frauen erleiden häufiger einen Herzinfarkt als Männer. Grund: Der Hormonschutz (Östrogene) reicht nur bis zur Menopause. Frauen werden älter als Männer, gehen aber die gleichen Risiken ein: Rauchen und mangelnde Bewegung. Und neue Studien zeigen: Die Hormonersatztherapie schützt die Gefäße nicht, wie lange angenommen. Zudem spielen Frauen häufiger Indianer. Bei Schmerzen in der Brust werden oft einfach die Zähne zusammengebissen. Auch zeigt sich der Infarkt nicht so deutlich: Frauen ist oft nur speiübel. Wichtig: Nehmen Sie jedes Anzeichen ernst.

Das lohnt zu wissen

In der Apotheke gibt's einen Selbsttest zur Früherkennung eines Herzinfarktes. Er misst im Blut Herzmuskelproteine, die beim Absterben des Herzmuskels frei werden. Die Deutsche Herzstiftung warnt: lebensgefährlich! Dauert zu lang. Verhindert, sofort den Notarzt zu rufen. Die Proteine – Troponin I und Troponin T – sind erst ein bis zwei Stunden nach Eintritt des Herzinfarktes nachweisbar. Und nicht, wie der Hersteller behauptet, binnen 15 Minuten. Und diese ein bis zwei Stunden sind für den Patienten die gefährlichsten.

DAS REZEPT

Erkennen und sofort handeln

Wann schlägt der Infarkt zu?

Die meisten trifft es morgens um sechs. Vor dem Aufwachen schaltet der Körper auf Leistung um und produziert mehr Stresshormone. Der Blutdruck steigt – die Medikamente vom Vortag wirken nicht mehr.

Winterfalle: Über die Feiertage wird gut gegessen, zu viel, zu fett, zu süß. Das lastet auf dem Herz. Wenn man dann bei extremer Kälte (minus fünf Grad und darunter) zur Schneeschippe greift, kann das böse enden. Anstrengende Tätigkeiten bei starker Kälte können Angina pectoris auslösen und zum Herzinfarkt führen.

Sommerfalle: Wer Probleme mit dem Herz hat, verträgt auch starke Hitze nicht. Sie weitet die Gefäße. Das Herz muss mehr arbeiten. Ist anfälliger für einen Infarkt.

So kündigt sich der Infarkt an

Infarkte verlaufen oft völlig untypisch. Mitunter merkt man nicht einmal, dass man einen hatte. Typische Symptome:

- Starkes Engegefühl, heftiger Druck im Brustkorb.
- Angst und Unruhe kommen auf.
- Der Schmerz sticht, brennt und beklemmt, tritt plötzlich und heftig auf. Hält länger als fünf Minuten an. (Verschwindet auch nicht durch Nitropräparate.)
- Die Schmerzen im Brustkorb können ausstrahlen in den linken Arm und die linke Hand, in Rücken, Hals, Kiefer und Oberbauch.
- Zusätzlich zum Brustschmerz können Atemnot, Übelkeit, Erbrechen auftreten.
- Bei Frauen sind Atemnot, Übelkeit und Erbrechen nicht selten alleinige Alarmzeichen.
- Das Gesicht wird blass und fahl, kalter Schweiß bricht aus.
- Ein Schwächeanfall kann in Bewusstlosigkeit enden.

Das sollten Sie tun!

- Bei schweren, länger als fünf Minuten anhaltenden Schmerzen im Brustkorb nicht Zähne zusammenbeißen, sondern sofort den Notarzt rufen.
- Angehörige trösten und beruhigen den Patienten, öffnen zu enge Kleidung, legen ihn bequem hin. Wenn vorhanden: zwei Nitrokapseln zerbeißen lassen oder zwei Schübe Nitrospray in den Mund geben. Wenn möglich: Ein Aspirin geben.
- Ist der Patient bewusstlos, atmet er nicht mehr, bewegt sich der Brustkorb nicht und kann man keinen Puls an der Halsschlagader fühlen: sofort wiederbeleben.

PRAXIS-TIPP

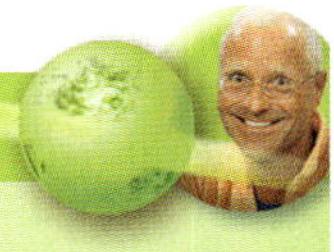

Wissen Sie, wie man einen Menschen wiederbelebt? Machen Sie lieber einen Kurs, frischen Sie ihn immer wieder auf, damit Sie das auch richtig machen: Patient auf den Fußboden auf den Rücken legen. Fest mit der Faust auf das untere Drittel des Brustbeins schlagen. Atmet er nicht, Kopf nach hinten überstrecken. Per Mund-zu-Nase-Beatmung dreimal tief Sauerstoff hineinblasen, so dass sich der Brustkorb hebt und senkt. Nun Handballen auf dem Brustkorb übereinander legen und mit dem ganzen Gewicht in dem Rhythmus von 60- bis 90-mal pro Minute nach unten drücken. Nicht mehr als vier bis fünf Zentimeter. Wichtig: Immer nach 15 Herzmassagen (wenn Sie alleine sind) zweimal beatmen oder nach fünf Herzmassagen (wenn Sie einen Helfer haben) einmal beatmen.

76. tipp

Zitrussauer macht lustig

Zitrusfrüchte liefern Herzschutz pur. Pressen Sie drei Zitronen täglich in Ihr Wasser – und löffeln Sie Grapefruit.

Kürzlich hat ein Professor der Presse mitgeteilt: *»Zu viel Obst und Milchprodukte machen dick.«* Stimmt. Alles »zu viel« macht dick. Auch wenn Sie den ganzen Tag Bananen mit Rahmjoghurt essen, werden Sie dick. Dieser Professor wird vielleicht auch erzählen, wenn man ihm ein Mikrofon unter die Nase hält: *Grapefruits bringen Herzkranke um.* Ja, sogar da hätte er Recht. Obwohl die Wahrscheinlichkeit, einen Sechser im Lotto zu haben, höher liegt ...

Glauben Sie einfach nicht alles, was Sie hören – aber fragen Sie ruhig nach dem Warum? Das lesen Sie unten im Kasten.

Zitrusfrüchte gehören täglich auf den Herzplan. Denn Vitamin C und Flavonoide senken den Cholesterinspiegel, den Blutdruck, verhindern Ablagerungen an den Arterien und damit Arteriosklerose. Zudem beugen Zitrusfrüchte Infektionskrankheiten vor – auch Entzündungsprozessen in den Adern.

Trinken Sie täglich ein Glas Grapefruitsaft. Flavonoide aus Grapefruits zögern die Arterienverkalkung hinaus. Wissenschaftler fanden heraus, dass Flavonoide das LDL-Cholesterin vor dem Angriff wild gewordenen Sauerstoffs schützen. Außerdem greifen die Biostoffe der Grapefruit regulierend in den Insulinhaushalt ein. Eine halbe Grapefruit vor dem Essen beugt Insulinresistenz und Diabetes vor.

Ihr Glas Orangensaft morgens sollten Sie, wenn Sie Probleme mit dem Gewicht haben, mit Buttermilch oder Kefir verdünnen. Das senkt den GLYX. Weglassen sollten Sie es nicht. Denn Orangensaft senkt den Blutdruck. Der Grund: Vitamin C. In einer Studie hatten Testpersonen mit viel Vitamin C im Blut auch die niedrigsten Blutdruckwerte.

Machen Sie sich Ihre Herzmedizin selbst: Pressen Sie täglich den Saft von drei Zitronen in Ihr Mineralwasser, und träufeln Sie Zitronensaft auf Fisch, Fleisch, Gemüse oder Salat. Übrigens: Im weißen Fleisch der Schale stecken besonders viele Antioxidanzien wie Vitamin C und E sowie Flavonoide. Ruhig ein bisschen davon mit verwerten. Das schützt vor Krebs, Herzinfarkt und vorzeitigen Alterserscheinungen.

Am Puls der Zeit

Vorsicht Grapefruit!

Bei manchen Menschen blockieren Inhaltsstoffe der Grapefruit Enzymsysteme, die bestimmte Medikamente abbauen. Wenn Sie folgende Medikamente regelmäßig nehmen, sollten Sie Grapefruits durch Orangen ersetzen: Blutdrucksenker aus der Gruppe der Kalzium-Antagonisten, HMG-CoA-Reduktasehemmer (Cholesterinsenker), Antiallergika (mit dem Wirkstoff Terfenadin), Benzodiazepine (Schlafmittel), Immunsuppresivum (Cyclosporin). Wenn Sie chronisch krank sind und Medikamente nehmen, sprechen Sie bitte auf alle Fälle mit Ihrem Arzt.

Das lohnt zu wissen

Zitrusfrüchte sind gute Kaliumlieferanten. Das Mineral ist notwendig, um den Blutdruck stabil zu halten.

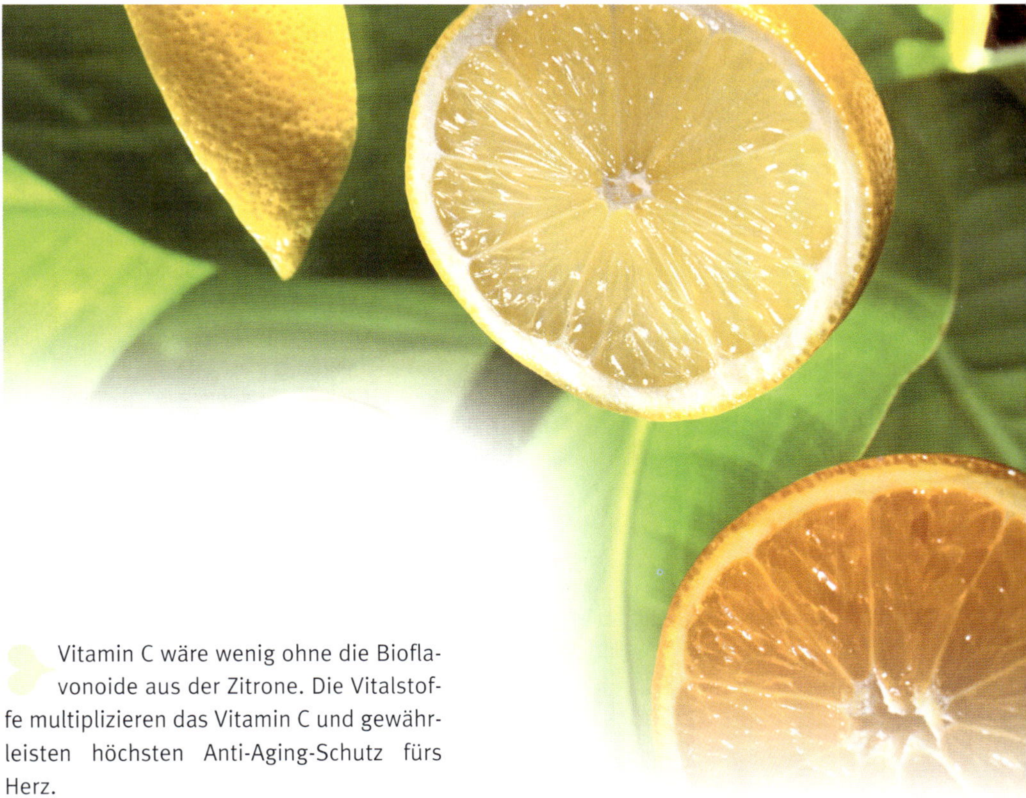

Vitamin C wäre wenig ohne die Bioflavonoide aus der Zitrone. Die Vitalstoffe multiplizieren das Vitamin C und gewährleisten höchsten Anti-Aging-Schutz fürs Herz.

Vitamin C und Zitronensäure fördern die Eisenaufnahme vom Darm ins Blut. Die meisten Menschen in Deutschland leiden an Eisenmangel. Schlecht fürs Herz. Denn fehlt Eisen, fehlt der Pumpe Sauerstoff. Die Folge: Herzklopfen, Herzbeschwerden, Kollapsneigung.

Mit Zitruskraft entgiften: Der Aromastoff Limonen treibt Entgiftungsenzyme in Dünndarm und Leber an. Diese Enzyme fangen beispielsweise freie Radikale ab.

DAS REZEPT

Vitamin-C-Snack

Eine Grapefruit halbieren. Mit etwas Honig beträufeln. Und genießen. Ein wunderbarer gesunder Snack.

Praxis-Tipp

- **Zitronenschale »natur«:** Wenn Sie die Zitrusschale mit verwenden wollen, kaufen Sie die Früchte im Bioladen. »Unbehandelte« Früchte dürfen nur nach der Ernte nicht mehr behandelt werden, spritzen auf dem Feld ist gestattet.
- Kaufen Sie in der Saison (Dezember bis April) auch die Blutsverwandte Blutorange. Die bringt nicht nur Farbe auf Ihren Speiseplan, sondern schmeckt auch dem Herz. Denn der rote Farbstoff Anthozyanin putzt freie Radikale aus dem Körper.

Herz-Kauderwelsch

Sie wollen am EKG des Kardiologen mitreden? Hier das, was Sie an Fachlatein erwarten kann.

Ablation: Verödung eines Gewebeherdes, in dem eine Herzrhythmusstörung entsteht, durch einen Hochfrequenzstrom abgebenden Katheter.

Adams-Stokes-Anfall: Bewusstseinsverlust durch verminderte Durchblutung des Gehirns aufgrund Herzrhythmusstörung.

Adipositas: Fettleibigkeit. Risikofaktor für Herzinfarkt, Schlaganfall und arterielle Verschlusskrankheit.

Aggregationshemmer: Medikamente, die verhindern, dass sich Blutplättchen zusammenballen.

AICD (Automatischer implantierbarer Cardioverter/Defibrillator): Erkennt abnormal schnelle Herzrhythmen und behandelt sie.

Akzidentelles Herzgeräusch: Harmloses Nebengeräusch am Herz.

Anamnese: Vorgeschichte der Krankheit.

Anastomose: Angeborene oder chirurgisch geschaffene Verbindungen zwischen Gefäßen oder Kammern.

Aneurisma: Krankhafte örtliche Ausweitung eines Blutgefäßes.

Aneurysmektomie: Chirurgische Entfernung eines erweiterten Gefäßabschnittes (*Aneurisma*).

Angina pectoris: Brustschmerzen und Engegefühl zeigen *akute* Durchblutungsstörung der Herzgefäße.

Angiokardiografie: Darstellung des Herzens mit Röntgenkontrastmittel während einer *Herzkatheteruntersuchung*.

Anterolateraler Infarkt: *Herzinfarkt*, bei dem der Blutfluss zur Vorder- und Seitenwand des Herzens abgeschnitten ist.

Anteroseptaler Infarkt: *Herzinfarkt*, bei dem der Blutfluss zur Region vor der Herzkammerwand abgeschnitten ist.

Antikoagulanzien: Medikamente, die die Blutgerinnung hemmen.

Antioxidanzien: Substanzen, die schädliche Sauerstoffprodukte des Stoffwechsels (freie Radikale) abbauen, z. B. Selen, Vitamin C, E.

Aorta: Hauptschlagader. Sie führt das sauerstoffreiche Blut aus der linken Herzkammer in den Körper.

Aortenklappe: Zwischen linker Herzkammer und Körperschlagader gelegene *Herzklappe*.

Apnoe: Atemstillstand.

Arterie: Blutgefäß. Transportiert das sauerstoffreiche Blut vom Herz zum Gewebe.

Arteriosklerose: Gefäßverkalkung. Verengung der Gefäße durch Ablagerungen an den Gefäßinnenwänden.

Arterielle Verschlusskrankheit: Gefäßverengungen in den peripheren Arterien der Beine, die zu Durchblutungsstörungen und krampfartigen Schmerzen in den Beinen führen.

Arterothrombose: Blutgerinnsel (*Thrombus*) in einer Arterie.

Asystolie: Herzstillstand.

Atherom: Synonym für *arteriosklerotische* Plaque. Ablagerung in der Gefäßwand.

Atrium: Vorhof, Vorkammer.

AV-(Atrioventrikular)Klappen: Klappen zwischen den Vorkammern und Kammern (*Trikuspidalklappe* und *Mitralklappe*).

AV-(Atrioventrikular)Block: Blockade der Erregungsleitung zwischen Herzvorhof und Herzkammer. Das Herz kann nicht mehr richtig schlagen.

Ballondilatation: Weitung der Gefäße durch einen Ballon.

Bradykardie: Verlangsamter Herzschlag, der normalerweise unter 60 Schlägen pro Minute liegt. Z.B. weil der *Sinusknoten* nicht richtig arbeitet.

Bypass: Eine aus einer Arm- (besser) oder Beinvene ins Herz eingebrachte Umleitung um eine Gefäßverengung.

Cardiopulmonale Reanimation (CPR): Wiederbelebungsmaßnahmen bei Herzinfarkt oder Herzstillstand (künstliche Beatmung, Herzmassage).

Cholesterin: Fettähnliche Substanz, die größtenteils vom Körper selbst gebildet wird (in der Leber), andererseits aus der Nahrung aufgenommen wird. Man unterscheidet »gutes« HDL-Cholesterin (High Density Lipoproteins = Lipoproteine hoher Dichte) – hilft überschüssiges Cholesterin zu entsorgen – und »schlechtes« LDL-Cholesterin (Low Density Lipoproteins = Lipoproteine niedriger Dichte) – lagert sich in den Arterien ab und fördert den Prozess der Arteriosklerose.

Chronisch-venöse Insuffizienz: Der Rückfluss vom Blut in den Venen ist chronisch behindert – verursacht Krampfadern.

CKMB: Creatinkinase vom Herzmuskeltyp. Enzym, das bei Schädigungen des Herzmuskels vermehrt freigesetzt wird. Wird auch als Marker für Ausmaß einer Schädigung genutzt.

Clopidogrel: Wirkstoff, der die Blutgerinnung hemmt, indem er die Verklumpung der Thrombozyten verhindert.

Creatinkinase: Enzym, das bei Muskelschäden vermehrt freigesetzt wird (siehe auch *CKMB*).

Defibrillation: Beenden eines Herzkammerflimmerns durch einen elektrischen Schock.

Depolarisation: Reizung des Herzmuskels durch elektrischen Impuls. Herzmuskelfasern ziehen sich zusammen.

Diastole: Die Erschlaffungsphase nach der Herzkontraktion, während das Blut aus den Vorhöfen in die Kammern fließt.

Diastolischer Blutdruck: Druck der Herzkammern in der Erschlaffungsphase.

Digitalis: Medikamente, gewonnen aus Fingerhutpflanzen, die die Kontraktion des Herzmuskels verstärken.

Echokardiografie: Untersuchung des Herzens mit Ultraschall.

EKG (Elektrokardiogramm): Aufzeichnung der elektrischen Ausprägungen der Herzaktivität. Zeigt dem Arzt krankhafte Veränderungen.

EPU (Elektrophysiologische Untersuchung): Ein Test, bei dem Elektroden in das Herz geschoben werden, um die Art der elektrischen Signale im Herz zu messen.

Embolie: Der plötzliche Verschluss eines Gefäßes durch einen Klumpen, z. B. durch ein Blutgerinnsel (Thrombus).

Endokard: Innerste Herzwandschicht.

Endokarditis: Entzündung des Herzmuskels.

Epikard: Fett und Gefäßschicht im inneren Teil des Herzbeutels.

Erythrozyten: Rote Blutkörperchen. Sie transportieren den Sauerstoff und das Kohlendioxid im Blutkreislauf.

Fibrin: Endprodukt der Blutgerinnung. Hauptbestandteil der Kruste von Wunden und von Blutgerinnseln in den Gefäßen.

Fibrinogen: Blutgerinnungsfaktor.

Fibrinolytika (Thrombolytika): Wirkstoffe, die einen Thrombus (Blutgerinnsel) auflösen können.

Freie Radikale: Reaktionsfreudige Sauerstoffmoleküle, die Körperzellen und Gefäße schädigen können.

Hämatokrit: Prozentualer Anteil der festen Blutbestandteile; normal: 35 bis 45 Prozent.

Herzfrequenz: Häufigkeit des Herzschlages pro Zeiteinheit.

Am Puls der Zeit

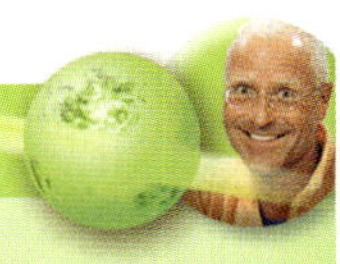

Lust auf eine Herzklappen-OP? Im Internet können Sie unter *Blick-in-den-op.de* eine verfolgen. Oder Sie klicken sich für Live-OPs ein unter www.medizin-worldwide.de.

Herzglykoside: Medikamente, die die Kontraktionskraft des Herzens erhöhen (siehe *Digitalis*).

Herzinfarkt: Zerstörung von Herzmuskelzellen aufgrund mangelnder Sauerstoffversorgung.

Herzinsuffizienz: Herzmuskelschwäche. Das Herz pumpt nicht kräftig genug.

Herzkammerflimmern: Unregelmäßige, schnelle Schlagfolge der Herzkammern mit Ausfall der Pumpleistung des Herzens.

Herzkatheteruntersuchung: Ein dünner Schlauch wird durch die Gefäße zum Herz geführt, um vor Ort Blutdruck oder Sauerstoffgehalt des Blutes an verschiedenen Stellen des Herzens zu messen. Durch den Katheter kann man auch Kontrastmittel in die Herzkammern geben, um ein Röntgenbild vom Herz zu machen.

Herzklappen (Valvae): Klappen zwischen Vorhof und Herzkammer sowie zwischen Kammern und angrenzenden großen Gefäßen. Das Blut kann durch die Klappen nur in eine Richtung fließen.

Herzkranzgefäße (Koronargefäße): Feine Gefäße, die den Herzmuskel mit frischem Blut versorgen, das er für jeden Herzschlag benötigt. Ein Verschluss dieser Gefäße führt zu einem Herzinfarkt.

Herz-Lungen-Maschine: Ein in der offenen Herzchirurgie gebräuchliches Gerät, das vorübergehend die Herz- und Lungenfunktion übernehmen kann.

HMV (Herzminutenvolumen): Blutmenge, die während einer Minute vom Herz gepumpt wird. Eine Maßeinheit für die Pumpleistung des Herzens.

Herzschrittmacher: Gerät, das mittels regelmäßiger elektrischer Impulse den Herzmuskel zu Aktionen anregt. Er kann nach einer Operation vorübergehend notwendig sein, dann liegt er außerhalb des Körpers. Ist er länger nötig, wird ein kleines Gerät eingepflanzt.

Hinterwandinfarkt: Bezeichnung für einen Herzinfarkt, bei dem der Blutfluss zur Hinterwand des Herzens abgeschnitten ist.

Homograft: Von Menschen gespendete Gefäßprothesen.

Homozystein: Schwefelhaltige Aminosäure. Ein Zwischenprodukt des Eiweißstoffwechsels. Erhöhte Homozysteinspiegel sind ein Risikofaktor für einen Herzinfarkt.

Hyperlipidämie: Vermehrter Gehalt des Blutes an Fetten (Lipoproteinen), wie z. B. Cholesterin und/oder Triglyzeriden, häufig begleitet von einer Verminderung des schützenden HDL.

Hypertonie: Blutdruckwerte von 140 mmHg und mehr für den oberen Wert und 90 mm Hg und mehr für den unteren Wert (nach mehrmaliger Messung).

Implantat: Eingepflanztes Fremdteil (z. B. Kunstklappe).

Instabile Angina pectoris: Plötzliche starke Herzschmerzen und Brustenge bei einem Herzinfarkt. Bedarf sofortiger Behandlung im Krankenhaus.

Ischämie: Ungenügende Durchblutung und daraus entstehender Sauerstoffmangel in einem Gewebe oder Organ.

Kammerflimmern: Schneller, chaotisch unregelmäßiger Herzschlag. Meist eine Folge von Komplikationen nach einem Herzinfarkt oder von Herzrhythmusstörungen.

Kapillaren: Feinste Blutgefäße, durch deren Wände Sauerstoff, Nährstoffe und Abfallprodukte gefiltert werden und so in das Gewebe hinein- oder aus dem Gewebe heraustransportiert werden.

Kardiogener Schock: Plötzliches Kreislaufversagen bei Herzinfarkt.

Kardiomyopathie: Krankheit des Herzmuskels mit Beeinträchtigung der Herzfunktion.

Katecholamine: Körpereigene Stoffe, die die Herzfrequenz erhöhen und das Herz kräftiger schlagen lassen. Gibt's auch in der Pille.

Kollaps: Zusammenbruch. Kann mit Bewusstlosigkeit einhergehen. Beruht der Kollaps auf einer Herzrhythmusstörung oder einem Herzfehler, heißt das Synkope.

Kollateralen: Kleine Blutgefäße, die bei einem Verschluss eines Hauptgefäßes die Blutversorgung der Organe auf Umwegen übernehmen und dann größer werden. So entsteht schließlich ein Kollateralkreislauf.

Kompensation: Gefäßdehnung, wenn Ablagerungen das Gefäß verengen.

Koronararterien oder »Koronarien«: Gefäße, die den Herzmuskel wie ein Netz durchziehen und seine Blutversorgung sicherstellen.

Koronararterienverschluss: Verschluss der Arterien, die in die Herzgefäße münden und so den Herzmuskel mit Blut versorgen. Folge: Herzinfarkt.

Koronare Herzerkrankung (KHK): Eine ständige Unterversorgung des Herzmuskels mit Blut. Ursache ist eine fortschreitende *Arteriosklerose* der *Herzkranzgefäße.*

Koronarinsuffizienz: Unzureichender Blutfluss durch die Herzkranzarterien.

Leukozyten: Weiße Blutkörperchen. Sie sind vor allem für die Abwehr von Krankheitserregern zuständig.

Lungenkreislauf: Blutkreislauf von der rechten Herzkammer bis zum linken Herzvorhof.

Lungenödem: Wasseransammlung in der Lunge. Bei schwerem Lungenödem droht Tod durch Ersticken.

Lungenstauung: Rückstau des Blutes von der linken Herzhälfte in die Lunge. Führt im Extremfall zum *Lungenödem.*

Lungenvenen: Vier größere Blutgefäße, die das sauerstoffreiche Blut aus der Lunge zur linken Vorkammer führen.

Makrophagen: Fresszellen, die Abfälle und Bakterien im Körper beseitigen.

Mediastinum: Raum zwischen Herz, Lunge, großen Gefäßen und Brustkorb.

Mitralklappe: *Herzklappe* zwischen linkem Vorhof und linker Kammer.

Myokard, Myokardium: Herzmuskel.

Myokardfibrose: Vermehrung des Bindegewebes innerhalb des Herzmuskels. Meist aufgrund von chronischem Sauerstoffmangel des Muskelgewebes.

Myokardinfarkt: Siehe *Herzinfarkt.*

Myokarditis: Entzündung des Herzmuskels.

Obstruktion: Verengung eines sonst offenen Weges.

Palpitationen: Spürbarer, unangenehm empfundener Herzschlag.

Parasympathikus: Teil des *vegetativen Nervensystems*, der u. a. die Herzfrequenz dämpft.

Perikard: Herzbeutel. Aus Bindegewebe bestehende Umhüllung des Herzens.

Periinfarktphase: Zeitraum kurz vor und nach einem Herzinfarkt.

Perikardiotomie: Chirurgische Öffnung des Herzbeutels.

PET-Scan (Positronemissionstomografie): Modernes bildgebendes Verfahren ähnlich der Computertomografie (CT). Radioaktive Stoffe reichern sich in dem zu untersuchenden Organ an. Die Strahlen ergeben ein Bild.

Phenprocoumon: Wirkstoff, der die Blutgerinnung hemmt.

Plaques: Ablagerungen an den Gefäßwänden.

Posterolateraler Infarkt: Herzinfarkt, bei dem der Blutfluss zur Rück- und Seitenwand des Herzens abgeschnitten ist.

PTCA-Verfahren: Methode, um Gefäße zu erweitern.

Puls: Das Anschlagen der durch den Herzschlag weitergeleiteten Blutwellen an den Gefäßwänden. Besonders gut fühlbar am inneren Handgelenk und an den Schläfen.

Reduzierte Ventrikelfunktion: Unzureichende Pumpfunktion der Herzkammer.

Restenose: Erneute Stenose einer operativ geweiteten Einengung.

Rotablation: Aufbohren einer Gefäßverengung mit einer Miniaturfräse. Die Verkalkung kann man auch mit Laserstrahlen oder Ultraschall beseitigen.

Ruheangina: Herz- und Brustschmerzen, die auch dann auftreten, wenn man ganz entspannt ist.

Salven: Schnelle Aufeinanderfolge mehrerer Extraschläge des Herzens.

Schaufensterkrankheit: Schmerzen in den Beinen, verursacht durch Venenverschlüsse. So genannt, weil Betroffene immer wieder stehen bleiben, um den Schmerz abklingen zu lassen – und dabei so tun, als würden sie nur ins Schaufenster gucken.

Septum: Trennwand, Scheidewand.

Shunt: Natürliche oder künstlich geschaffene Verbindung zwischen dem Blutstromgebiet des linken und des rechten Herzens.

Sinusknoten: Gruppe von Herzzellen im rechten Vorhof, die elektrische Signale abgeben und das Herz zum Schlagen bringen.

Statine: Medikamente zur Senkung der Blutfettwerte.

Stenose: Gefäßverengung.

Stenosegeräusch: Herzgeräusche aufgrund von Gefäßverengungen.

Stent: Feines röhrenförmiges Metallgitter, das bei einer Ballondilatation in ein Gefäß eingeführt werden kann und verhindern soll, dass sich das Gefäß an der gedehnten Stelle wieder verengt.

Streptokinase: Medikament (*Fibrinolytikum*), löst Thrombosen auf.

Sympathikus: Teil des vegetativen Nervensystems, der u. a. die Herzfrequenz steigert.

Systolischer Blutdruck: Druck in den Schlagadern bei der Auswurfphase des Herzens.

Tachyarhythmie: Herzrhythmusstörung mit einem Anstieg der Herzfrequenz auf über 100 Schläge pro Minute.

Tachykardie: Zu schneller Herzschlag.

Thrombolyse: Die Auflösung eines Thrombus durch Medikamente.

Thrombus: Blutgerinnsel.

Triglyzeride: Neutralfette.

Trikuspidalklappe: Klappe zwischen rechter Vorkammer und rechter Kammer des Herzens.

Urokinase: Enzym, das den Blutgerinnungsprozess beeinflusst. Löst als Medikament Thrombosen auf.

Varikose: Ausgeprägtes Krampfaderleiden.

Varizen: Krampfadern.

Vaskulär: Zum Gefäßsystem gehörend.

Vegetatives Nervensystem: Teil des Nervensystems, das autonom, ohne bewusste Einflussnahme alle unwillkürlichen Körperfunktionen steuert, z. B. Herzschlag oder Schwitzen. Siehe *Sympathikus*, *Parasympathikus*.

Vene: Blutgefäß, das das Blut zum Herz hinführt.

Venenklappeninsuffizienz: Eine unzureichende Funktion der Venenklappen.

Ventikeldruck: Blutdruck in den Herzkammern.

Ventrikel: Kammer, Hohlraum. Wird oft als Ausdruck für eine der beiden unteren Kammern des Herzens benutzt. Der rechte Ventrikel pumpt Blut in die Lunge, und der linke Ventrikel pumpt mit Sauerstoff angereichertes Blut zurück in den Körper.

Ventrikelseptum: Trennwand zwischen linker und rechter Herzhauptkammer.

Ventrikuläre Tachykardie: Rhythmusstörung der Herzkammer.

Vorderwand-Spitzen-Infarkt: Herzinfarkt, bei dem der Blutfluss zur vorderen Wand des Herzens abgeschnitten ist.

Vorhöfe: Die oberen Kammern des Herzens, d. h. das rechte und das linke *Atrium*. Die Vorhöfe sammeln das Blut, wenn es in das Herz strömt, und füllen die unteren Kammern (*Ventrikel*) mit Blut.

Vorlast: Die Menge Blut, die in das entspannte Herz fließt.

Zyanose: Blausucht. Bläulich dunkle Hautfärbung aufgrund eines Sauerstoffmangels im Blut. Die Hautfarbe wird dann als zyanotisch bezeichnet.

register

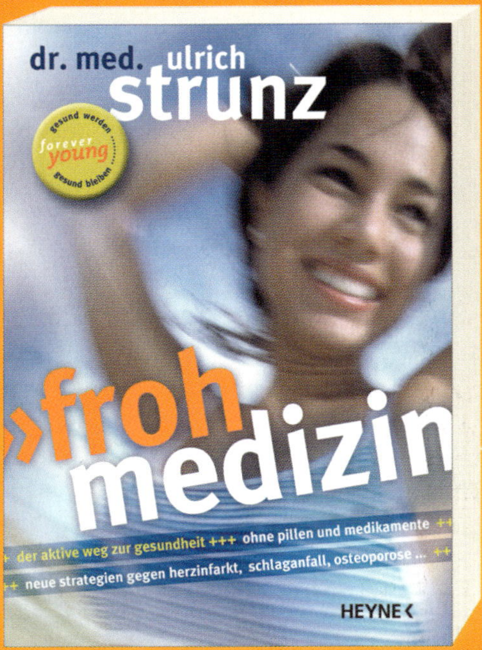

ISBN 3-453-87268-1

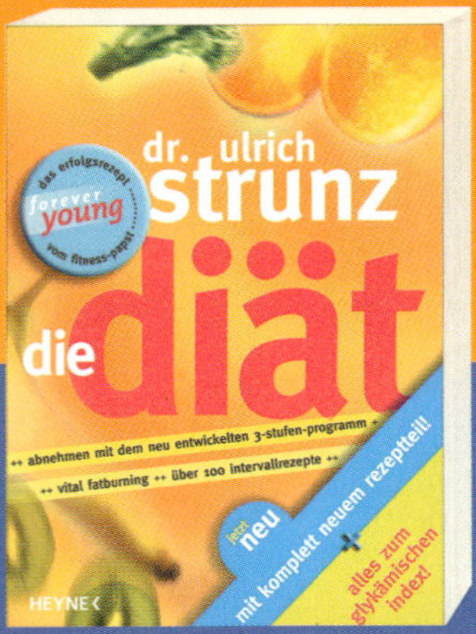

ISBN 3-453-87517-6

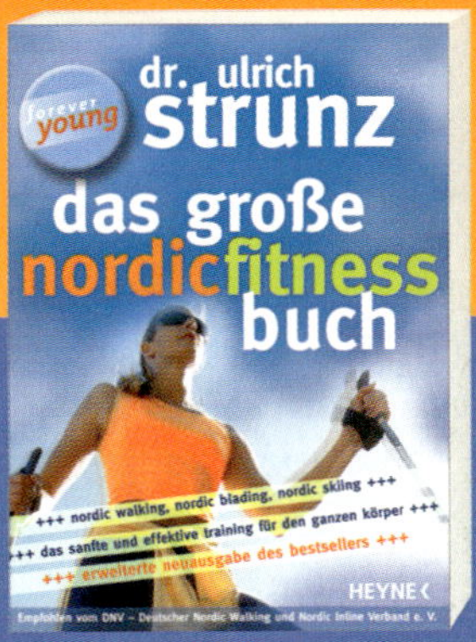

ISBN 3-453-12026-4

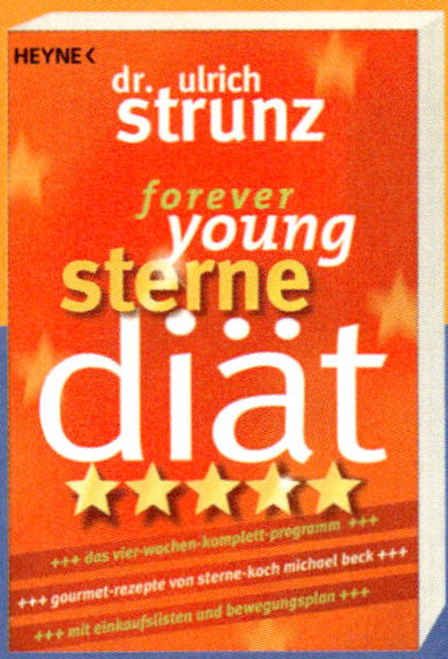

ISBN 3-453-66000-5